Randolph M. Nesse
George C. Williams

Warum wir krank werden

Randolph M. Nesse / George C. Williams

Warum wir krank werden

Die Antworten der Evolutionsmedizin

Aus dem Amerikanischen übersetzt
von Susanne Kuhlmann-Krieg

Büchergilde Gutenberg

Mit 11 Abbildungen und 2 Tabellen

Titel der Originalausgabe:
Why we get sick. The new science of Darwinian medicine

Zuerst erschienen 1995 bei Times Books (Random House), New York.

Die Abbildungen wurden erstellt von Jared M. Brown

Lizenzausgabe für die Büchergilde Gutenberg,
Frankfurt am Main und Wien,
mit freundlicher Genehmigung
der C.H. Beck'schen Verlagsbuchhandlung (Oscar Beck), München
Für die deutsche Ausgabe:

Gesamtherstellung: Ebner Ulm
Gedruckt auf säurefreiem, alterungsbeständigem Papier
(hergestellt aus chlorfrei gebleichtem Zellstoff)
Printed in Germany

ISBN 3 7632 4653 3

Inhalt

Danksagung

Unsere Arbeit hat ungemein von den Kommentaren zahlreicher Kollegen und Freunde profitiert, die über bestimmte Aspekte der Medizin und der Evolution mehr wissen als wir. Vielleicht haben wir ihren Rat nicht immer befolgt, geben Sie also nicht ihnen die Schuld an unseren Fehlern. Zu denjenigen, die Kommentare und Vorschläge zu unserem Manuskript geäußert haben, gehören: Dr. Dr. med. James Abelson, Dr. Laura Betzig, Dr. Helena Cronin, Dr. med. Lyubica Dabich, Dr. Wayne Davis, Dr. med. William Ensminger, Dr. Paul Ewald, Dr. med. Joseph Fantone, Schwester Rosalind Fantone, Dr. med. Robert Fekety, Dr. med. Linda Garfield, Dr. med. Robert Green, Dr. med. Daniel Hrdy, Dr. Sarah Hrdy, Dr. Matt Kluger, Dr. med. Isaac Marks, Dr. med. Stephen Myers, Dr. Dr. med. James Neel, Mag. rer. nat. Margie Profet, Mag. rer. nat. Robert Smuts, Dr. med. William Soloman, Dr. Paul Turke, Dr. med. Alan Weder, Dr. med. Brant Wenegat und Dr. med. Elizabeth Young. Für ihre Hilfe bei unseren Literatur-Recherchen möchten wir insbesondere Doris Williams, Dr. med. Jeanette Underhill und Joann Tobin danken. Ein von der University of Michigan genehmigtes Forschungssemester und die Unterstützung von Dr. med. John Greden und Dr. med. George Curtis ermöglichten es Randolph Nesse, die Arbeit an seinem Manuskript an der Stanford University durchzuführen, an der Dr. med. Brant Wenegrat und Anne O'Reilly ihm grenzenlose Gastfreundschaft zuteil werden ließen. Barbara Polcyns loyale und überaus effiziente Sekretariatsarbeit war etwas Wunderbares. Wir danken unserem Agenten John Brockman, der uns davon überzeugte, daß wir ernstzunehmende Wissenschaft in einem Buch für einen weiten Leserkreis darlegen können, und wir danken ihm dafür, daß er Verhandlungen und Herstellungsdetails so überaus effizient für uns gehandhabt hat. Unser Dank gilt zudem Barbara Williams, die uns dazu brachte, John Brockmans Rat ernst zu nehmen. Stil und Struktur des Buchs wurden durch die akribische Arbeit von Margaret Nesse und unserer Lektorin Elizabeth Rapoport von Times Books erheblich verbessert.

Am meisten Dank schulden wir denen, die uns begreifen ließen, daß es gute Gründe dafür gibt, dieses Buch zu schreiben. Die Ideen und Forschungen dieser Pioniere und Visionäre bilden heute das Herz des inzwischen blühenden Forschungsgebiets der Evolutionsmedizin. Manche von ihnen werden wie Paul Ewald und Margie Profet an mehreren Stellen des Buchs explizit erwähnt, andere kommen nur kurz zu Wort oder finden sich mit ihren Arbeiten gar nur im Literaturverzeichnis. Wir sind jedoch zuversichtlich, daß jedem von ihnen in den kommenden paar Jahren eine stetig wachsende Aufmerksamkeit und jene Anerkennung zuteil werden wird, die sie in der Tat mehr als verdienen.

Vorwort

Zum erstenmal begegneten wir uns im Jahre 1985. Auf der Konferenz einer Gruppe von Wissenschaftlern, aus der später die *Human Behavior and Evolution Society* hervorgehen sollte, entdeckten wir unser gemeinsames Interesse. Randolph M. Nesse war damals bereits Arzt an der Psychiatrie der Michigan Medical School. Frustriert von dem eklatanten Mangel an theoretischen Grundlagen in der Psychiatrie und gleichermaßen fasziniert von den unübersehbaren Fortschritten in der Verhaltensforschung, die unter anderem den evolutionstheoretischen Überlegungen der jüngsten Vergangenheit zu verdanken waren, hatte er sich dem Forschungsprogramm der Universität Michigan *Evolution and Human Behavior* angeschlossen. Einige Kollegen in dieser interdisziplinären Arbeitsgruppe, die von seinem langjährigen Interesse an den evolutionären Ursprüngen des Alterns erfahren hatten, empfahlen ihm einen Artikel aus dem Jahre 1957, verfaßt von einem Biologen namens George Williams. Dieser Artikel war eine Offenbarung. Altern ließ sich evolutionsbiologisch erklären. Warum sollte das nicht auch für Angstneurosen und Schizophrenie gelten? In den darauffolgenden Jahren gelangte er dank eines regen Gedankenaustauschs mit Evolutionsbiologen, hier vor allem mit Williams, sowie mit Ärzten und Fakultätsmitgliedern der Medizinischen Hochschule zu der Überzeugung, daß die Betrachtung von Krankheiten aus dem Blickwinkel der Evolution sich mehr und mehr aufdrängte und von großer Bedeutung ist.

George C. Williams widmete sich zu gleichen Teilen der meeresbiologischen Forschung und evolutionstheoretischen Untersuchungen. Sein Interesse an der Anwendbarkeit evolutionstheoretischer Konzepte auf medizinische Fragestellungen wurde durch die Lektüre eines im Jahre 1980 im *Journal of Theoretical Biology* erschienenen Artikels von Paul Ewald geweckt. Ewald vertrat in dieser Veröffentlichung mit dem Titel «Evolutionary Biology and the Treatment of the Signs and Symptoms of Infectious Disease» («Evolutionsbiologie und die Behandlung der Symptome von Infektionskrankheiten») die Ansicht, daß seine evolutionsbiologischen Überlegungen für viele medizinische Probleme von Bedeutung sein könnten – nicht nur für Symptome, die die Folge von Infektionskrankheiten sind. Williams' allgemeine Kenntnisse auf dem Gebiet der Evolutionsgenetik betrafen viele Faktoren, die ganz offenkundig für genetisch bedingte Erkrankungen von Bedeutung sind, und seine frühen Arbeiten zur Evolution des Alterungsprozesses legten überdies nahe, daß die Evolutionsbiologie auch für die Gerontologie bedeutsam sein würde.

Kurz nach unserer ersten Begegnung überzeugten wir einander davon, daß der potentielle Beitrag, den die Evolutionsbiologie zum medizinischen Fortschritt zu leisten imstande ist, wichtig genug sei, um alle Bemühungen zu rechtfertigen, die der Verbreitung dieser Ideen dienten. Wir entschlossen uns, unsere Argumente und einige anschauliche Beispiele zu Papier zu bringen, um andere dazu anzuregen, nach weiteren Beispielen zu suchen. Nachdem unser gemeinsamer Artikel «The Dawn of Darwinian Medicine» («Die Geburt der darwinistischen Medizin»), der im März 1991 in *The Quarterly Review of Biology* erschien, sowohl in der Presse als auch bei den Kollegen aus der Evolutionsbiologie und Medizin mit so einhelligem Wohlwollen aufgenommen worden war, gelangten wir zu der Überzeugung, daß sich die Thematik problemlos zu einem Buch erweitern ließe, welches einen weiten Leserkreis ansprechen sollte.

So ziemlich jedem Gedanken in diesem Buch liegt Charles Darwins Theorie der natürlichen Selektion zugrunde, die er zur Erklärung der funktionellen Anlage von Organismen entworfen hatte. Die Diskussion kreist im wesentlichen um das Konzept der Anpassung (Adaptation) durch den Prozeß der natürlichen Selektion: Anpassungen, durch die wir in der Lage sind, pathogene Organismen abzuwehren; Anpassungen seitens der pathogenen Organismen, die unsere Anpassungen wiederum zu überwinden suchen; nachteilige, aber dennoch notwendige Begleiterscheinungen unserer Anpassungen; nachteilige Fehlanpassungen unseres Körpers im Hinblick auf unsere gegenwärtige Umwelt und so weiter.

Wie bereits gesagt, uns wurden immer neue Möglichkeiten bewußt, wie eine darwinistische Sichtweise zum medizinischen Fortschritt beitragen kann. Allmählich wurde uns klar, daß darwinistische Medizin nicht aus einigen wenigen Ideen besteht, sondern ein umfassendes neues Gebiet darstellt, in dem immer rascher immer mehr aufregende neue Entdeckungen gemacht werden. Dennoch ist zu betonen, daß die darwinistische Medizin noch immer in den Kinderschuhen steckt. Die in diesem Buch vorgestellten Antworten darwinistischen Denkens auf medizinische Fragestellungen sollten deshalb nicht als unumstößliche Schlußfolgerungen oder als medizinischer Rat verstanden werden. Sie wollen lediglich deutlich machen, wie sich evolutionsbiologisches Denken in der Medizin anwenden läßt, sie wollen aber *keinesfalls* Menschen vorschreiben, wie sie ihre Gesundheit zu schützen oder ihre Krankheiten zu behandeln haben. Damit soll andererseits jedoch auch nicht gesagt werden, daß darwinistische Medizin ein rein theoretisches Unterfangen ist. Beileibe nicht! Wir sind davon überzeugt, daß die Beantwortung evolutionsbiologischer Fragen einen merklichen Beitrag zur Verbesserung der menschlichen Gesundheit leisten wird. Dazu wird es mancher Anstrengung, etlicher finanzieller Mittel und eines beträchtlichen Zeitaufwands bedürfen. In der Zwischenzeit, so hoffen wir, mag dieses Buch seine Leser dazu anregen, ihre Krankheiten unter einem anderen Blickwinkel zu betrachten, ihren Ärzten Fragen zu stellen, ja mit ihnen vielleicht sogar zu diskutieren, auf keinen Fall aber deren Empfehlungen und Anordnungen zu mißachten.

Dieser Einschränkung wollen wir noch ein paar andere folgen lassen. Dieses Buch entspringt nicht einer Ablehnung der derzeitigen medizinischen Forschung oder der medizinischen Praxis westlicher Industrienationen. Es gründet sich auf die Überzeugung, daß medizinische Forschung und Praxis nur gewinnen können, wenn man zusätzlich zu den jeweils aktuellen physischen und chemischen Ursache-Wirkungsbeziehungen routinemäßig auch Fragen der Anpassung und der historischen Ursache-Wirkungs-Zusammenhänge mit in Betracht zöge. Unser nachdrückliches Interesse gilt nicht einer Alternative zur modernen medizinischen Praxis, sondern vielmehr einer zusätzlichen Perspektive, die sich auf eine durchaus etablierte wissenschaftliche Beweislage stützt, welche allerdings von der medizinischen Welt im großen und ganzen nicht zur Kenntnis genommen wird. Wir verwahren uns sehr dagegen, darwinistische Medizin als eine Art Kult und als Alternative zu irgendeiner bestehenden orthodoxen Lehrmeinung zu betrachten. Ebensowenig ist es unser Anliegen, politische Empfehlungen zu geben, wenngleich wir trotzdem durchaus der Ansicht sind, daß ein Teil unserer Argumentationsweise für diejenigen unter uns, die sich mit der Erstellung von Richtlinien zur Umwelt- und Gesundheitspolitik beschäftigen, durchaus von Bedeutung sein könnte.

Wir haben nicht nur versucht, dieses Buch für einen weiten Leserkreis interessant und informativ zu gestalten, sondern wir waren darüber hinaus bestrebt, es zu einem zwar vorläufigen, aber dennoch wissenschaftlich gültigen Ratgeber für Ärzte und Forscher zu machen, die sich in ihren jeweiligen Erfahrungsbereichen mit evolutionsbiologischen Fragestellungen auseinanderzusetzen haben. Wir sind uns dessen bewußt, daß viele Mediziner sich solche Fragen bereits gestellt haben. Doch in vielen Fällen wird dieses Thema sehr apologetisch angegangen, werden die eigenen Ideen nicht als ernstzunehmende Hypothesen hingestellt, sondern als reine Spekulationen, die keiner ernsthaften Forschungsbemühungen wert seien. Dieser Haltung möchten wir mit aller Entschiedenheit entgegentreten, und wir hoffen, daß die in diesem Buch angeführten Beispiele dazu beitragen, daß so mancher Wissenschaftler erkennt, daß seine evolutionären Hypothesen zu Recht bestehen und daß sie eine wissenschaftliche Überprüfung verdienen, die unter Umständen sehr viel leichter zu bewerkstelligen und sehr viel aussagekräftiger ist als er denkt. Dieses Buch vermittelt zwar keine formalen Instruktionen darüber, wie man evolutionsbiologische Hypothesen zu testen hat, es liefert jedoch viele Beispiele für eine solche Überprüfung.

Wir hoffen zudem, daß sich der Leser darüber im klaren ist, daß dieses bescheidene Büchlein nur einen kurzen Einblick in einige der neueren evolutionsbiologischen Strömungen und ihre Beziehung zu ausgewählten Beispielen der Medizin gewähren kann. Die Medizin ist inzwischen ein so riesiges Gebiet, daß niemand imstande ist, mehr als einen kleinen Teil davon zu überblicken. Sogar einstige Fachgebiete wie die innere Medizin spalteten sich rasch in neue Unterabteilungen – beispielsweise die Kardiologie – auf, die ihrerseits wiederum alsbald neue «Unterunterabteilungen» bilden. Keiner von uns beiden nimmt für sich in Anspruch, daß er mehr als einen kleinen Bruchteil modernen medizinischen Wissens überblickt. Wir sind uns durchaus dessen bewußt, daß jedwede Diskussion einer solchen Fülle von Themen, wie wir sie in diesem Buch behandeln, notwendigerweise oberflächlich und stark vereinfachend sein muß. Wir hoffen, daß dies niemanden zu ernstlichen Fehlschlüssen verleitet und daß die Fachleute uns die kleineren Ungenauigkeiten verzeihen, auf die sie im Laufe des Buchs möglicherweise stoßen werden. Uns schien es diese Risiken wert, zum einen, weil wir den potentiellen Nutzen im Auge haben, den eine breit angelegte Übersicht über die Thematik der darwinistischen Medizin birgt, zum anderen, weil wir glauben, daß es dem Leser wirkliches Vergnügen bereiten wird, die Arbeitsweise – und das gelegentliche Versagen – seines Körpers von einer evolutionsbiologischen Warte aus zu verstehen.

I.
Mysterium Krankheit

Warum gibt es in unserem so brillant angelegten Körper Tausende von Fehlerquellen und Schwächen, die uns anfällig für Krankheiten machen? Wenn die Evolution imstande ist, über die natürliche Selektion so ausgeklügelte Mechanismen wie das Auge, Herz und Gehirn zu formen, warum hat sie dann nicht auch Mechanismen geschaffen, Kurzsichtigkeit, Herzanfälle und die Alzheimersche Krankheit zu verhindern? Wenn unser Immunsystem Millionen fremder Proteine erkennen und angreifen kann, warum bekommen wir dann noch immer Lungenentzündungen? Wenn ein DNA-Knäuel mit so hoher Zuverlässigkeit den exakten Bauplan für einen Organismus aus zehn Billionen spezialisierten Zellen und deren genaue Anordnung kodieren kann, warum wächst uns dann kein Ersatz für einen verletzten Finger? Wenn wir hundert Jahre leben können, warum dann nicht zweihundert?

Wir verstehen immer besser, warum jemand eine bestimmte Krankheit bekommt, doch wir wissen noch immer wenig darüber, warum es Krankheiten überhaupt gibt. Wir sind uns darüber im klaren, daß eine fettreiche Ernährung zu Herzerkrankungen und übermäßige Sonneneinstrahlung zu Hautkrebs führen können, warum aber verlangt es uns trotz dieser Gefahren nach Fettgebackenem und Sonne? Warum kann unser Körper verstopfte Arterien und sonnengeschädigte Haut nicht reparieren? Warum schmerzt ein Sonnenbrand? Warum tut überhaupt irgend etwas weh? Und warum sind wir nach so vielen Millionen Jahren immer noch anfällig für Streptokokkeninfektionen?

Es ist das große Rätsel der Medizin, warum in einer so außerordentlich gut konstruierten Maschinerie so viele augenscheinliche Schwächen, Defekte und Provisorien vorhanden sind, die uns für Krankheiten so anfällig machen. Ein evolutionsbiologischer Ansatz bei der Formulierung dieses Problems verwandelt dieses Mysterium in eine Reihe von beantwortbaren Fragen: Warum hat der darwinistische Prozeß der natürlichen Selektion es nicht fertiggebracht, allmählich alle Gene zu eliminieren, die uns für Krankheiten anfällig machen? Warum ist die Selektion nicht im Hinblick auf Gene verlaufen, die unsere Fähigkeit vervollkommnen, Schädigungen zu widerstehen, und die unsere Reparaturmechanismen optimieren, um den Alterungsprozessen entgegenzuwirken? Die landläufige Antwort – die natürliche Selektion sei hierzu einfach nicht einflußreich genug – ist in den meisten Fällen falsch. Unser Körper ist nämlich, wie wir sehen werden, ein Bündel sorgsam abgewogener Kompromisse.

Bereits die einfachsten Strukturen unseres Körpers enthüllen einen gediegenen Entwurf, an den keine menschliche Schöpfung jemals heranreichen wird. Denken wir nur an die Knochen. Ihr röhrenförmiger Aufbau vereint maximale Festigkeit und Flexibilität mit minimalem Gewicht. Pfund um Pfund sind sie leistungsfähiger als massive Stahlträger. Manche Knochen sind meisterhaft geformt, um ihrer Funktion gerecht zu werden – sind an den verletzlichen Enden verdickt, dort, wo sie die Muskelkraft verstärken, mit Oberflächenfortsätzen bestückt, und gekerbt, um empfindlichen Nerven und Arterien Schutz zu gewähren. Wo immer Stärke vonnöten ist, erhöht sich die Knochendicke. Wo immer es zu einem Bruch kommt, wird mehr Knochenmaterial abgelagert. Sogar der Hohlraum in ihrem Inneren ist von Nutzen: Er bildet die sichere Kinderstube für neu gebildete Blutzellen.

Die Physiologie bietet sogar noch Beeindruckenderes. Betrachten Sie eine künstliche Niere – sperrig wie ein Kühlschrank und dennoch nur ein dürftiger Ersatz, der lediglich einen Teil der Aufgaben zu erledigen vermag, die sein natürliches Gegenstück leistet. Oder nehmen wir die besten vom Menschen gefertigten Herzklappen. Sie halten höchstens ein paar Jahre und zerquetschen bei jedem Schließen etliche rote Blutkörperchen, während die natürlichen Klappen unseres Herzen sich im Laufe eines Lebens zweieinhalb Milliarden mal sachte öffnen und schließen. Oder denken wir an unsere Gehirne mit ihrer Kapazität, auch die geringfügigsten Details festzuhalten, um sie Jahrzehnte später innerhalb von Sekundenbruchteilen abrufen zu können. Daran reicht kein Computer heran.

Die regulatorischen Systeme des Körpers sind ähnlich bemerkenswert. Nehmen wir beispielsweise die Scharen von Hormonen, die jeden Aspekt des Lebens vom Appetit bis zur Geburt eines Kindes koordinieren. Durch ein Netz von Rückkopplungsschleifen kontrolliert, funktionieren sie ungleich komplexer als jede vom Menschen geschaffene Chemiefabrik. Oder betrachten wir die ausgeklügelte Verkabelung des sensomotorischen Systems. Ein Bild fällt auf die Netzhaut: Jede Zelle übermittelt ihr Signal über den optischen Nerv in ein Gehirnzentrum, das Form, Farbe und Bewegung entschlüsselt. Von dort wird es weiter an andere Gehirnregionen geleitet, die mit dem Gedächtnisspeicher in Verbindung stehen und so beispielsweise zu dem Schluß kommen, daß das Bild auf der Netzhaut eine Schlange darstellt. Weiter geht es zu den Angst- und Entscheidungszentren, die eine Handlung motivieren und auslösen, zu den motorischen Nerven, die genau die richtigen Muskeln kontrahieren und damit die Hand zum Beispiel zurückschnellen lassen – all das im Bruchteil einer Sekunde.

Knochen, die Physiologie, das Nervensystem – der Körper verfügt über Tausende vollendet ausgeklügelter Systeme, die unser Erstaunen und unsere Bewunderung erregen. Manche Aspekte des Körpers aber erscheinen im Gegensatz dazu verblüffend ungeschlacht. So läuft beispielsweise jene Röhre, die Nahrung zum Magen führt, im Kehlkopf mit einer anderen Röhre zusammen, die Luft zu den Lungen bringt, so daß bei jedem Schlucken der Luftweg verschlossen werden muß, sonst «verschlucken» wir uns. Oder nehmen wir die Kurzsichtigkeit. Falls Sie zu den unglücklichen 25 Prozent der Menschheit gehören, die die Gene dafür geerbt haben, dann werden Sie nahezu unweigerlich kurzsichtig und somit einen Tiger vermutlich erst dann erkennen, wenn er sich anschickt, Sie zu verspeisen. Warum sind diese Gene nicht eliminiert worden? Oder die Arteriosklerose. Ein ausgeklügeltes System von Arterien bringt die jeweils genau benötigte Menge Blut in jeden Bereich Ihres Körpers. Bei vielen von uns entwickeln sich jedoch Cholesterinablagerungen an den Arterienwänden, und die sich daraus ergebende Störung des Blutstroms führt zu Herzinfarkten und Schlaganfällen. Das ist ein bißchen so, als hätte ein Mercedes-Benz-Designer einen Plastikstrohhalm als Benzinleitung vorgesehen.

Dutzende anderer Körperstrukturen scheinen ähnlich unzulänglich. Jede davon kann man als medizinisches Rätsel betrachten: Warum leiden so viele von uns unter Allergien? Das Immunsystem ist zweifelsohne sehr praktisch, aber warum kann es Pollen nicht in Ruhe lassen? Wenn wir schon dabei sind: Warum greift das Immunsystem manchmal unsere eigenen Gewebe an, so daß es zur Entstehung von Multipler Sklerose, Rheuma, Arthritis, Diabetes und Lupus erythematodes kommt? Und dann die Übelkeit in der Schwangerschaft. Wie unbegreiflich, daß werdende Mütter so häufig von Übelkeit und Erbrechen geplagt werden, wo sie doch durch die Ernährung des sich entwickelnden Kindes belastet genug sind! Und wie sollen wir Altern verstehen, jenes ultimative Beispiel universeller Verbreitung, das funktional so wenig zu erklären ist?

Sogar unser Verhalten und unsere Gefühle scheint ein Scherzbold geformt zu haben: Warum verzehren wir uns nach genau den Nahrungsmitteln, die für uns ungesund sind, während unser Verlangen nach Vollkornprodukten und Gemüsen weit weniger ausgeprägt ist? Warum essen wir weiter, wenn wir ohnehin schon zu dick sind? Und warum versagt unsere Willenskraft so kläglich, wenn es darum geht, unserem Verlangen zu widerstehen? Warum ist das Sexualverhalten von Männern und Frauen so wenig aufeinander abgestimmt, statt auf die maximale Befriedigung des Partners aus zu sein? Warum leiden so viele von uns unter ständiger Angst, führen ein Leben, bei dem sie, wie Mark Twain einst schrieb, «Tragödien durchleiden, die niemals eintreffen»? Schließlich, warum empfinden wir Glück als so flüchtig, warum verschafft uns das Erreichen eines lange angestrebten Ziels keine dauerhafte Zufriedenheit, sondern nur das Bedürfnis nach etwas neuem, noch schwerer zu Erlangendem? Die Anlage unseres Körper ist zu gleichen Teilen außerordentlich präzise und unglaublich schlampig – etwa so, als hätten sich die besten Ingenieure des Universums jeden siebenten Tag freigenommen und die Arbeit großmäuligen Amateuren überlassen.

1. *Zwei Arten von Ursachen*

Um dieses Paradoxon lösen zu können, müssen wir uns den evolutionsbiologischen Ursachen für eine Krankheit zuwenden. Inzwischen ist klar, daß evolutionsbiologische Ursachen von Erkrankungen nicht diejenigen sind, an die die meisten Menschen denken. Nehmen wir den Herzinfarkt. Die Hauptursachen für einen Herzinfarkt bestehen im Genuß fetthaltiger Nahrungsmittel und im Besitz von Genen, die uns für das Entstehen von Arteriosklerose anfällig machen. Solche Ursachen bezeichnet ein Biologe als *unmittelbare* (proximative) Ursachen. Wir aber sind mehr an den *evolutionären* (ultimativen) Ursachen interessiert, Wurzeln, die sehr viel weiter zurückreichen – bis hin zu der Frage, warum wir so sind, wie wir sind. Bei der Betrachtung von Herzerkrankungen beispielsweise fragt der Evolutionsbiologe, warum die natürliche Selektion Gene, die für unser Verlangen nach Fett und für die Ablagerung von Cholesterin verantwortlich sind, nicht eliminiert hat. Unmittelbare Erklärungen beschäftigen sich damit, wie der Körper arbeitet und warum manche Menschen krank werden, andere hingegen nicht. Evolutionsbiologische Erklärungen befassen sich damit, warum der Mensch ganz allgemein für manche Krankheiten anfällig ist, für andere hingegen nicht. Wir wollen wissen, warum manche Teile des menschlichen Körpers so fehleranfällig sind und warum wir diese und keine anderen Krankheiten bekommen.

Hält man unmittelbare Erklärungen und evolutionäre Ursachen sorgsam auseinander, dann ergeben viele biologische Fragen sehr viel mehr Sinn. Eine unmittelbare Antwort beschreibt ein Merkmal – seine Anatomie, seine Physiologie und seine Biochemie, sowie seine Entwicklung aus den genetischen Instruktionen eines kleinen DNA-Abschnitts im befruchteten Ei bis zum erwachsenen (adulten) Organismus. Eine evolutionsbiologische Erklärung versucht zu zeigen, weshalb die DNA dieses Merkmal überhaupt festlegt und warum wir DNA besitzen, die eine bestimmte Struktur und nicht eine andere kodiert. Unmittelbare und evolutionsbiologische Erklärungen sind keine Alternativen – sie sind beide nötig, wenn man ein Phänomen verstehen will. Eine unmittelbare Erklärung des Außenohrs würde Informationen darüber beinhalten, wie das Ohr Klang bündelt, Informationen über die Gewebe, aus denen es besteht, über die zugehörigen Arterien und Nerven und darüber, wie es sich vom embryonalen zum adulten Zustand entwickelt. Selbst wenn wir all das wissen, fehlt uns aber noch immer eine evolutionsbiologische Erklärung für die Frage, wie diese Struktur Geschöpfen mit Ohren einen Vorteil verleiht beziehungsweise warum diejenigen benachteiligt sind, die diese Struktur nicht besitzen, und welche anfänglichen Strukturen durch natürliche Selektion allmählich zur heutigen Ohrform umgestaltet wurden. Oder ein weiteres Beispiel: Eine unmittelbare Erklärung der Geschmacksknospen beschreibt deren Struktur und Chemie, erklärt, wie sie salzig, süß, bitter und sauer unterscheiden und wie sie ihre Informationen in Impulse umsetzen, die über Neurone zum Gehirn gelangen. Eine evolutionsbiologische Erklärung für Geschmacksknospen zeigt dagegen auf, warum sie ausgerechnet Salzgehalt, Säure, Süße und Bitterkeit wahrnehmen – statt irgendwelcher anderen chemischen Charakteristika – und wie die Fähigkeit zur Wahrnehmung dieser Eigenschaften ihrem Träger dabei hilft, im Leben besser zurechtzukommen.

Unmittelbare Erklärungen antworten auf die Fragen «was?» und «wie?» – also auf Fragen zu Strukturen und Mechanismen. Evolutionsbiologische Erklärungen antworten auf «warum?»-Fragen nach den Ursprüngen und Funktionen eines Merkmals.[1] Die medizinische Forschung sucht großenteils nach unmittelbaren Antworten – danach, wie ein Körperteil arbeitet beziehungsweise wie eine Krankheit dessen Funktion beeinträchtigt. Die andere Hälfte der Biologie, die Hälfte, die zu erklären versucht, wozu manche Dinge gut sind und wie sie dahin gekommen sind, wo sie sind, wird von der Medizin häufig vernachlässigt. Natürlich nicht immer: Ein Hauptanliegen der Physiologie ist es herauszufinden, was ein Organ normalerweise tut. Der gesamte Zweig der Biochemie ist der Frage gewidmet, wie Stoffwechselmechanismen funktionieren und wozu sie da sind. In der klinischen Medizin aber verläuft die Suche nach evolutionsbiologischen Erklärungen bestenfalls halbherzig. Da Krankheit oft automatisch als unnormaler Zustand gesehen wird, mag die Suche nach ihrer Evolution vielleicht zunächst lächerlich erscheinen. Doch eine evolutionsbiologische Sichtweise fragt weniger nach der Evolution der Krankheit, als vielmehr nach den Eigenschaften unseres Bauplans, die uns für die Krankheit anfällig machen. Die scheinbaren Mängel in der Anlage unseres Körpers kann man ebenso wie alles andere in der Natur nur dann ganz verstehen, wenn man sowohl evolutionsbiologische als auch unmittelbare Erklärungen berücksichtigt.

Sind evolutionsbiologische Erklärungen damit reine Spekulationen, die ein rein intellektuelles Interesse verfolgen? Keineswegs. Nehmen wir einmal die morgendliche Übelkeit einer Schwangeren. Wenn, wie die Forscherin Margie Profet aus Seattle annimmt, die in der frühen Schwangerschaft so häufig zu beobachtenden Beschwerden wie Übelkeit, Erbrechen und Abneigungen gegen bestimmte Nahrungsmittel im Laufe der Evolution entstanden sind, um den sich entwickelnden Fetus vor Giften (Toxinen) zu schützen, dann sollten diese Symptome einsetzen, sobald die Differenzierung des fetalen Gewebes beginnt. Sie sollten nachlassen, sobald der Fetus weniger verwundbar geworden ist, und sie sollten dazu führen, daß vor allem solche Nahrungsmittel gemieden werden, deren Inhaltsstoffe am ehesten mit der fetalen Entwicklung in Konflikt geraten können. Wie wir sehen werden, werden diese Überlegungen durch beeindruckende Beweise bestätigt.

Evolutionsbiologische Hypothesen treffen somit Voraussagen darüber, was man von den betreffenden Mechanismen unmittelbar zu erwarten hat. Falls wir beispielsweise annehmen, daß das Absinken des Eisenspiegels bei einer Infektion nicht der Grund für die Infektion ist, sondern vielmehr Teil der Abwehrreaktion des Körpers, dann müßten wir annehmen, daß sich die Infektion unter Umständen verschlimmert, wenn wir einem Patienten Eisen verabreichen – und das trifft in der Tat manchmal zu. Den evolutionsbiologischen Ursprüngen von Krankheiten auf die Spur zu kommen, ist sehr viel mehr als eine faszinierende intellektuelle Herausforderung; dieser Versuch ist auch ein unersetzliches, bislang viel zu wenig eingesetztes Mittel bei unserem Bestreben, Krankheiten zu verstehen, zu verhindern und zu behandeln.

2. *Krankheitsursachen*

Fachleute für die verschiedensten Erkrankungen versuchen oft eine Antwort auf die Frage zu finden, warum es eine bestimmte Krankheit überhaupt gibt, und in vielen Fällen können sie mit ein paar sehr überzeugenden Erklärungen aufwarten. Häufig werden dabei aber evolutionsbiologische und unmittelbare Erklärungen verwechselt, manchmal weiß man auch die eigenen Überlegungen nicht korrekt zu überprüfen, oder man zögert vielleicht auch, eine Erklärung vorzustellen, die außerhalb der gerade aktuellen Lehrmeinung angesiedelt ist. Diesen Schwierigkeiten läßt sich möglicherweise mit einem formalen Gerüst der Argumentationsweise darwinistischer Medizin beikommen. Wir schlagen deshalb sechs Kategorien von evolutionsbiologischen Erklärungen für das Zustandekommen von Krankheiten vor. Jede dieser Kategorien wird in den späteren Kapiteln ausführlich erläutert werden, doch ein kurzer Überblick soll die Logik unseres Unterfangens deutlich machen und einen Ausblick auf das vor uns liegende Gebiet geben.

Abwehr- und Verteidigungsmechanismen
Abwehrmechanismen gehören nicht eigentlich zu den Erklärungen für das Auftreten von Krankheiten, da sie aber so häufig mit anderen Manifestationen von Krankheiten verwechselt werden, wollen wir sie in unsere Liste aufnehmen. Bei einem hellhäutigen Patienten kommt es während einer schweren Lungenentzündung unter Umständen dazu, daß sich die Haut bläulich verfärbt, außerdem entwickelt er einen tiefsitzenden Husten. Diese beiden Symptome einer Lungenentzündung repräsentieren zwei völlig verschiedene Kategorien, zum einen die Manifestation eines Defekts, zum zweiten einen Verteidigungsmechanismus. Die blaue Hautfarbe rührt daher, daß der rote Blutfarbstoff Hämoglobin dunkler erscheint, wenn er zu wenig Sauerstoff gebunden hat. Dieses Symptom einer Lungenentzündung läßt sich vielleicht mit dem Knirschen im Getriebe eines Autos vergleichen. Es handelt sich dabei nicht um eine vorprogrammierte Reaktion auf das Problem, sondern lediglich um ein Zufallsergebnis ohne besonderen Nutzen. Husten dagegen ist eine Abwehrreaktion. Er ist Ergebnis eines komplexen Mechanismus, der extra dazu angelegt ist, Fremdmaterial aus den Atemwegen zu entfernen. Wenn wir husten, dann befördert ein ausgeklügeltes Muster aufeinander abgestimmter Bewegungen von Zwerchfell, Brustmuskeln und Kehlkopf Schleim und Fremdmaterial durch die Luftröhre hinauf in die Kehle, aus der es ausgehustet oder aber durch Schlucken in den Magen transportiert werden kann, wo Säure die meisten Bakterien zerstört. Husten ist keine Zufallsreaktion auf einen körperlichen Defekt; er ist eine koordinierte, durch die natürliche Selektion geformte Abwehr, die aktiviert wird, sobald spezielle Sensoren Hinweise auf das Vorhandensein einer bestimmten Art von Bedrohung signalisieren. Es ist – ähnlich wie das Lämpchen am Armaturenbrett Ihres Autos, das automatisch aufleuchtet, wenn der Benzintank so gut wie leer ist – kein eigenes Problem, sondern eine Schutzreaktion auf ein vorhandenes Problem.

Eine solche Unterscheidung zwischen Abwehr und Defekt ist nicht nur von rein akademischem Interesse. Für den Kranken kann sie entscheidend sein. Einen Fehler zu beheben, ist nahezu immer eine gute Sache. Wenn Sie etwas unternehmen können, um das Klappern im Getriebe Ihres Autos abzustellen oder der Haut Ihres Pneumoniepatienten wieder zu einem warmen Rosa zu verhelfen, dann ist das wohl immer von Vorteil. Doch einen Abwehrmechanismus zu unterlaufen, indem man ihn blockiert, kann katastrophale Folgen haben. Durchtrennen Sie das Kabel zu dem Lämpchen, das Ihren Benzinvorrat anzeigt, und Sie werden mit großer Wahrscheinlichkeit irgendwann ohne Benzin dastehen. Unterbinden Sie Husten mit massiven Maßnahmen, dann können Sie an einer Lungenentzündung unter Umständen sterben.

Infektionen
Angesichts dessen, daß Bakterien und Viren uns mehr oder weniger als Mahlzeit betrachten, können wir sie mit Fug und Recht als unsere Feinde ansehen. Leider sind sie nicht einfach nur lästig, nur dazu da, um uns zu ärgern, sondern sie sind höchst gewandte Gegner. Wir haben im Laufe der Evolution Mechanismen entwickelt, um uns gegen sie zu verteidigen. Sie haben Wege gefunden, unsere Verteidigung zu umgehen oder sie sogar zu ihrem eigenen Nutzen einzusetzen. Dieses endlos eskalierende Wettrüsten erklärt, warum wir nicht sämtliche Infektionen ausrotten können, und es erklärt auch die Entstehung mancher Autoimmunkrankheiten. Mit diesen Themen werden wir uns in den folgenden beiden Kapiteln sehr ausführlich auseinandersetzen.

Veränderte Umweltbedingungen
Unser Körper wurde im Laufe von Jahrmillionen dazu geformt, als Teil einer kleinen Gruppe von Artgenossen die afrikanischen Savannen jagend und sammelnd zu besiedeln. Die natürliche Selektion hatte noch keine Zeit, ihn dahingehend umzugestalten, daß er einer fettreichen Ernährung, dem Umgang mit Autos, Medikamenten, künstlicher Beleuchtung und zentralgeheizten Räumlichkeiten gerecht werden würde. Aus dieser Diskrepanz zwischen unserer Anlage und unserer Umwelt entsteht ein Großteil – vielleicht sogar der Löwenanteil – moderner Erkrankungen. Tragische Beispiele hierfür sind die derzeit zu vermerkenden epidemieartigen Häufungen von Herzerkrankungen und Brustkrebs.

Gene
Einige unserer Gene blieben uns trotz der Tatsache erhalten, daß sie Krankheiten verursachen. Einige von ihnen sind nichts weiter als «Launen», die einst – als wir noch in unserer natürlichen Umgebung lebten – völlig harmlos waren. Die meisten Gene, die uns für die Entstehung von Herzerkrankungen prädisponieren, waren beispielsweise solange ungefährlich, bis wir begannen, uns einer übermäßig fettreichen Ernährung hinzugeben. Gene, die Kurzsichtigkeit verursachen, führen nur in Kulturen zu Schwierigkeiten, in denen Kinder sich bereits früh im Leben ausgiebig mit Dingen «direkt vor ihrer Nase» beschäftigen. Einige der für das Altern verantwortlichen Gene waren der Selektion so gut wie gar nicht unterworfen, als die durchschnittliche Lebenserwartung noch geringer war als heute.

Viele andere krankheitsverursachende Gene sind durch die Selektion sogar bevorzugt worden, denn sie verschaffen ihrem Träger beziehungsweise Menschen, die das Gen in anderer Kombination tragen, gleichzeitig einen Vorteil. So verhindert das Gen für die Sichelzellenanämie beispielsweise gleichzeitig die Entstehung von Malaria. Neben diesem weithin bekannten Beispiel werden in den späteren Kapiteln noch etliche andere besprochen werden – unter anderem sexuell antagonistische Gene, die Vätern einen Vorteil auf Kosten der Mütter verschaffen und umgekehrt.

Unser genetischer Code wird unablässig durch Mutationen durcheinandergebracht. In sehr seltenen Fällen sind diese Änderungen der DNA von Vorteil, sehr viel häufiger verursachen sie Krankheiten. Solche geschädigten Gene werden ständig eliminiert oder durch die natürliche Selektion auf ein Mindestmaß reduziert. Aus diesem Grunde liegen Krankheiten nur sehr selten fehlerhafte Gene zugrunde, die nicht gleichzeitig auch einen Vorteil bieten.

Schließlich gibt es noch «egoistische Gene», die ihre eigene Weitergabe auf Kosten ihres Trägers sichern und so unverblümt demonstrieren, daß Selektion letztlich zum Nutzen von Genen und nicht zum Nutzen von Einzelorganismen oder Arten arbeitet. Da die Selektion zugunsten bestimmter Individuen eine mächtige Triebkraft der Evolution ist, treten auch gesetzlose Freibeuter-Gene nur selten als Krankheitsursache in Erscheinung.

Designkompromisse

So wie mit vielen Genen, die einen übergreifenden Vorteil bieten, Unkosten verbunden sind, so sind auch alle größeren strukturellen Veränderungen, die durch natürliche Selektion erhalten werden, nicht umsonst zu haben. Der aufrechte Gang verschaffte uns die Möglichkeit, Nahrungsmittel und Babys zu tragen, er macht uns aber gleichzeitig anfällig für Wirbelsäulenerkrankungen. Viele der augenscheinlichen Schwächen unseres Körpers sind keine Fehler, sondern Kompromisse. Um Erkrankungen besser verstehen zu können, müssen wir hinter die verborgenen Vorteile scheinbarer Fehler im Entwurf kommen.

Evolutionäres Erbe

Evolution ist ein Prozeß, bei dem Dinge sich allmählich addieren. Sie ist nicht zu großen Umwälzungen in der Lage, sondern nur zu kleinen Veränderungen, von denen jede einen unmittelbaren Vorteil bieten muß. Große Veränderungen sind schwer zu erreichen, das wissen sogar menschliche Ingenieure. Bei einer bekannten Lieferwagenmarke kam es, wenn das Fahrzeug seitlich angefahren wurde, häufig zum Brand, denn der Benzintank befand sich außerhalb des Karosserierahmens. Um den Tank nun aber auf die Innenseite des Rahmens zu verlagern, müßte alles, was sich dort im Augenblick befindet, verlegt werden, womit man vor neuen Problemen stünde und neue Kompromisse eingehen müßte. Auch menschliche Ingenieure kämpfen also mit historischem Erbe. Ähnlich verhält es sich mit dem Nahrungstransport zum Magen: Die Luftröhre läuft mit der Speiseröhre zusammen, so daß für uns stets die Gefahr des Verschluckens besteht. Es wäre sehr viel sinnvoller, die Nasenlöcher irgendwo tiefer am Hals zu haben, doch dazu wird es niemals kommen, wie wir in Kapitel 9 erläutern werden.

3. *Was wir mit unseren Ausführungen nicht sagen wollen*

Bevor wir die Einzelheiten der oben genannten Krankheitsursachen genauer besprechen, möchten wir versuchen, einigen möglicherweise gefahrenträchtigen Mißverständnissen vorzubeugen. Erstens: Unser Bemühen hat nicht das geringste mit Eugenik oder mit Sozialdarwinismus zu tun. Es interessiert uns nicht, ob der menschliche Genpool im Begriff ist, besser oder schlechter zu werden, und wir legen großen Wert auf die Feststellung, daß wir hier keinerlei Bestrebungen zur Verbesserung der Art das Wort reden wollen. Ja, die meisten genetischen Unterschiede zwischen einzelnen Personen interessieren uns nicht einmal besonders, unser Augenmerk gilt in sehr viel größerem Maße dem genetischen Material, das wir allesamt teilen.

Eine evolutionsbiologische Betrachtung der Entstehung von Krankheiten verändert nicht die altehrwürdigen Ziele der Medizin, wie sie in ein Denkmal zu Ehren des Arztes E.L.Trudeau am Lake Saranac eingemeißelt sind: «zu heilen – manchmal, zu helfen – oftmals – und zu trösten – immer».[2] Das Ziel der Medizin ist es immer gewesen (und sollte es unserer Meinung nach auch immer sein), den Kranken zu helfen – nicht der Art. Unklarheiten in diesem Zusammenhang haben sehr viel Unheil angerichtet. Zu Beginn des Jahrhunderts trug ein sozialdarwinistisches Weltbild dazu bei, den Armen die medizinische Betreuung vorzuenthalten,[3] und diese Ideologie erlaubte es kapitalistischen Giganten, ihre Kämpfe ohne Rücksicht auf Einzelschicksale auszutragen. Diese Überzeugungen waren aufs engste mit denen der Eugenik verwoben, die zur Verbesserung der Art (oder der Rasse!) eine Sterilisierung bestimmter sozialer Gruppen befürwortete. Solche Anschauungen sind bereits vor langer Zeit verdientermaßen in Verruf geraten. Sie bedienten sich zwar auf den ersten Blick einiger darwinistischer Formulierungen, ließen dabei aber die Theorie selbst, wie ein Biologe sie versteht, unberücksichtigt.

Wir wehren uns ausdrücklich gegen die Ansicht, daß die Medizin der natürlichen Selektion zu assistieren habe, und wir behaupten auch nicht, daß die Biologie der moralischen Entscheidungsfindung dienen kann. Wir würden niemals den Standpunkt vertreten, daß irgendeine Krankheit gut sei, obwohl wir im folgenden viele Beispiele anführen werden, bei denen die pathologische Entwicklung von einem bisher wenig oder gar nicht beachteten Vorteil begleitet wird. Der Darwinismus liefert keine moralischen Richtlinien dafür, wie wir zu leben haben oder wie Ärzte Medizin zu praktizieren haben. Eine darwinistische Betrachtungsweise der Medizin kann jedoch dazu beitragen, die evolutionären Ursprünge von Krankheiten zu verstehen, und dieses Wissen wird sich als ungemein nützlich bei der Verfolgung legitimer Ziele der Medizin erweisen.

II.
Evolution durch natürliche Selektion

> Da jedes Werkzeug seinen Zweck hat und ebenso jedes Glied des Körpers, dieser Zweck aber in einer Verrichtung besteht, so ist klar, daß auch der ganze Leib als Zweck eine umfassende Tätigkeit hat.
>
> Aristoteles[1]

Die Lösungen zu den im ersten Kapitel angesprochenen Rätseln finden sich im Wirken der natürlichen Selektion. Dieser Vorgang ist im Prinzip sehr einfach: Natürliche Selektion findet immer dann statt, wenn es zwischen einzelnen Organismen zu genetisch bedingten Unterschieden kommt, die das Überleben und den Fortpflanzungserfolg des einzelnen beeinflussen. Kodiert ein Gen ein Merkmal, durch das in künftigen Generationen weniger lebensfähige Nachkommen geboren werden, so wird dieses Gen allmählich eliminiert werden. Genetische Mutationen beispielsweise, die die Anfälligkeit für Infektionskrankheiten erhöhen oder die zu törichter Risikobereitschaft beziehungsweise zu mangelndem sexuellem Interesse führen, werden sich nie stark ausbreiten. Gene hingegen, die zur Resistenz gegenüber einer Infektion, zu einer angemessenen Risikobereitschaft und zur erfolgreichen Auswahl fruchtbarer Partner führen, werden sich mit großer Wahrscheinlichkeit im Genpool ausbreiten – selbst dann, wenn mit ihnen beträchtliche Kosten verbunden sind.[2]

Ein klassisches Beispiel in diesem Zusammenhang ist die Ausbreitung des Gens für eine dunklere Flügelfarbe bei einer bestimmten Falterpopulation in einem britischen Industriegebiet: Bei denjenigen Tieren, die sich in Hauptwindrichtung zu den Hauptquellen der Luftverschmutzung angesiedelt hatten, entwickelten die Flügeldecken mit der Zeit eine dunklere Farbe. Helle Artgenossen fielen auf den rußgeschwärzten Bäumen eher auf und wurden daher leichter von Vögeln erbeutet, während eine seltene, mutierte Faltervariante, deren Farbe mehr dem Farbton der Baumrinde glich, den Schnäbeln der Räuber entging. Mit zunehmender Verfärbung der Baumstämme breitete sich das mutierte Gen rasch aus und ersetzte zu einem großen Teil das Gen für eine hellere Flügelfarbe.[3] Und das ist auch schon alles. Die natürliche Selektion bedarf keines Plans, hat kein Ziel und keine Richtung – es geht nur um Gene, deren Häufigkeiten zu- und abnehmen, je nachdem, ob Individuen, die diese Gene tragen, einen – in Relation zu ihren Artgenossen – größeren oder geringeren Fortpflanzungserfolg haben.

Die Geradlinigkeit der natürlichen Selektion ist durch zahlreiche Mißverständnisse immer wieder verschleiert worden. Zum Beispiel wird das von Herbert Spencer im neunzehnten Jahrhundert geprägte, griffige Wort vom «survival of the fittest» noch immer weithin für eine Zusammenfassung dieses Vorgangs gehalten, dabei führt es eigentlich nur zu Mißverständnissen. Zum einen hat Überleben an sich zunächst einmal gar keine Bedeutung. Darum hat die natürliche Selektion Wesen hervorgebracht, die sich wie Lachse und einjährige Pflanzen nur einmal fortpflanzen und dann sterben. Überleben erhöht die Fitneß nur insofern, als es die Fortpflanzungsfähigkeit erhöht. Gene, die den Fortpflanzungserfolg erhöhen, den ein Organismus in seinem Leben zu erreichen imstande ist, werden sich auch dann durchsetzen, wenn sie zu einer Verringerung der Lebensspanne führen. Oder anders herum: Ein Gen, das die Lebensreproduktivität erniedrigt, wird auch dann durch die Selektion eliminiert werden, wenn es das Überleben des Einzelwesens erhöht.[4]

Weitere Verwirrung entsteht häufig bei dem mehrdeutigen Wort «the fittest». Das bestangepaßte Individuum im biologischen Sinne ist nicht notwendigerweise das gesündeste, stärkste oder schnellste Wesen. In unserer heutigen Welt muß es – ebenso wie in vielen anderen Konstellationen von Lebensumständen zuvor – durchaus nicht so sein, daß Individuen von herausragendem athletischem Leistungsvermögen diejenigen sind, die die meisten Enkel produzieren – ein Maß übrigens, das man stark vereinfacht mit «Fitneß» gleichsetzen kann: Wer etwas von natürlicher Selektion versteht, wundert sich nicht darüber, daß die Familienplanung der Kinder eine so große Rolle für die Eltern spielt.

Ein Gen oder ein Individuum kann niemals isoliert als «fit» betrachtet werden, sondern immer nur in Relation zu anderen Vertretern einer bestimmen Art in einer bestimmten Umgebung. Sogar innerhalb eines bestimmten Umfelds erfordert die Etablierung eines jeden Gens eine Reihe von Kompromissen. Stellen Sie sich ein Gen vor, das Kaninchen ängstlicher macht und sie so vor den Fängen der Füchse bewahrt. Nehmen Sie an, die Hälfte aller Kaninchen in einem Revier trägt dieses Gen. Weil sie sich nun aber häufiger verstecken und weniger fressen, sind diese vorsichtigen Kaninchen vielleicht im Durchschnitt ein ganz kleines bißchen weniger wohlgenährt als ihre dreisteren Kollegen. Während sie nun im Märzschnee kauernd auf den Frühling warten, verhungern vielleicht zwei Drittel von ihnen; bei den Hasen, denen das

Furchtsamkeitsgen fehlt, wird aber nur ein Drittel vom selben Schicksal ereilt. Im kommenden Frühjahr trägt dann nur noch ein Drittel aller Kaninchen dieses Gen. Die Selektion hat gegen es gearbeitet. Vielleicht bringen es ein paar harte Winter völlig zum Verschwinden. Vielleicht führen milde Winter und ein Ansteigen der Fuchspopulation aber auch zum gegenteiligen Effekt. Es hängt also alles von den jeweiligen Umweltbedingungen ab.

1. Die natürliche Selektion begünstigt Gene und keine Gruppen

Viele Leute kennen jenen Naturfilm, in dessen Verlauf sich hungernde Lemminge in großen Massen bereitwillig in einen wässrigen Tod stürzen, während eine sonore Stimme dazu erklärt, daß manche Lemminge sich opfern, wenn die Nahrungsressourcen knapp werden, damit die vorhandene Nahrung wenigstens einigen wenigen von ihnen zum Überleben reicht. Noch vor wenigen Jahrzehnten wurden solche Erklärungen auf der Basis einer Gruppenselektion von professionellen Biologen ernsthaft in Betracht gezogen, heute allerdings nicht mehr. Warum, ist leicht einzusehen, wenn man einmal zwei imaginäre Lemminge miteinander vergleicht. Der eine ist von edler Gesinnung und stürzt sich, sobald ihm klar wird, daß die Population im Aussterben begriffen ist, bereitwillig im nächstbesten Gewässer in den Tod. Der andere ist ein egoistischer Flegel und wartet ab, bis die Edlen freiwillig aus dem Leben geschieden sind, frißt dann soviel er kann, paart sich so häufig wie möglich und hat am Ende die größtmögliche Zahl von Nachkommen. Was geschähe also mit den Genen, die dafür sorgen, daß sich der einzelne zum Segen der Gruppe opfert? Wie vorteilhaft auch immer sie für die Art sein mögen – sie würden eliminiert.

Wie also können wir die Beobachtungen an jenen scheinbar so selbstmordversessenen Lemmingen erklären? Wenn die Nahrung im späten Winter rar wird, beginnen die Lemminge zu wandern, eilen in großen Gruppen vorwärts und machen dabei längst nicht immer halt, wenn sie Wasserläufen begegnen, die durch frühes Schmelzwasser entstanden sind. Sie ertrinken dabei allerdings äußerst selten. Um die eindrucksvollen Mengen zusammenzubekommen, kehrten die Filmer die Lemminge offenbar mit Besen zusammen und trieben sie hinterhältig ins Wasser – ein dramatisches Beispiel dafür, daß der Mensch lieber die Realität verändert als seine Theorien, falls beide in Konflikt geraten sollten! Es gibt bestimmte Umstände, unter denen die Selektion auf Gruppenniveau gegenüber der sonst üblicherweise stärkeren Kraft der Selektion auf der Ebene des Einzelwesens überwiegt, aber das ist nicht sehr häufig der Fall.

Der britische Biologe Richard Dawkins, Autor von *Das egoistische Gen*, formuliert es so: Individuen lassen sich als Vehikel betrachten, die Gene zu ihrer eigenen Replikation produzieren und die zur Entsorgung bestimmt sind, sobald die Gene sie nicht mehr brauchen. Dieser Standpunkt rüttelt heftig an der landläufigen Sichtweise, derzufolge Evolution nach einer Welt voll Harmonie, Gesundheit und Stabilität strebt. Eine solche Welt schafft sie eben nicht. Wir geben uns nur zu gerne der Vorstellung hin, daß Leben von Natur aus glücklich und gesund verläuft, aber die natürliche Selektion schert sich keinen Deut um Glück, und Gesundheit fördert sie nur, wenn diese im Interesse unserer Gene liegt. Falls die Neigung zu Ängsten, Herzerkrankungen, Kurzsichtigkeit, Gicht und Krebs in irgendeiner Weise mit einem erhöhten Fortpflanzungserfolg assoziiert sein sollte, so wird die Selektion für sie entscheiden, und wir sind zum Leiden verdammt, selbst wenn wir - im rein evolutionsbiologischen Sinne – an sich erfolgreich sind.

2. *Verwandtenselektion*

Wir haben bereits angedeutet, daß das Wesen der Fitneß im Fortpflanzungserfolg besteht, und anhand unseres Beispiels von den Lemmingen haben wir festgestellt, daß die Evolution kein Wesen bevorzugt, das anderen auf eigene Kosten hilft. Diese beiden Verallgemeinerungen sind aber nur die eine Seite der Medaille. Was schließlich und endlich zählt, ist die genetische Präsenz innerhalb der kommenden Generationen, wobei es gleichgültig ist, ob Sie diese erreichen, indem Sie selbst Kinder in die Welt setzen, oder dadurch, daß Sie Dinge tun, die den Fortpflanzungserfolg ihrer nächsten Verwandten erhöhen, denn deren Gene sind zu einem beträchtlichen Teil mit Ihren eigenen Genen identisch.

Die Hälfte der Gene eines Kindes ist identisch mit denen der Mutter, die andere Hälfte mit denen des Vaters. Direkte Geschwister teilen im Durchschnitt ebenfalls die Hälfte ihrer Gene miteinander. Ein Viertel aller großelterlichen Gene stimmt mit denen der Enkel überein. Cousins und Cousinen teilen ein Achtel ihrer Gene. Vom Standpunkt des Gens aus betrachtet, bedeutet dies, daß das Überleben und der Fortpflanzungserfolg Ihrer Schwester halb so wichtig und der Fortpflanzungserfolg Ihrer Cousine ein Achtel so wichtig wie Ihr eigener ist. Aus diesem Grund begünstigt die Selektion die Ausweitung Ihrer Hilfsbereitschaft auf Ihre Verwandten dann, wenn – vorausgesetzt, daß alles andere gleich ist – Ihre Kosten hierfür geringer sind als der Vorteil für den Verwandten multipliziert mit dem Verwandtschaftsgrad. Einer klassischen Anekdote zufolge wurde der britische Biologe J. B. S. Haldane einmal gefragt, ob er bereit sei, sein Leben für seinen Bruder zu opfern. «Nein», habe er darauf geantwortet, «für einen Bruder nicht. Für zwei Brüder hingegen wohl – oder aber für acht Cousins.» Formale Anerkennung erfuhr dieses Prinzip wegen seiner Bedeutung für die Erklärung von kooperativem Verhalten in einem bahnbrechenden Artikel des britischen Biologen William Hamilton, dem Crafoord-Preisträger des Jahres 1993. Der Crafoord-Preis wird zur Ehrung von Wissenschaftlern verliehen, deren Forschungsgebiete von den Richtlinien des Nobelpreiskomitees nicht abgedeckt werden. Ein anderer großer britischer Biologe, John Maynard Smith, gab dem Phänomen den Namen *Verwandtenselektion*.[5]

Eine andere scheinbare Ausnahme von dem «jeder für sich»-Prinzip der Evolution ist der gegenseitige Austausch von Gefälligkeiten zwischen Individuen, die nicht notwendigerweise miteinander verwandt sein müssen. Wenn Elsa eine Expertin im Herstellen von Schuhen und Fritz ein begnadeter Jäger von Tieren ist, die ein hervorragendes Leder geben, dann gereicht ein Tauschhandel beiden zum Vorteil. Seit Robert Trivers klassischem Artikel aus dem Jahre 1971 zum Thema Reziprozität sehen die Biologen kooperative Beziehungen zwischen Organismen in freier Wildbahn nur noch als Konsequenzen der Verwandtenselektion oder des gegenseitigen Austauschs von Gefälligkeiten. Dank der Bestrebungen von Pionieren wie E. O. Wilson, dem Autor von *Sociobiology*, und Richard Alexander, dem Autor von *Darwinism and Human Affairs*, weiß man heute eine ganze Menge über die Biologie sozialer Beziehungen.[6] Die frühen Kontroversen und Mißverständnisse sind durch die ständig zunehmenden Erkenntnisse in diesem neuen Wissenschaftszweig großenteils ausgeräumt worden.

3. *Wie arbeitet die natürliche Selektion?*

Hartnäckig hält sich die weitverbreitete Fehleinschätzung, Evolution ginge nach irgendeinem Plan vor oder sei in irgendeiner Form zielgerichtet, doch weder das eine noch das andere stimmt, und die Macht des Zufalls stellt sicher, daß auch ihr künftiger Gang unvorhersehbar sein wird. Die planlose Variabilität zwischen einzelnen Organismen schafft winzige Unterschiede bezüglich der darwinistischen Fitneß. Manche Individuen haben mehr Nachkommen als andere und ein Merkmal, das ihre Fitneß erhöht, wird auf diese Weise in künftigen Generationen immer stärker vertreten sein. Vor langer, langer Zeit ereignete sich bei der menschlichen Population im tropischen Afrika einmal (mindestens) eine Mutation, durch die das Hämoglobinmolekül so verändert wurde, daß es fortan Resistenz gegen Malaria verlieh. Dieser ungeheure Vorteil führte dazu, daß das Gen sich ausbreitete –

wodurch es unglückseligerweise die Sichelzellenanämie ins Leben rief. Wir werden darüber in den späteren Kapiteln noch sprechen.

In jedem Stadium kann jedoch der Zufall das Resultat beeinflussen: Erstens, indem er eine genetische Mutation überhaupt entstehen läßt; zweitens, wenn es darum geht, ob der Träger dieser Mutation lange genug lebt, um die Auswirkungen dieser Veränderung zu zeigen, drittens durch irgendwelche Zufallsereignisse, die den Fortpflanzungserfolg des betreffenden Lebewesens beeinflussen; viertens, indem er ein Gen, das in einer Generation vielleicht tatsächlich bevorzugt wurde, in der nächsten Generation durch blanken Zufall verschwinden läßt, und schließlich durch die zahllosen unvorhersehbaren Veränderungen der Umweltbedingungen, von denen jede Gruppe von Lebewesen unausweichlich betroffen sein wird. Wie der Harvardbiologe Stephen Jay Gould es so treffend darstellte: Könnte man den Lebensfilm zurückspulen und die Geschichte neu beginnen lassen, dann sähe das Ergebnis mit großer Sicherheit ganz anders aus. Es gäbe vielleicht nicht nur keine Menschen, sondern vielleicht nicht einmal Säugetiere.[7]

Oft ist die Eleganz eines durch die natürliche Selektion geformten Merkmals bestechend, aber die landläufige Ansicht, daß Natur Perfektion schafft, muß man sorgsam relativieren. Die Bewertung, in welchem Maße Evolution Perfektion erreicht hat, hängt davon ab, was man im einzelnen damit meint. Meint man: «Schlägt die natürliche Selektion grundsätzlich den für das langfristige Überleben einer Art günstigsten Weg ein?», so lautet die Antwort: «Nein». Dazu würde es der Anpassung durch Gruppenselektion bedürfen, und diese ist, wie oben erwähnt, unwahrscheinlich. Fragt man: «Schafft die natürliche Selektion wirklich jede möglicherweise günstige Anpassung?», so ist die Antwort wiederum: «Nein». Einige südamerikanische Affen beispielsweise können sich mit ihren Schwänzen an Ästen festhalten. Diese Kunstfertigkeit wäre mit Sicherheit auch für afrikanische Affenarten recht nützlich, aber das Pech will es, daß keine davon diese Technik beherrscht. Durch irgendeine Kombination von Ereignissen haben ein paar südamerikanische Affen begonnen, ihren Schwanz so einzusetzen, daß sich daraus die Fähigkeit entwickeln konnte, einen Ast zu umgreifen, in Afrika hingegen fand keine ähnliche Entwicklung statt. Die Tatsache, daß ein Merkmal nützlich ist, bedeutet noch nicht automatisch, daß sich dieses Merkmal auch tatsächlich entwickeln wird.

In einer Hinsicht aber kommt die natürliche Selektion der Perfektion mit schöner Regelmäßigkeit sehr nahe, und zwar immer dann, wenn es um die quantitative Optimierung bestimmter Eigenschaften geht. Wenn ein Merkmal einer ganz bestimmten Funktion dient, dann führt die Selektion an kleinen Modifizierungen dieses Merkmals über viele Generationen hinweg schließlich dazu, daß es dem Idealzustand in quantitativer Hinsicht sehr nahe kommt. Vogelflügel beispielsweise müssen lang genug sein, um genügend Auftrieb zu gewähren, dürfen aber auch nicht zu lang sein, um dem Vogel die Kontrolle zu ermöglichen. Bestimmungen der Flügellängen bei Vögeln, die bei einem schweren Sturm ums Leben gekommen waren, ergaben eine unverhältnismäßig hohe Anzahl an Tieren mit besonders langen und mit besonders kurzen Flügeln. Unter den Überlebenden stellte man dagegen eine Gewichtung zugunsten intermediärer (dem optimalen Zustand näherer) Flügellängen fest.[8]

Die menschliche Physiologie weist Hunderte von ähnlichen Beispielen auf, in denen ein Merkmal zu beinahe optimalen Dimensionen geformt wurde: Größe und Gestalt von Knochen, Blutdruck, Blutzuckerspiegel und Pulsfrequenz, das Alter beim Einsetzen der Pubertät, der Säuregehalt des Magens, die Liste ließe sich endlos weiterführen. Die beobachteten Werte mögen zwar nie ganz vollkommen sein, in aller Regel kommen sie dem Idealzustand jedoch sehr nahe. Wenn wir uns einbilden, daß die natürliche Selektion einen Fehler gemacht habe, dann ist es sehr wahrscheinlich, daß wir einen wichtigen Aspekt übersehen haben. Magensäure verschlimmert beispielsweise ein Magengeschwür, und Menschen, die ein Antazidum (säurebindendes Medikament) nehmen, verdauen ihre Nahrung trotzdem. Haben wir also zuviel Magensäure? Bestimmt nicht, bedenkt man einmal die Bedeutung der Magensäure für die Verdauung und für das Abtöten von Bakterien, beispielsweise von Tuberkulose-Erregern. Um die Unvollkommenheiten unseres Körpers zu verstehen, müssen wir zunächst seine Vollkommenheiten und die ihnen zugrundeliegenden Kompromisse kennen.

Wie jeder Ingenieur, so ist auch die Evolution ständig zu Kompromissen gezwungen. Jemand, der ein Automobil entwirft, könnte beispielsweise, um die Brandgefahr herabzusetzen, ein dickeres Blech für den Benzintank vorsehen. An irgendeinem Punkt aber werden ihn die Kosten hierfür zusammen mit der Verringerung von Tankinhalt und Beschleunigungsvermögen zu einem Kompromiß zwingen. Aus diesem Grunde zerbersten manche Tanks bei einem Zusammenstoß und dieser Kompromiß kostet jedes Jahr etliche Menschenleben. Obwohl die natürliche Selektion nicht bei jedem Merkmal höchste Perfektion zu erreichen vermag, so beruhen doch die Kompromisse, die sie eingeht, keinesfalls auf blindem Zufall, sondern sind so angelegt, daß sich am Ende der höchste Nettovorteil daraus ergibt.

Eine erfundene Geschichte berichtet, daß Henry Ford einst einen Autofriedhof voller ausrangierter «Model T»-Fahrzeuge betrachtet habe und daraufhin gefragt haben soll: «Gibt es irgend etwas, was an diesen Autos nie kaputtgeht?» Jawohl, so erklärte man ihm, die Lenksäule war noch nie defekt. «Tja dann», meinte er seinem Chefingenieur zugewandt, «dann entwerfen Sie eine neue. Wenn sie nie kaputtgeht, dann geben wir garantiert zuviel Geld dafür aus.» Auch die natürliche Selektion vermeidet ein derartiges «overdesign». Sobald etwas so gut funktioniert, daß seine Fehler keine selektive Kraft mehr darstellen, hat die natürliche Selektion keine Möglichkeit mehr, es zu verbessern. Somit hat jeder Körperteil zwar gewisse Reservekapazitäten, um mit gelegentlich auftretenden extremen Umständen fertig zu werden, doch er ist trotzdem verwundbar, wenn er seine Reservekapazitäten überschreitet. In unserem Körper gibt es nichts, was immer fehlerfrei arbeitet.

Oft ist die relativ geringe Zunahme einer Ressource von ungeheurem Wert, während ein noch stärkerer Zuwachs vielleicht weniger Vorteile bietet. Wenn Sie einen Eintopf kochen, dann sind zwei Zwiebeln vielleicht besser als eine, zehn Zwiebeln aber wären sehr viel teurer und bedeuteten – wenn überhaupt – eine nur geringfügige Verbesserung. Solche Kosten-Nutzen-Analysen gehören in der Wirtschaft zur Routine, doch auch in der Biologie und in der Medizin sind sie ungemein nützlich. Betrachten Sie die Behandlung einer Lungenentzündung mit einem Antibiotikum. Eine sehr geringe Dosis zeigt sicher so gut wie keine Wirkung, eine maßvoll erhöhte Dosis ist zwar teurer, bietet aber auch einen größeren Vorteil, eine sehr hohe Dosis aber wird noch teurer sein und womöglich keinen weiteren Vorteil mehr bedeuten, möglicherweise ist sie sogar gefährlich.

So wie bei jeder technischen oder medizinischen Entscheidung Kosten und Nutzen gegeneinander stehen, so ist auch jede vorteilhafte genetische Veränderung mit gewissen Unkosten verbunden. Die natürliche Selektion ist nicht schwach oder kapriziös, sondern sie arbeitet einfach für Gene, die im Hinblick auf die Fitneß insgesamt einen Vorteil bedeuten – auch dann, wenn dieselben Gene die Anfälligkeit für eine bestimmte Krankheit erhöhen. Ist es also beispielsweise denkbar, daß Angst ein funktionell wichtiges Merkmal sein könnte? Bedenken wir, was mit den zuvor erwähnten Kaninchen in einem Jahr geschehen würde, in dem Füchse besonders zahlreich sind. Sogar ein paar der für einige Alterungsprozesse verantwortlichen Gene müssen nicht notwendigerweise Fehlanpassungen darstellen. Vielleicht bewirken sie Vorteile in früheren Lebensjahren, dann, wenn die Selektion am stärksten wirkt; Vorteile, die für die Fitneß von größerer Bedeutung sind als die später zu entrichtenden Kosten wie Altern und Tod. Um Krankheiten besser verstehen zu können, müssen wir die verborgenen Vorteile scheinbarer Designfehler verstehen lernen.

4. Die Überprüfung evolutionsbiologischer Hypothesen

Dieses Kapitel begann mit einem Zitat von Aristoteles, und das mit gutem Grund. Aristoteles kann man als den Begründer der funktionellen Analyse verstehen, einer allgemeinen methodischen Vorgehensweise, die sich insbesondere in vielen Bereichen der biologischen Forschung als fruchtbar erwiesen hat und von der wir glauben, daß sie auch der Medizin ähnlich gute Dienste erweisen wird. Es besteht natürlich ein großer Unterschied zwischen Aristoteles' Ausgangsposition und der moderner Biologen. Er hatte so gut wie keine Vorstellung von den physikalischen und chemischen Prinzipien, die der Funktionsweise von Organismen zugrunde liegen. Für ihn lag es nicht auf der Hand, daß Experimente notwendig sein würden. Er hatte keine Kenntnis vom Prinzip der natürlichen Selektion, und ihm war mit Sicherheit nicht klar, daß Organismen einzig dazu angelegt sind, ihren Reproduktionserfolg zu erhöhen. Aristoteles' spektakuläre Frage: «Welchem Zweck dient es?», hat – gleichgültig ob sie nun der menschlichen Hand, dem Gehirn oder dem Immunsystem gilt – nunmehr eine sehr spezielle wissenschaftliche Bedeutung bekommen, und zwar: «Wie hat dieses Merkmal zum Fortpflanzungserfolg beigetragen?» Aristoteles' Überzeugung, daß der Körper insgesamt zur Erfüllung einer komplexen übergeordneten Funktion existiere, ist zutreffend. Erst in den letzten Jahrzehnten ist jedoch klar geworden, daß diese komplexe Funktion die Fortpflanzung ist.

Viele Leute stehen auf dem Standpunkt, Fragen zur Funktion eines Merkmals seien unwissenschaftlich, seien «teleologisch» oder «spekulativ» und könnten daher nicht angemessener Gegenstand wissenschaftlicher Nachforschungen sein. Diese Vorstellung ist unzutreffend, wie viele Beispiele in diesem Buch zeigen werden. Fragen zur adaptiven Funktion eines Merkmals sind wissenschaftlichen Analysen ebenso zugänglich wie Fragen zur Anatomie und Physiologie. Es ist sinnvoll, nach der adaptiven Bedeutung von biologischen Strukturen und Merkmalen wie Augen, Ohren und Hustenreflex zu fragen, denn sie alle sind Produkte historischer Vorgänge, durch die sie allmählich so geformt wurden, daß sie ihre ganz speziellen Funktionen optimal erfüllen können.

Dennoch müssen wir uns bei solchen «Warum»-Fragen davor hüten, allzu bereitwillig irgendwelchen Phantasiegeschichten aufzusitzen. Warum ragt unsere Nase so weit aus dem Gesicht? Weil uns sonst die Brille herunterfallen würde. Warum schreien Babys ohne erkennbaren Grund? Bestimmt, um ihre Lungen zu trainieren. Warum sterben wir nahezu ausnahmslos, bevor wir hundert Jahre alt geworden sind? Um Platz für neue Individuen zu machen. Gegenstand solcher Spekulationen kann nahezu alles sein, aber wenn wir uns mit solchen Antworten zufriedengeben, dann hat das nichts mit Wissenschaft zu tun. Die Problematik liegt jedoch nicht in der Frage selbst, sondern darin, daß man zu wenig angemessene Forschungsarbeit investiert und über mutmaßliche Antworten zu wenig kritisch nachdenkt.

Die eben genannten absurden Beispiele machen deutlich, wie leicht manche Erklärungen zu überprüfen und als falsch zu entlarven sind. Nasen können sich nicht entwickelt haben, um Brillen zu halten, denn wir verfügten schon lange vor der Erfindung von Brillen über Nasen. Schreien kann mit der Lungenentwicklung nichts zu tun haben, denn die Lungengesundheit im Erwachsenenalter gründet sich nicht auf die Schreikapazitäten im Säuglingsalter. Altern kann nicht entstanden sein, um Platz für neue Individuen zu schaffen, denn die natürliche Selektion kann einen solchen Vorteil für eine Gruppe nicht berücksichtigen, und die Einzelheiten des Alterungsprozesses passen einfach nicht zu den Erwartungen, die man an eine solche Funktion stellen würde.

Andere Hypothesen zur Funktion lassen sich so leicht verifizieren, daß sie kaum der Untersuchung wert sind. Jeder, der mit Struktur und Funktion des Herzens einigermaßen vertraut ist, weiß, daß das Herz Blut pumpt. Man sieht auch problemlos ein, daß Husten Fremdmaterial aus den Atemwegen entfernt und daß Gänsehaut und Bibbern die Körperwärme erhöhen. Sie müssen kein Evolutionsbiologe sein, um zu erkennen, daß Zähne uns in die Lage versetzen, Nahrung zu zerkauen. Die interessanten Hypothesen sind solche, die plausibel und wichtig, aber nicht so augenfällig richtig oder falsch sind. Solche Hypothesen zur funktionalen Anpassung können zu neuen Erkenntnissen führen – auch zu Erkenntnissen, die von medizinischer Bedeutung sind.

5. Das adaptionistische Programm

Untersuchungen zu den funktionellen Ursachen menschlicher Eigenschaften werden mit Hilfe einer Forschungsmethode durchgeführt, die man in jüngster Zeit auch häufig als *adaptionistisches Programm* bezeichnet.[9] Wenn man sich zu irgendeinem bekannten Aspekt der menschlichen Biologie eine mögliche funktionelle Bedeutung denkt, dann lassen sich auf der Grundlage dieser Vermutung andere, bislang unbekannte Aspekte logisch herleiten und voraussagen. Mit Hilfe einer entsprechenden Studie versucht man dann herauszufinden, ob diese Eigenschaften vorhanden sind oder nicht. Trifft man sie an, kann man über ihre medizinische Bedeutung spekulieren, sind sie nicht vorhanden, so können wir unsere Hypothese verwerfen und von vorne anfangen.

Wir wollen hier drei Beispiele für interessante Entdeckungen geben, die einer solchen adaptionistischen Betrachtung der Frage, inwieweit bestimmte Eigenschaften zur Fitneß beitragen können, zu verdanken sind. Sie haben zwar weniger mit medizinischen Fragestellungen als vielmehr mit Bibern und Vögeln zu tun, doch wir werden in den weiteren Kapiteln noch viele medizinische Beispiele anführen. Diese drei Beispiele zeigen auf ganz verschiedene Weise, daß intuitive Vermutungen über die Fitneß keineswegs immer richtig sein müssen, auch dann nicht, wenn sie von professionellen Biologen stammen. Es bedarf sorgsam durchdachter, in vielen Fällen mathematisch begründeter Theorien, um die logischen Antworten zu geben, die sich dann durch Untersuchungen an realen Organismen überprüfen lassen.

Biber fällen in den von ihnen bewohnten Seen oder in deren näherer Umgebung Bäume, um für Futter und Unterschlupf zu sorgen. Mit ihren Zähnen nagen sie die Stämme in Bodennähe ab, zerren sie ins Wasser, falls sie sich dort nicht bereits befinden, und schleppen sie zu ihren Bauten. Wie entscheidet ein Biber, welchen Baum er fällen will? Der Biologe Gary Belovsky aus Michigan ist der Ansicht, daß man es hier mit einer gewachsenen Verhaltensanpassung zu tun hat.[10] Das würde eine ökonomisch vernünftige Entscheidung seitens des Bibers über den voraussichtlichen Wert eines Baumes beinhalten – die zu erwartenden Schwierigkeiten beim Durchnagen und beim Transport des Stammes, und die Frage, wie weit der Baum von zu Hause entfernt ist. Belovskys Überlegungen zufolge sollte ein effizienter Biber mit zunehmender Entfernung vom Teich immer wählerischer werden. Kleine Bäume würde er vielleicht verschmähen, weil sie ihm die Zeit für den Transport nicht lohnen, große Bäume ebenso, weil sie der Mühe des Fällens und des Transports – vor allem das Herumzerren des großen Stammes oder von Teilen davon bis zum nächsten Wasserlauf – nicht wert scheinen. Belovsky prophezeite daher, daß das Größenspektrum der gefällten Bäume mit zunehmender Entfernung von Tümpel stetig abnehmen müßte. An irgendeinem Punkt würden nur noch Bäume von idealen Maßen gefällt werden, jenseits dieses Punktes aber überhaupt keine mehr. Messungen an den Baumstümpfen der von Bibern um verschiedene Teiche gefällten Bäume bestätigten Belovskys Vorhersage. Wenn Sie also das nächste Mal einen See mit einem Biberbau darin betrachten, dann können Sie nicht nur den sprichwörtlichen Fleiß der Biber bewundern, sondern auch ihre Weisheit bei der Wahl ihrer Prioritäten.

Stellen Sie sich nun einen im Wald lebenden Singvogel vor, soeben im Begriff ein Gelege von Eiern zu produzieren, das Männchen und Weibchen gemeinsam bebrüten werden. Der Fortpflanzungserfolg des Weibchens für die laufende Brutsaison hängt einzig und allein von diesen Eiern ab. Wie viele soll es legen? Bedenken Sie, daß es nicht versucht, das

Überleben seiner Art zu sichern, sondern einzig danach strebt, seine Lebensreproduktivität (den Gesamtfortpflanzungserfolg seines Lebens) zu erhöhen. Zweifellos wäre es dumm, zu wenig Eier zu legen, doch auch ein zu großes Gelege kann seine Lebensreproduktivität unter Umständen vermindern – falls es nicht genug Futter gibt, und einige der Jungen sterben, oder falls es seine eigenen Energiereserven bei der Brutpflege überbeansprucht und so seine Chance herabsetzt, bis zur nächsten Brutsaison zu leben. Diese Betrachtungen gelten im selben Maße für alle Bewohner dieses Waldes, aber bei der Entscheidung für die richtige Gelegegröße kommen verschiedene Vögel zu unterschiedlichen Entscheidungen. Liegt der Durchschnitt für eine Art bei vier Eiern pro Paar, dann gibt es immer einige Paare, die fünf oder sechs Eier haben, und einige, die nur drei Eier legen. Schließen wir nun daraus, daß alle Paare versuchen, vier Eier zu legen, manche aber leider nicht zählen können? Oder schließen wir vielleicht daraus, daß die Gelegegröße durch die natürliche Selektion vielleicht gar nicht optimiert wird?

Ein Adaptionist umgeht solche Erklärungsversuche zunächst und versucht, zunächst einmal den Vögeln mehr Beachtung zu schenken.[11] Könnte es nicht auch sein, daß ganz allgemein drei Eier optimal sind für Arten, die nur drei Eier legen, während vier optimal sind für jene, die vier Eier legen und so weiter? Ein ganz einfaches Experiment liefert die Antwort hierauf. Angenommen, man hat dreißig Gelege zu vier Eiern. Zehn zufällig ausgesuchte Nester davon überläßt man sich selbst. Aus zehn anderen Nestern entnimmt man je ein Ei und fügt diese nun den übrigen Nestern hinzu, so daß Vögel mit vormals vier Eiern nun fünf Eier zu betreuen haben. Nun bestimmt man den durchschnittlichen Bruterfolg der drei Vogelgruppen: Jener Vögel, die ihre Eizahl selbst bestimmt haben, und jener, die mehr oder weniger Eier bebrüten als sie ursprünglich gelegt haben.

Zieht man sämtliche relevanten Faktoren in Betracht, so kommt man bei solchen Studien zu demselben Schluß, zu dem der Ornithologe David Lack aus Oxford bereits vor fünfzig Jahren gelangt war: Vögel «wählen» die Größe ihres Geleges so, daß ihr individueller Fortpflanzungserfolg dadurch erhöht wird. Das setzt allerdings voraus, daß sie in der Lage sind, ihre eigene Gesundheit, ihre Fähigkeiten und Erfahrungen einzuschätzen. Nahrung für vier Junge zu finden, ist schwieriger und gefährlicher als nur drei versorgen zu müssen. Die Jungen in Nestern mit mehr Eiern wiegen unter Umständen schon beim Schlüpfen weniger, und sie überleben mit geringerer Wahrscheinlichkeit den kommenden Winter. Die Bedingungen schwanken von Jahr zu Jahr auf unvorhersehbare Weise, und unerwartet schlechte Jahre sind am gefährlichsten für eine Brut mit mehr Jungen. Dieses Wissen kann das Vergnügen eines Naturforschers, der ein Vogelpaar bei der Aufzucht seiner Jungen beobachtet, zweifellos nur erhöhen: Diese Vögel machen es richtig – nicht nur richtig im allgemeinen oder im Durchschnitt, sondern richtig für sich selbst als Einzelgeschöpfe.

In dieser Diskussion über Gelegegrößen haben wir die optimale Zahl an Nachkommen betrachtet. Wir haben die Tatsache ignoriert, daß es zwei Arten von Jungen gibt – weibliche und männliche. Sollen unsere Vögel nun mehr männliche oder mehr weibliche Junge produzieren, oder gibt es ein ideales Verhältnis des einen zum anderen? Bei der natürlichen Selektion im Hinblick auf das Geschlechterverhältnis gibt es eine ungemein wichtige Strategie zur Optimierung der Fitneß, nämlich den Nachwuchs – gleich welchen Geschlechts – zu produzieren, der im Moment Mangelware ist. Jeder Stammgast einer Single-Bar weiß, daß bei der Partnersuche das Geschlecht im Vorteil ist, das sich gerade in der Minderheit befindet. In der Natur wird gegen Individuen selektioniert, die bei Weibchenmangel männliche Nachkommen produzieren, weil viele Männchen dann selbst keine Nachkommen mehr haben werden. Sind Männchen in der Minderheit, so werden Individuen mit weiblichen Nachkommen nicht so viele Enkel haben wie Individuen, die Männchen produzieren. Das Wirken dieses Selektionsprozesses erklärt, weshalb es männliches und weibliches Geschlecht in gleicher Anzahl gibt. Diese einfache und elegante evolutionsbiologische Erklärung wurde erstmals von dem großen Evolutionsforscher und Genetiker R. A. Fisher im Jahre 1930 formuliert.[12] Wenn Sie der Ansicht sind, ein ausgeglichenes Geschlechterverhältnis entstünde, weil die Chance, vom Vater ein X- oder ein Y-Chromosom zu erben, für jedermann dieselbe ist, so haben Sie recht, das aber ist eine unmittelbare Erklärung. Daß diese dennoch unzulänglich ist, wird durch die vielen Ausnahmen wie Ameisen und Feigenwespen deutlich, die zu komplex sind, um sie hier eingehend beschreiben zu können, bei denen aber die enorme Asymmetrie des Geschlechterverhältnisses den sehr viel komplexeren Voraussetzungen bestens angepaßt ist.

Produziert nun die natürliche Selektion wirklich Populationen mit exakt derselben Anzahl an Weibchen und Männchen? Nein, das tut sie nicht, und bei einer detaillierten Betrachtung verschiedener Faktoren wird man dieses auch nicht erwarten. Da ist beispielsweise die Tatsache, daß die Geschlechtsreife bei beiden Geschlechtern zu unterschiedlichen Zeitpunkten eintritt oder daß sich die Sterberaten und die Kosten für die Nachwuchsproduktion bei beiden Geschlechtern unterscheiden und ähnliche Faktoren mehr. Durch sorgfältige Berechnungen läßt sich die Annahme stützen, daß sich bei Organismen mit einer der unseren vergleichbaren Form der Geschlechtsbestimmung und einem ähnlichen Fortpflanzungserfolg das Geschlechterverhältnis stabilisieren wird, wenn beide Eltern zusammen für die Aufzucht von Söhnen und Töchtern auf die gleichen Ressourcen zurückgreifen müssen. Demographische Untersuchungen an menschlichen und vielen anderen Populationen stimmen mit diesen Erwartungen sehr genau überein.

Wir hoffen, unsere Leser in den folgenden Kapiteln davon überzeugen zu können, daß die moderne Theorie der natürlichen Selektion nicht nur von Nutzen ist für Voraussagen über das Sammelverhalten von Bibern, die Regulierung der Gelegegröße bei Singvögeln und über das Geschlechterverhältnis bei Säugerpopulationen, sondern daß sie ebenso hilfreich sein kann, um wichtige medizinische Erkenntnisse zu gewinnen. Die Argumentation wird stets mit ein paar Vorabinformationen über Krankheit und Gesundheit und einer Frage zum adaptiven Wert eines Merkmals beginnen: Könnte es sein, daß diese Eigenschaft des menschlichen Körpers Teil eines durch einen Anpassungsprozeß entstandenen Apparats ist? Falls ja, wie hat dann der Rest dieses Apparats auszusehen? Wie können wir unsere Vorhersagen im Hinblick auf bislang unbekannte Aspekte des Apparats überprüfen? Wenn diese Eigenart der menschlichen Biologie funktionell unerwünscht zu sein scheint, warum hat die natürliche Selektion dann ihr Entstehen erlaubt? Ist ein unerwünschtes Merkmal der Preis für ein positives Merkmal? Haben wir es vielleicht mit einem Merkmal zu tun, das zur Steinzeit angepaßt gewesen war, heute aber eine Krankheit verursacht? Was sind die medizinischen Auswirkungen der natürlichen Selektion, die auch in unseren Parasiten und Krankheitserregern für Anpassungen sorgt? Dies sind nur ein paar von den Fragen, die ein Evolutionsbiologe routinemäßig stellt, und der Versuch, diese Fragen zu beantworten, hat sich in vielen Fällen als erstaunlich fruchtbar erwiesen.

Wir sollten unseren Enthusiasmus jedoch mit einer Spur Vorsicht zügeln. Auf eine Frage zur Funktion kann es mehr als eine richtige Antwort geben. Die Zunge beispielsweise ist sowohl zum Sprechen als auch zum Kauen wichtig, die Augenbrauen halten den Schweiß von den Augen ab *und* dienen der Kommunikation. Zweitens: Die Evolution einer Art oder einer Krankheit verhält sich wie jede andere historische Episode. Wir können kein Experiment im herkömmlichen Sinne veranstalten, mit dem sich klären ließ, wann genau unsere Vorfahren sich zum ersten Mal des Feuers zum Kochen oder zu einem anderen Zweck bedienten und welche evolutionsbiologischen Folgen dieser Schritt gehabt hat. Geschichte läßt sich immer nur an den hinterlassenen Zeugnissen untersuchen. Verkohlte Knochen oder gar Kohleablagerungen um die Feuer urtümlicher Lagerstätten sind informative Dokumente für diejenigen, die in der Lage sind, sie zu lesen. Ebenso läßt sich die Struktur von Proteinen und DNA so lesen, daß verwandtschaftliche Beziehungen zwischen heute erstaunlich unterschiedlichen Organismen offenbar werden. Bis eine Zeitmaschine erfunden ist, werden wir nicht in der Lage sein, in die Vergangenheit zu gehen und die Entstehung bestimmter wichtiger Merkmale im Laufe der Evolution zu beobachten, aber wir können trotzdem prähistorische Ereignisse rekonstruieren, und zwar anhand der Spuren, die sie in Fossilien, Kohleablagerungen, Strukturen und Verhaltensmustern, in Proteinen und DNA hinterlassen haben. Auch wenn wir die Geschichte eines Merkmals nicht rekonstruieren können, so können wir doch oftmals recht zuverlässig feststellen, ob es durch natürliche Selektion geformt wurde. Stützen läßt sich eine solche Überzeugung durch Hinweise auf die Funktion dieser Eigenschaft bei anderen Arten und durch den Grad an Übereinstimmung von Funktion und Eigenschaft.

Hypothesen zum evolutionären Ursprung und zur Funktion eines Merkmals müssen – genau wie Hypothesen zur unmittelbaren Funktion eines Merkmals – getestet werden, und sie sind in vielen Fällen überprüfbar. Die Überprüfung einer evolutionsbiologischen Hypothese ist von Schwierigkeiten besonderer Art begleitet, doch ist das kein Grund, darauf zu verzichten – sie machen die Arbeit nur um so interessanter und reizvoller. Ob wir für uns in Anspruch nehmen, evolutionsbiologische Hypothesen in diesem Buch zu testen? Nicht im eigentlichen Sinne. Wir wollen zwar versuchen, Tatsachen und Spekulationen zu trennen, und für die meisten der von uns angeführten Beispiele Beweise anführen, doch kaum ein Fall wird sich durch die von uns beigebrachten Beweise als endgültig bewiesen betrachten lassen. Manche unserer Beispiele gründen sich auf viele Studien, von denen jede andere Daten zu anderen Aspekten des Problems beisteuert, doch selbst das ist oftmals unzureichend.

Unser Ziel besteht nicht darin, irgendwelche wissenschaftlichen Hypothesen zu überprüfen, sondern zu zeigen, daß evolutionsbiologische Fragestellungen interessant, wichtig und beantwortbar sind. Wir möchten, daß die Menschen neue Fragen stellen. Ohne uns dafür entschuldigen zu wollen: Wir werden Fragen über die mögliche evolutionsbiologische Bedeutung verschiedener Aspekte von Krankheit stellen und Antworten anbieten, die oftmals spekulativ sind. Manche Leute werden trotz unserer Warnung solche Spekulationen hartnäckig als Tatsachen betrachten. Vielleicht verfügt die darwinistische Medizin in ein paar Jahren über hinreichend bewiesene Befunde, um ein Buch damit zu füllen.[13] Im Moment ist unser Ziel nicht die erschöpfende Überprüfung einiger Hypothesen, sondern wir wollen Patienten, Ärzte und Forscher ermutigen, neue Fragen nach den Ursachen von Krankheiten zu stellen. Wie Gertrude Stein auf dem Sterbebett sagte: «The answer, the answer, the answer. What is the answer? . . . In that case, what is the question?»

III.
Symptome von Infektionskrankheiten

Stellen Sie sich vor, Sie stünden in einem Katz-und-Maus-Konflikt auf Seiten der Mäuse. Die Mäuse erklärten, daß ihnen der Geruch von Katzen zuwider ist. Er mache sie nervös und zappelig und hindere sie daran, sich mit wichtigeren Dingen wie Nahrungs- und Partnersuche sowie mit der Aufzucht der Jungen zu beschäftigen. Sie aber wüßten ein Medikament, das den Geruchssinn lahmlegte, so daß die Mäuse sich vom Katzengeruch nun nicht mehr belästigt fühlten. Würden Sie ihnen das Präparat verschreiben? Vermutlich nicht. Die Fähigkeit, Katzengeruch – wie unangenehm er auch sein mag – wahrzunehmen, ist ein echtes Plus für Mäuse. Katzengeruch kündigt unter Umständen die unmittelbare Nähe von Zähnen und Krallen an – denen zu entgehen aber ist von sehr viel größerer Tragweite als der durch einen unangenehmen Geruch verursachte Streß.

Etwas näher an der Wirklichkeit: Stellen Sie sich vor, Sie seien ein Kinderarzt, der erkältete Kinder behandelt. Eine Erkältung bringt jede Menge Symptome, die ein Kind nicht mag – Triefnase, Kopfschmerzen, Fieber und allgemeines Unwohlsein. Paracetamol kann einen Teil dieser Symptome lindern oder zum Verschwinden bringen. Würden Sie den Eltern raten, ihren schnupfengeplagten Kindern Paracetamol zu geben? Falls Sie ein Arzt der alten Schule sind oder selbst Paracetamol nehmen, dann werden Sie das vermutlich tun. Ist das klug? Betrachten Sie einmal die Analogie zwischen Paracetamol und dem Medikament, das wir den Mäusen verordnen wollten. Fieber ist – ebenso wie Katzengeruch – lästig, aber nützlich. Es ist eine Adaptation, durch natürliche Selektion speziell zur Bekämpfung von Infektionen geformt.

1. Fieber als Waffe zur Infektionsabwehr

Matt Kluger, Physiologe am Lovelace Institute, ist der Ansicht, daß «eine erdrückende Beweislast belegt, daß Fieber eine adaptive Wirtsreaktion auf Infektionen ist, die sich im gesamten Tierreich über Hunderte von Jahrmillionen erhalten hat».[1] Er ist überzeugt davon, daß Medikamente zur Fiebersenkung die Menschen manchmal kränker werden lassen – ja, sie sogar das Leben kosten können. Einige der überzeugendsten

Beweise hierfür entstammen seinem eigenen Labor. Er konnte in einem Experiment zeigen, daß sogar die wechselwarmen Eidechsen von Fieber profitieren. Sie suchen bei Infektionen einen warmen Ort auf, um ihre Körpertemperatur um etwa zwei Grad Celsius anzuheben. Ist ihnen das nicht möglich, dann sterben sie mit erhöhter Wahrscheinlichkeit. Auch junge Hasen können nicht mit erhöhter Temperatur reagieren, auch sie suchen, wenn sie krank sind, einen warmen Ort auf, um ihre Körpertemperatur zu erhöhen. Erwachsene Hasen dagegen reagieren bei einer Infektion mit Fieber, unterdrückt man dieses Fieber jedoch mit fiebersenkenden Mitteln, dann sterben auch sie mit erhöhter Wahrscheinlichkeit.

Fieber ist nicht Resultat eines Fehlers in der körpereigenen Temperaturregulation, sondern Ergebnis der Aktivierung eines ausgeklügelten, in der Evolution gewachsenen Mechanismus. Wenn Sie eine Ratte mit einer um zwei Grad erhöhten Körpertemperatur in einen sehr warmen Raum setzen, dann aktiviert die Ratte sämtliche Kühlungsmechanismen, um ihre Körpertemperatur bei zwei Grad über dem Normalwert zu halten. Bringen Sie sie in einen kälteren Raum, so aktiviert sie ihre wärmeerhaltenden Mechanismen, um das Fieber bei zwei Grad über dem Normalwert zu halten. Die Körpertemperatur ist also sogar während einer Fieberepisode sorgsam reguliert – nur ist der Thermostat ein bißchen höher eingestellt.

Die vielleicht aufregendsten Hinweise auf den Wert von Fieber beim Menschen ergaben die Studien von Julius Wagner-Jauregg zu Beginn dieses Jahrhunderts. Ihm war aufgefallen, daß sich der Zustand mancher Syphilispatienten nach einer Malariainfektion verbesserte und daß Syphilis in Gegenden, in denen Malaria häufig war, eher selten vorkam. Er infizierte deshalb Tausende von Syphilispatienten vorsätzlich mit Malaria. Zu einer Zeit, in der weniger als einer von hundert Syphilispatienten genas, brachte er es mit seiner Methode auf Remissionsraten von 30 Prozent; ein Fortschritt, der Wagner-Jauregg im Jahre 1927 den Nobelpreis für Physiologie und Medizin einbrachte. Damals trug man dem Wert von Fieber sehr viel mehr Rechnung als heute. Noch immer benützen die Ärzte jenen alten Witz: «Nehmen Sie zwei Aspirin und rufen Sie morgen früh wieder an.» Das überrascht nicht, wenn man bedenkt, wie wenig Untersuchungen am Menschen versucht haben, Fieber als Adaptation zur Infektionsabwehr zu würdigen. In einer Studie verordnete man Kindern mit Windpocken Paracetamol. Diejenigen, denen man das Medikament gegeben hatte, brauchten im Durchschnitt einen Tag länger, um sich zu erholen, als Kinder, die ein Placebo erhalten hatten. Im Rahmen einer zweiten Studie setzten sich sechsundfünfzig Freiwillige über ein infektiöses Nasenspray vorsätzlich einer Erkältung aus.[2] Einige der Versuchspersonen nahmen Aspirin oder Acetaminophen ein, die anderen ein Placebo. In der Placebogruppe fand man eine signifikant erhöhte Antikörperreaktion, und die Patienten litten sehr viel weniger unter einer verstopften Nase. Auch der Zeitraum, in dem sie selbst infektiös waren und die Viren weiterverbreiten konnten, war leicht verkürzt. Der Mangel an detaillierten Studien dieser Art zeigt angesichts der Tatsache, daß so viele Medikamente eingesetzt werden, um Symptome zu lindern, daß eine deutliche Zurückhaltung besteht, wenn es darum geht, adaptive Aspekte unangenehmer Symptome zu untersuchen.

Dies wird sich unter Umständen bald ändern. Dr. Dennis Stevens, Medizinprofessor an der University of Washington, beruft sich auf «Hinweise, denen zufolge es die Behandlung von Fieber unter bestimmten Umständen wahrscheinlicher macht, daß ein Patient einen septischen Schock erleidet».[3] Medikamente, die Fieber senken, greifen offenbar in die natürlichen Mechanismen ein, die die körpereigene Reaktion auf Infektionen regulieren, und das Ergebnis kann fatal sein.

Bevor wir uns mit anderen Abwehrmechanismen beschäftigen, möchten wir darauf hinweisen, daß eine bestehende Abwehrreaktion nicht notwendigerweise adaptiv sein muß beziehungsweise, daß sie, selbst wenn dem so sein sollte, nicht unbedingt essentiell ist. Uns würde es nicht im Traum einfallen, grundsätzlich von der Einnahme fiebersenkender Medikamente abzuraten. Es mag noch so viele Untersuchungen geben, aus denen unzweifelhaft hervorgeht, daß Fieber in der Regel wichtig zur Abwehr von Infektionen ist, sie rechtfertigen noch lange keine bedingungslose Begünstigung von Fieber, beziehungsweise auch nur die routinemäßige Duldung der Fieberentwicklung bis zu ihrem natürlichen Endpunkt. Eine evolutionsbiologische Betrachtungsweise von Fieber muß sowohl die Nachteile der Fieberentwicklung als auch ihre Vorteile im Auge haben. Gäbe es keine kompensierenden Nachteile, was spräche dagegen, den menschlichen Körper bei 40 °C arbeiten zu lassen, um die Entstehung von Infektionen von vornherein zu verhindern? Doch selbst diese im Grunde gemäßigte Temperaturerhöhung kostet ihren Preis: Nährstoffreserven werden zu zwanzig Prozent rascher abgebaut, beim Mann führt sie zu vorübergehender Sterilität. Ein noch höheres Fieber kann zum Delirium, zu Krämpfen und sogar zu permanenten Gewebeschädigungen führen. Man sollte sich zudem darüber klar sein, daß kein Regulationsmechanismus sämtliche Situationen exakt im Griff haben kann. Wir würden beispielsweise erwarten, daß die Temperatur im Durchschnitt auf ein Niveau steigt, das sich nahe an der optimalen Temperatur zur Bekämpfung von Infektionen befindet, doch da die Präzision regulatorischer Mechanismen ihre Grenzen hat, steigt die Körpertemperatur gelegentlich zu hoch, in manchen Fällen allerdings auch nicht hoch genug.

Es gibt Fälle, in denen wir das Fieber werden senken wollen, obwohl wir wissen, daß wir damit die Infektion verlängern. Der Erhalt und die Verbesserung der Gesundheit ist nicht das einzige Ziel der Medizin. Wenn Barbara Bonney in der Metropolitan Opera die Nanetta im *Falstaff* zu singen hat, dann beschließt sie unter Umständen schon, ein Medikament zu nehmen, das ihren Anflug von Kehlkopfentzündung unter Kontrolle bringt, auch wenn sie damit ihre Genesung herauszögert. Die übrigen von uns entscheiden sich vielleicht nur deshalb für ein Medikament, weil sie sich während einer Erkältung etwas besser fühlen wollen, und nehmen dafür in Kauf, daß ihre Genesung langsamer verläuft.

Das Wesentliche im Hinblick auf die adaptive Bedeutung von Fieber ist, daß wir wissen sollten, was wir tun, bevor wir eingreifen. Gegenwärtig wissen wir das aber nicht. Falls es nur um Unwohlsein ginge, würden wir uns grundsätzlich dafür entscheiden, es zu beseitigen oder zu verringern. Wenn man aber mit einer Fiebersenkung die Genesung oftmals herauszögert oder die Wahrscheinlichkeit für das Entstehen von Sekundärinfektionen erhöht, dann sollten wir nur dann eingreifen, wenn der erwartete Gewinn das Risiko wert ist. Wir hoffen, daß die medizinische Forschung irgendwann genügend Beweismaterial erbracht hat, um Ärzten und Patienten die Entscheidung zu erleichtern, wann Fieber von Nutzen ist und wann nicht.

2. *Eisenentzug*

Unser Körper verfügt über einen verwandten Abwehrmechanismus, von dessen Existenz die meisten Leute nichts wissen und der von den Ärzten gelegentlich unfreiwilligerweise unterdrückt wird. Hier einige Indizien zu seiner Wirkungsweise: Bei einem Patienten mit chronischer Tuberkulose findet man einen erniedrigten Eisenspiegel im Blut. Der behandelnde Arzt kommt zu dem Schluß, daß sich durch eine Korrektur der Anämie die Widerstandskraft des Patienten verbessern lassen müsse, und verordnet ihm ein Eisenpräparat. Die Infektion verschlimmert sich. Ein anderes Beispiel: Die Männer des Zulu-Stamms trinken häufig in Eisengefäßen hergestelltes Bier und erleiden sehr oft eine schwere Leberinfektion, die durch Amöben verursacht wird. Bei den Massai erleiden dagegen weniger als zehn Prozent der Männer solche Amöbeninfektionen. Sie sind Hirten und trinken große Mengen Milch. Als man einer Gruppe von Massaimännern ein Eisenpräparat verordnete, erkrankten bald darauf 88 Prozent von ihnen an einer Amöbeninfektion. In einer anderen Studie verordneten wohlmeinende Forscher somalischen Nomaden Eisenpräparate, um deren auffällig niedrigen Eisenspiegel auszugleichen. Noch vor Ende eines Monats waren 38 Prozent der behandelten Personen an einer Infektion erkrankt, bei den unbehandelten Somalis waren es nur acht Prozent.

Und noch ein Beispiel: Eier sind ungemein nährstoffreich, aber ihre poröse Schale kann sehr leicht von Bakterien durchdrungen werden. Wie also bleiben Eier so lange frisch? Sie enthalten große Mengen Eisen, doch dieses befindet sich ausschließlich im Eigelb, das umgebende Eiweiß ist eisenfrei. Das Protein im Eiklar besteht zu 12 Prozent aus Conalbumin, einem Molekül, das in seiner Struktur Eisen sehr fest bindet und es somit möglicherweise eindringenden Bakterien vorenthält. Das Eiklar konnte also schon lange vor dem Zeitalter der Antibiotika mit Infektionen umgehen.

Das Protein der menschlichen Muttermilch besteht zu zwanzig Prozent aus Lactoferrin, einem weiteren Molekül, das dazu angelegt ist, Eisen zu binden. Kuhmilch enthält nur zwei Prozent Lactoferrin, und gestillte Babys bekommen folgerichtig weniger Infektionen als Flaschenkinder. Hohe Konzentrationen an Lactoferrin finden sich des weiteren in der Tränenflüssigkeit, im Speichel und vor allem auch in Wunden, wo ein erhöhter Säuregehalt das Molekül besonders effizient bei der Bindung von Eisen sein läßt. Die Entdecker des Conalbumins prophezeiten, daß es im Körper ein ähnliches Molekül zur Eisenbindung geben müßte. Diese Überlegungen führten zur Entdeckung des Transferrins, eines weiteren Proteins mit der Fähigkeit, Eisen sehr fest zu binden. Transferrin gibt das gebundene Eisen nur an Zellen ab, die über einen speziellen Erkennungsmarker verfügen. Bakterien haben den benötigten Code nicht und können deshalb das Eisen nicht nutzbar machen. Patienten, bei denen ein Eiweißmangel besteht, haben unter Umständen weniger als ein Zehntel der normalen Transferrinmenge. Wenn man diesen Menschen Eisenpräparate verabreicht, bevor der Körper Zeit gehabt hat, seine Transferrinreserven zu regenerieren, dann läßt das freie Eisen im Blut eine tödliche Infektion möglich werden – wie das tragische Ergebnis so manchen Versuchs, den Opfern von Hungersnöten zu helfen, gezeigt hat.

Inzwischen ist dieser Abwehrmechanismus hinlänglich bekannt. Eisen stellt für Bakterien eine lebenswichtige und nur begrenzt verfügbare Ressource dar, und die Wirte haben ein breites Spektrum von Mechanismen entwickelt, sie den Bakterien vorzuenthalten.[4] Bei einer Infektion schüttet der Körper eine Substanz aus, den sogenannten *leucocyte endogeneous mediator* (LEM), der sowohl die Körpertemperatur erhöht als auch die Verfügbarkeit von Eisen im Blut herabsetzt. Auch die Eisenabsorption im Darm ist während einer Infektion herabgesetzt. Selbst unsere Nahrungspräferenzen verändern sich. Auf dem Höhepunkt einer Grippeinfektion scheinen uns so eisenreiche Lebensmittel wie Schinken und Eier mit Sicherheit ekelerregend, uns verlangt es nach Tee und

Toast. Genau damit aber sorgen wir dafür, daß unsere Krankheitserreger kein Eisen mehr bekommen. Heute scheint uns die Technik des Aderlasses ein Beispiel früher medizinischer Unkenntnis, vielleicht aber, so Kluger, hat sie manchen Patienten durchaus geholfen, indem sie deren Eisenspiegel senkte.

Schon in den siebziger Jahren hatte sich herausgestellt, daß ein niedriger Eisenspiegel nicht nur schädlich, sondern auch nützlich sein kann, doch selbst heute noch, so stellen Kluger und seine Mitarbeiter fest, wissen nur elf Prozent der Ärzte und sechs Prozent der Apotheker, daß der Ersatz von Eisen unter Umständen für Patienten mit Infektionen auch schädlich sein kann. Zwar hatte es sich nur um eine kleine Stichprobe gehandelt, doch die Studie macht deutlich, wie schwierig es ist, so manches etablierte wissenschaftliche Faktum ins Bewußtsein der Kliniker zu rücken. Selbst führende Wissenschaftler unterlassen es gelegentlich, diesen adaptiven Mechanismus zu erwähnen. Eine kürzlich im *New England Journal of Medicine* veröffentlichte Studie[5] demonstrierte, daß Kinder mit cerebraler Malaria sich leichter erholten, wenn man sie mit einem eisenbindenden Medikament behandelte. Der Artikel beschrieb dabei jedoch nicht das natürliche körpereigene System zur Eisenbindung. Der im Laufe der Evolution entstandene Mechanismus zur Regulation der Bindung von Eisen ist nur eine sehr spezielle Illustration des allgemein gültigen Grundsatzes, daß wir Abwehrmechanismen sehr sorgsam von anderen Manifestationen einer Infektionskrankheit unterscheiden müssen und nicht übereilt den Schluß ziehen sollten, daß eine Körperreaktion schlecht angepaßt ist. Dementsprechend sollten wir sehr vorsichtig bei der Umgehung einer Abwehrreaktion sein. Kurz, wir sollten die im Laufe der Evolution gesammelte Weisheit unseres Körpers respektieren.

3. Strategien und Gegenstrategien

Doch nicht nur die Wissenschaftler im Bereich der Medizin haben es mit Konflikten zwischen Organismen zu tun. Ökologen und Verhaltensforscher beschäftigen sich von Berufs wegen mit Räuber-Beute-Beziehungen, Konkurrenzkämpfen um Paarungschancen zwischen den Männchen einer Art und vielen anderen Arten von Auseinandersetzungen. Sie sehen die evolutionsbiologische Bedeutung der von ihnen beobachteten Phänomene und verwenden Begriffe wie Strategie und Taktik, Gewinner und Verlierer und andere Begriffe, die die Nähe zum adaptionistischen Programm verraten. Dieser Ansatz hat sich für Ökologen und andere Anhänger des Darwinismus als überaus fruchtbar erwiesen. Ein ähnlicher Ansatz bei der Betrachtung von Phänomenen wie Fieber sollte

Tab. 1: Eine Klassifizierung der mit Infektionskrankheiten verbundenen Phänomene

Beobachtung	Beispiele	Begünstigt
Hygienische Maßnahmen seitens des Wirts	Töten von Moskitos, Vermeidung von Kontakten zu erkrankten Personen, Vermeidung von Kontakten mit Exkrementen	Wirt
Wirtseigene Abwehrmechanismen	Fieber, Eisenentzug, Niesen, Erbrechen, Immunantwort	Wirt
Reparatur von Schäden durch den Wirt	Geweberegeneration	Wirt
Kompensation von Schäden durch den Wirt	Geweberegeneration	Wirt
Schädigung des Wirtsgewebes durch pathogene Organismen	Zahnfäule, Leberschäden bei einer Hepatitis	keiner von beiden
Beeinträchtigung des Wirts durch den Erreger	nachlassende Kauleistung, herabgesetzte Entgiftungsfähigkeit	keiner von beiden
Überwindung wirtseigener Abwehrmechanismen	molekulare Mimikry, Antigenveränderungen	Erreger
Angriff auf wirtseigene Abwehrmechanismen	Zerstörung von weißen Blutkörperchen	Erreger
Aufnahme und Verwendung von Nährstoffen durch pathogene Organismen	Wachstum und Vermehrung von Trypanosomen	Erreger
Verbreitung des Erregers	Übertragung eines Blutparasiten durch Moskitos auf einen neuen Wirt	Erreger
Manipulation des Wirts durch einen pathogenen Organismus	heftige Niesanfälle oder Durchfall, Verhaltensänderungen	Erreger

auf einem Gebiet von so vitaler Bedeutung für uns alle ähnlich erfolgversprechend sein.

Der Wettbewerb zwischen Parasiten und ihren Wirten ist ein Krieg, jede Begleiterscheinung und jedes Symptom einer Infektion läßt sich als Strategie der einen oder anderen Partei verstehen.[6] Manche Strategien wie Fieber und Eisenmangel kommen dem Wirt (zur Verteidigung) zugute, andere nützen dem pathogenen Organismus und einige wenige sind zufällige Auswirkungen des zwischen beiden tobenden Kriegs. Natürlich sind die Strategien kein Produkt bewußten Denkens, doch sie bleiben trotzdem Strategien. Bakterien, die sich in den Körper einschleichen und vorgeben harmlos zu sein, verhalten sich wie griechische Krieger, die sich in einem Holzpferd verbergen. Wenn man die Manifestationen einer Infektion als Interessenkonflikt begreift, dann lassen sie sich ihrer funktionellen Bedeutung nach in Kategorien einordnen. Die folgende Tabelle bietet einen Überblick über diese Kategorien und gleichzeitig einen Leitfaden zur Organisation dieses Kapitels.

Wie kann ein Wirt sich vor einer Infektion schützen? Zunächst einmal kann er den Kontakt mit pathogenen Organismen meiden. Zum zweiten kann er Barrieren errichten, um den Erreger aus seinem Körper fernzuhalten, er kann auf jede Lücke im Abwehrsystem rasch reagieren und sie reparieren. Falls die Erreger den äußeren Schutzwall überwinden, so kann er jede Zelle, die sich nicht ausweisen kann, kennzeichnen und ihr den Zutritt zur Eingangspforte verweigern. Falls auch diese Verteidigungslinie überschritten wird, kann der Wirt die Zellen durchlöchern, sie vergiften und hungern lassen, kurz alles tun, um sie zum Absterben zu bringen. Und wenn das alles nichts hilft, dann kann er sie einmauern, so daß sie nicht mehr imstande sind, sich zu vermehren und auszubreiten. Wenn sie bereits Schaden angerichtet haben, kann er den Schaden reparieren. Falls er den Schaden nicht sofort reparieren kann, kann er ihn vielleicht auf irgendeine Weise kompensieren. Ein Teil der Schädigungen und der damit verbundenen Beeinträchtigungen nützt weder Wirt noch pathogenem Organismus. Sie sind – ähnlich den verrottenden Bunkern an der französischen Küste – nichts weiter als Überbleibsel einer längst vergangenen Schlacht.

Natürlich geben sich die Erreger nicht kampflos geschlagen. Unser Körper ist ihnen schließlich trotz alledem Behausung und Verpflegung. Verständlicherweise betrachten wir Viren und Bakterien als Übel, aber wie anthropozentrisch von uns! Unsere Abwehrmechanismen versuchen zu verhindern, daß die armen Streptokokken auch nur ein Mikrogramm unseres Körpergewebes ergattern, und wenn sie unsere Abwehr nicht umgehen können, müssen sie sterben. Deshalb haben pathogene Organismen Gegenstrategien für jede unserer Abwehrstrategien entwickelt. Sie finden Möglichkeiten, auf uns übertragen zu werden, und

Wege, unsere Schutzwälle zu durchbrechen. Sind sie erst einmal ins Innere gelangt, verstecken sie sich vor unseren Wachen, beuten unsere Nahrungsreserven aus, um Kopien ihrer selbst herzustellen, und finden schließlich eine Möglichkeit, diese Kopien aus unserem Körper herauszuschleusen, und anderen Opfern zuzutragen – oftmals, indem sie unsere Abwehrmechanismen zu ihrem eigenen Vorteil ausnutzen. Bevor wir uns aber den Kriegslisten widmen, mit denen pathogene Organismen unsere Maßnahmen umgehen, wollen wir unsere eigenen Verteidigungsmöglichkeiten etwas genauer beleuchten.

4. Hygiene

Der Schutz vor Gefahren ist die beste Abwehr; ausreichende Hygiene kann verhindern, daß pathogene Organismen überhaupt Fuß fassen. Der instinktive Schlag nach einer Mücke ist mehr als der Versuch, sich die kleine Unannehmlichkeit eines Mückenstichs zu ersparen. Unter Umständen schützt er uns vor einer schweren Krankheit, die durch Insekten übertragen wird. Es gibt eine lange Liste solcher Infektionen – am bekanntesten ist in diesem Zusammenhang Malaria. Ist das Jukken eines Mückenstichs bloßer Teil der Boshaftigkeit des Insekts? Vielleicht ist es nur ein zufälliges Ergebnis der Substanzen, die das Insekt einsetzt, um sicherzustellen, daß unser Blut ungehindert fließt, vielleicht ist es aber auch eine Adaptation unsererseits, die künftige Stiche verhindern soll. Stellen Sie sich vor, wie es jemandem erginge, der gar nicht merkt, wenn er von Stechmücken gestochen wird. Und stellen Sie sich vor, wie erfolgreich Stechmücken wären, wenn ihre Stiche unbemerkt verliefen.

Unser Bestreben, potentiell infizierten Personen aus dem Weg zu gehen, hat vielleicht dieselbe Bedeutung. Auf ähnliche Weise hält uns instinktiver Ekel von Fäkalien, Erbrochenem und anderen Anstekkungsgefahren fern. Unsere Angewohnheit, den Stuhlgang in Abwesenheit anderer zu erledigen, mag eine Maßnahme sein, die Infektionsübertragung auf nahe Angehörige zu verhindern, und der soziale Druck, sich solchen Praktiken zu beugen, schützt uns vor der Infektion durch andere. Die beste Abwehr vor Infektionen besteht darin, pathogenen Organismen aus dem Weg zu gehen, und die natürliche Selektion hat zahllose Mechanismen geformt, die uns helfen, unsere Distanz zu wahren.

5. Die Haut

Unsere Haut ist so etwas wie die Stadtmauer einer mittelalterlichen Stadt: eine schwer zu überwindende, schützende Barriere. Sie verhindert nicht nur den ungehinderten Zugang von Parasiten, sondern schützt uns auch vor Verletzungen durch mechanische, thermische und chemische Einwirkungen. Im Unterschied zu induzierten Verteidigungsmaßnahmen wie Fieber, die nur ergriffen werden, wenn eine spezielle Gefahr droht, ist die Haut allgegenwärtig und immer auf der Hut. Sie ist robust und sehr viel widerstandsfähiger gegenüber Verschleiß und Durchbohrungen als die inneren Organe, die sie schützt. Kleinere Infektionen hier und dort sind harmlos, denn die Haut schilfert ständig an der Oberfläche ab und wird von unten erneuert. Ein Tintenfleck am Finger ist in ein paar Tagen verschwunden, nicht weil die Tinte absorbiert oder chemisch verändert würde, sondern weil die gefärbten Zellen durch neue, von unten nachwachsende ersetzt werden. Pilze oder andere potentiell pathogene Organismen in Oberflächenzellen werden durch diese rasche Erneuerung der Epidermis ständig entfernt. Birken und Platanen scheinen dieselbe Strategie zu verfolgen.

Die Haut bietet jedoch nicht nur eine gute Abwehr im allgemeinen, sondern auch im besonderen. Körperteile, die, wie beispielsweise Fußsohlen, besonderen Schutzes bedürfen, haben schon von Geburt an eine dickere, robustere Haut. An jeder Stelle, die wiederholter Beanspruchung ausgesetzt ist – ob an unserem großen Zeh oder an den Fingern eines Cellisten –, wächst eine dickere Haut, die sogenannte Hornhaut. Diese adaptive Hautverdickung, eine induzierte Defensivmaßnahme, verringert nicht nur die Gefahr einer mechanischen Verletzung, sie verhindert auch die Entstehung von Hautrissen, durch die Krankheitserreger eindringen könnten.

Einer der nützlichsten Aspekte unseres Hygieneverhaltens trägt dazu bei, problematische Dinge von der Haut fernzuhalten. Kratzen und anderes «Fellpflege»-Verhalten entfernt äußere Parasiten, die für die meisten Menschen über den größten Teil menschlicher Geschichte hinweg – und in weniger gesegneten Gesellschaften auch heute noch – eine Quelle beträchtlichen Unbehagens und der Übertragung von Krankheiten sind. Benjamin Hart, Tierarzt an der University of California in Davis, hat gezeigt, wie wichtig die Fellpflege zur Verhütung von Krankheiten bei Tieren wirklich ist. Ein Tier, das sein Fell nicht pflegen kann, wird rasch von Flöhen, Wanzen, Läusen und Milben befallen, verliert an Gewicht und wird krank. Die gegenseitige Fellpflege bei Affen ist nicht nur Ritual, sondern auch Gesundheitsvorsorge.[7]

6. *Schmerz und Unwohlsein*

So wie ein Insektenstich uns zu defensivem Kratzen veranlaßt, stellt Schmerz eine Adaptation dar, die in Flucht und Vermeidungsverhalten mündet. Die Haut, ohnehin besonders sensibel, ist ungemein schmerzempfindlich. Wird sie beschädigt, dann ist etwas Wichtiges nicht in Ordnung, und sämtliche Aktivitäten haben zu ruhen, bis der schädliche Einfluß gestoppt ist und die Reparatur beginnen kann. Auch andere Schmerzarten können hilfreich sein. Während das diffuse Gefühl, daß das Kauen auf einer Seite durch einen entzündeten Zahn beeinträchtigt ist, dazu führt, daß man mehr mit den gesunden Zähnen auf der anderen Seite kaut, verhindert ein quälender Zahnschmerz sehr viel effizienter jeden Druck auf den kranken Zahn, der die Heilung verzögern oder möglicherweise Bakterien verbreiten könnte. Anhaltender Schmerz bei Infektionen und Verletzungen ist eine gewachsene Adaptation, denn die fortgesetzte Belastung geschädigten Gewebes steht der Wirksamkeit unserer anderen Anpassungen – der Geweberegeneration und Antikörperangriffen gegen Bakterien – im Wege. Schmerz veranlaßt uns zum Rückzug, wenn unser Körper verletzt wird, und die Erinnerung an den Schmerz lehrt uns, eine vergleichbare Situation in Zukunft zu meiden.

Die einfachste Möglichkeit, sich über die Funktion eines Organs, der Schilddrüse beispielsweise, klar zu werden, besteht darin, das Organ zu entfernen und abzuwarten, in welcher Weise die Funktionsfähigkeit des Organismus dadurch gestört wird. Die Fähigkeit zur Schmerzempfindung läßt sich nicht entfernen, sehr selten aber kommt ein Mensch ohne sie zur Welt. Ein solches schmerzfreies Leben mag erstrebenswert erscheinen, aber das ist es nicht. Jemand, der keinen Schmerz empfindet, fühlt kein Unbehagen, wenn er sehr lange in derselben Position verharrt, und der resultierende Mangel an gesundem Bewegungshunger schädigt die Blutzufuhr zu den Gelenken, die daher schon in der Pubertät schwere Abnutzungserscheinungen zeigen. Die meisten Menschen ohne Schmerzempfinden sterben vor dem dreißigsten Lebensjahr.[8]

Generalisierter Schmerz oder einfach nur das Gefühl, schlecht drauf zu sein (im medizinischen Sprachgebrauch als allgemeines Unwohlsein bezeichnet), sind ebenfalls adaptiv. Sie veranlassen uns zu allgemeiner Inaktivität, nicht nur zum bloßen Schonen der betroffenen Körperteile. Dieses adaptive Verhalten findet allgemeine Anerkennung in der Erkenntnis, daß es im Krankheitsfalle gescheiter ist, im Bett zu bleiben. Ruhe fördert höchstwahrscheinlich auch die Effizienz immunologischer Abwehrsysteme, die Regeneration von geschädigtem Gewebe und andere wirtsspezifische Anpassungen. Medikamente, deren Wirkung lediglich darin besteht, daß ein kranker Patient sich weniger krank fühlt, beeinträchtigen diese Maßnahmen. Das ist in Ordnung, wenn ein Patient über die Risiken im Bilde und sich dessen bewußt ist, daß er in Wirklichkeit kränker ist als er sich fühlt und sich deshalb besonders schonen sollte. Doch im anderen Falle kann ein durch Medikamente erzeugtes Gefühl von Wohlbefinden ein Aktivitätsniveau zur Folge haben, das die adaptiven Abwehr- und Regenerationsreaktionen beeinträchtigt.

7. Defensive «Entsorgungsreaktionen»

Der Körper braucht Öffnungen zum Atmen, zur Nahrungsaufnahme, zur Ausscheidung von Abbauprodukten und zur Fortpflanzung. Jede dieser Öffnungen bietet pathogenen Organismen einen Invasionsweg, und jede ist deshalb mit bestimmten Verteidigungsmaßnahmen gerüstet. Das beständige Spülen des Mundraums mit Speichel läßt Krankheitserreger absterben und spült andere fort, so daß sie von den Säuren und Enzymen des Magens zerstört werden können.[9] Die Augen werden mit Tränen, einer Flüssigkeit voll schützender Chemikalien gespült,[10] die Atemwege durch antikörper- und enzymreiche Sekrete, die fortwährend zur Kehle hinaufbefördert und dann hinuntergeschluckt werden, so daß Eindringlinge zerstört werden, das körpereigene Sekretprotein hingegen wiederverwertet werden kann. Die Ohren scheiden antibakterielles Wachs aus. Auswüchse in der Nase, die Nasenmuscheln, bilden eine große Oberfläche, die eingeatmete Luft erwärmt und befeuchtet und pathogene Organismen aus ihr herausfiltert. Wer durch den Mund atmet, kommt nicht in den vollen Genuß dieser Maßnahmen und ist daher anfälliger für Infektionen. Nase und Ohren sind mit strategisch günstig angeordneten Haaren ausgekleidet, um Insekten fernzuhalten.

Die Schutzsysteme jeder Körperöffnung können bei Gefahr rasch verstärkt werden. Die Reizung der Nase im Laufe einer Virusinfektion setzt solche Schleimmengen frei, daß man Großpackungen von Papiertaschentüchern verbraucht. Jahr für Jahr verwenden Millionen von Menschen Nasensprays, um diese sinnvolle Reaktion zu hemmen, doch es gibt bemerkenswert wenige Studien, die danach fragen, ob die Verwendung solcher Mittel die Genesung verzögert. Falls dies nicht in nennenswerter Weise geschieht – wie aus den spärlichen uns derzeit zur Verfügung stehenden Daten hervorgeht,[11] dann hätten wir mit unserer laufenden Nase kein Beispiel für einen Abwehrmechanismus vor uns, sondern ein Beispiel dafür, daß ein pathogener Organismus die Physiologie des Wirts manipuliert, um die eigene Ausbreitung zu fördern. Niesen ist mit großer Sicherheit eine Anpassung, doch nicht jeder Nieser muß adaptiv für den Niesenden sein. Ein Teil dieser Reaktion ist vielleicht eine Adaptation, die Viren sich zu ihrer Ausbreitung zunutze machen.

Reizungen in den tieferen Atemwegen führen zu Husten. Husten wird durch einen ausgeklügelten Mechanismus möglich, zu dem unter anderem die Erkennung von Fremdmaterial, die Verarbeitung dieser Information durch das Gehirn, die Stimulierung des Hustenzentrums im verlängerten Mark des Hirnstamms und schließlich die Koordination der Muskelkontraktionen in Brust, Zwerchfell und den Bronchien des Atemtrakts gehören. Die Innenwände all dieser Bläschen sind mit winzigen Härchen, sogenannten Cilien, besetzt, die in einem steten Rhythmus schlagen und den mit pathogenen Organismen bestückten Schleim aufwärts befördern. Der Harnweg wird durch regelmäßiges Spülen von Krankheitserregern und von den Oberflächenzellen der ihn auskleidenden Zellschicht befreit, die ebenso wie die Haut ständig abschilfert. Sind Blase oder Harnröhre infiziert, so kommt es verständlicherweise zu häufigerem Wasserlassen.

Das Verdauungssystem hat seine eigenen ganz besonderen Abwehrmechanismen. Bakterieller Abbau und Pilzbefall verursachen einen abstoßenden Geruch, wobei die Abneigung gegen diesen Geruch eine Anpassung unsererseits ist, die uns davon abhält, übelriechende Dinge in den Mund zu stecken. Wenn wir bei etwas, das sich im Mund befindet, feststellen, daß es schlecht schmeckt, so spucken wir es aus. Geschmacksrezeptoren erkennen bittere Substanzen, bei denen eine große Wahrscheinlichkeit besteht, daß diese giftig sein könnten. Bei Dingen, die wir heruntergeschluckt haben, treten im Magen Rezeptoren in Aktion, die auf Gifte ansprechen – insbesondere auf solche, die von Bakterien des Gastrointestinaltrakts produziert werden. Geraten absorbierte Toxine in den Blutkreislauf, passieren sie eine bestimmte Zellgruppe im Gehirn, die einzigen Gehirnzellen, die mit Blut direkt in Kontakt kommen. Erkennen diese Zellen ein Toxin, so stimulieren sie die Steuereinheit für Chemorezeptoren im Gehirn, die dann zunächst Übelkeit und danach Erbrechen auslösen. Aus diesem Grunde erregen so viele Medikamente Übelkeit – insbesondere jene toxischen Präparate, die man zur Chemotherapie bei Krebs einsetzt.

Zirkulierende Toxine stammen nahezu immer aus dem Mageninhalt, es ist daher leicht einzusehen, weshalb Erbrechen nützlich ist: Es scheidet das Toxin aus, bevor mehr davon absorbiert wird. Wie steht es mit der Übelkeit? Übelkeit hält uns davon ab, mehr von der toxischen Substanz zu uns zu nehmen, und die Erinnerung daran wird uns auch in Zukunft davor bewahren, Ähnliches in Erwägung zu ziehen. Eine einzige Erfahrung von Übelkeit und Erbrechen nach der Aufnahme eines bislang unbekannten Futters bringt Ratten dazu, dieses über Monate hinweg zu meiden. Menschen meiden es unter Umständen jahrelang.[12] Dieser bemerkenswert starke Lerneffekt, der sich auf ein einmaliges Ereignis gründet, wurde von dem Psychologen Martin Seligmann als «Sauce bearnaise-Syndrom» bezeichnet, nachdem ihm dessen Bedeutung angesichts des unziemlichen Verlusts einer Gourmetmahlzeit aufgegangen war. Warum ist der Körper nach einem einzigen Kontakt mit einem krankheitserregenden Nahrungsmittel zu solch starken Assoziationen fähig? Stellen Sie sich einen Augenblick lang vor, wie es jemandem erginge, der das toxische Nahrungsmittel wiederholt zu sich nähme.

Das andere Ende des Verdauungsapparats hat seinen eigenen Defensivmechanismus, den Durchfall. Verständlicherweise besteht bei einem Patienten der Wunsch, den Durchfall rasch zu beenden, doch wenn man das erreichen will, indem man den Abwehrmechanismus blockiert, dann bleibt dies mit großer Sicherheit nicht ungestraft. H. L. DuPont und Richard Hornick, Experten für Infektionskrankheiten an der University of Texas, kamen zu genau diesem Ergebnis. Sie infizierten fünfundzwanzig Freiwillige mit *Shigella*, einem Bakterium, das schweren Durchfall verursacht. Versuchspersonen, die man mit Medikamenten gegen Durchfall behandelt hatte, litten doppelt solange unter Fieber und blieben doppelt so lange infektiös wie der Rest der Patienten. Bei fünf von sechs der mit einem Antidiarrhoicum behandelten Patienten fand man weiterhin *Shigella* im Stuhl, bei den unbehandelten Patienten waren es nur zwei. Die Wissenschaftler kamen zu dem Schluß, daß «das Medikament möglicherweise kontraindiziert ist und daß Durchfall unter Umständen einen Abwehrmechanismus repräsentiert».[13] Der Verbraucher wird zweifellos wissen wollen, wann er bei einem gewöhnlichen Durchfall ein Medikament nehmen sollte und wann nicht, doch bislang liegen hierzu nicht genug Forschungsergebnisse vor. Es gibt Dutzende von Untersuchungen zu Nebenwirkungen, Sicherheit und Effizienz von Medikamenten gegen Durchfall, doch nur sehr wenige davon setzen sich mit den Folgen des Haupteffekts auseinander – der Blockade eines normalen Abwehrmechanismus.

Unser Reproduktionsapparat macht eine weitere Körperöffnung nötig. Bei Männern ist diese mit der des Harnwegs identisch und erfüllt somit eine doppelte Aufgabe. Frauen besitzen eine zusätzliche Körperöffnung, die in bezug auf die Infektionsabwehr ein besonderes Problem darstellt. Zwar setzt der weibliche Genitaltrakt viele verschiedene Schutzmechanismen ein – den Zervikalschleim und dessen antibakterielle Eigenschaften beispielsweise –, doch ein weiterer Aspekt wird häufig unterbewertet: der stete Auswärtsstrom von Sekret, durch den Bakterien und Viren der Zugang erschwert wird. Diese Sekrete fließen unablässig aus der Bauchhöhle über Eierstöcke, Gebärmutter, Gebärmutterhals und Vagina nach außen. Zu dieser steten Flußabwärtsbewegung gibt es nur eine nennenswerte Ausnahme: Spermien schwimmen flußaufwärts. Von der Vagina durch den Uterus zu den Eierstöcken und in die Beckenregion. Ungewöhnlich klein im Vergleich zu menschlichen Zellen sind Spermien doch im Vergleich zu Bakterien relativ groß. Potentiell pathogene Organismen können sich an Spermienzellen anheften und sich so von außen bis tief in das Genitalsystem einer Frau transportieren lassen.

Die Gefahr durch Spermien übertragener pathogener Organismen wurde erst vor kurzem erkannt. Die Biologin Margie Profet stellte fest, daß die Menstruation beträchtliche Nachteile mit sich bringt und argumentierte deshalb, daß es dafür einen kompensatorischen Vorteil geben muß. Bei der eingehenden Betrachtung aller Hinweise kam sie zu dem Schluß, daß viele Aspekte der Menstruation den Anschein erwecken, als sei diese zur effizienten Abwehr gegen Infektionen des Genitalsystems entstanden. Derselbe infektionshemmende Vorteil, der sich aus dem Abschilfern der obersten Hautzellen ergibt, läßt sich auch durch periodisches Abstoßen der Uterusschleimhaut erreichen. Gestützt wird diese Überlegung durch Hinweise, denen zufolge sich das Menstruationsblut vom zirkulierenden Blut unterscheidet: Es ist effizienter im Hinblick auf die Zerstörung pathogener Organismen und hält den Verlust von Nahrungsstoffen minimal. Aus Untersuchungen zur Menstruation bei anderen Säugern weiß man, daß die Blutungen bei jeder Art unterschiedlich stark ablaufen, sie könnten demnach genau dem jeweiligen Infektionsrisiko durch von Spermien übertragene pathogene Organismen entsprechen. Bei Arten, deren Sexualverhalten auf zeitlich weit voneinander getrennte Fruchtbarkeitsperioden beschränkt ist, bestünde somit eine geringere Gefahr. Die kontinuierliche Attraktivität und Empfängnisbereitschaft bei Frauen stehen allerdings mit dem Ovulationszyklus so gut wie überhaupt nicht in Zusammenhang. Dieser außergewöhnlich hohe Grad an sexueller Aktivität beim Menschen mag seine Vorzüge haben, wie wir in Kapitel 13 noch sehen werden, doch er erhöht das Infektionsrisiko beträchtlich. Möglicherweise ist dieses Risiko die Ursache dafür, daß die Menstruationsausscheidungen beim Menschen im Vergleich zu anderen Säugern ungewöhnlich massiv sind.

Wir haben bereits ein paarmal erwähnt, daß evolutionsbiologische Hypothesen geprüft werden können und müssen. Beverly Strassmann hat ihre Einwände gegen die Hypothese, daß die Menstruation vor Infektionen schütze. Sie gibt zu bedenken, daß die pathogene Belastung des Reproduktionsapparats vor und nach der Menstruation dieselbe ist, daß sich im Falle einer Infektion die Menstruation nicht verstärkt und daß es keine konsistente Beziehung gibt zwischen der Spermienmenge, der die Weibchen einer Art ausgesetzt sind, und der Stärke der Menstruationsblutungen. Sie schlägt als alternative Erklärung vor, daß der Grad an Abstoßung und Resorption der Uterusschleimhaut einen Bezug zu den metabolischen Kosten hierfür hat, und sie untermauert ihre Hypothese mit Vergleichen zwischen verschiedenen Arten und der Beziehung zwischen der Menstruation und dem Körpergewicht von Weibchen und ausgetragener Nachkommenschaft. Hier ist also das letzte Wort offenbar noch nicht gesprochen.[14]

8. Angriffsmechanismen gegen Eindringlinge

Wirbeltiere im allgemeinen und Säuger im besonderen verfügen über eine erstaunlich effiziente immunologische Abwehr, die im Grunde nichts anderes ist als ein System sorgsam zielgerichteter chemischer Kriegführung.[15] Zellen, sogenannte Makrophagen, zirkulieren unablässig im Körper und spüren jedes fremde Protein auf, ob dieses nun von einem Bakterium stammt, von einer kleinen Verschmutzung auf der Haut oder von einer Krebszelle. Wenn sie einen solchen Eindringling aufspüren, transferieren sie ihn an eine Helfer-T-Zelle weiter, die dann dasjenige weiße Blutkörperchen findet und stimuliert, das in der Lage ist, ein Protein, den sogenannten *Antikörper*, herzustellen, der ganz spezifisch an dieses Fremdprotein (das *Antigen*) bindet. Antikörper, die an Antigene auf der Oberfläche von Bakterien binden, beeinträchtigen die Bakterien einerseits durch ihre Anwesenheit, zum anderen markieren sie sie, so daß spezialisierte größere Zellen diese angreifen können. Bleiben Antigene länger im Körper, wie dies während einer länger anhaltenden bakteriellen Infektion der Fall ist, so wird dadurch die Produktion von immer mehr Zellen stimuliert, die diesen speziellen Antikörper herstellen, und die Bakterien werden so mit stetig zunehmender Effizienz zerstört. Alles, was als ordnungsgemäß funktionierender Bestandteil des Körpers erkannt wird, bleibt verschont. Alles andere – Krankheitserreger, Tumorgewebe, aus anderen Organismen transplantierte Organe – wird angegriffen.

Wie erkennt der Körper Zellen als seine eigenen? Jede Zelle trägt auf ihrer Oberfläche ein Molekülmuster, den sogenannten Haupt-Histokompatibilitätskomplex MHC (so benannt nach der englischen Bezeichnung *major histocompatibility complex*) –, das ist so etwas Ähnliches wie ein gültiger Firmenausweis. Zellen mit gültigem MHC läßt man in Ruhe, wer jedoch einen fremden oder gar keinen MHC bei sich hat, der wird angegriffen. Interessanterweise transportieren Zellen im Falle einer Infektion Protein des Eindringlings zum MHC, der dieses dann bindet und auf der Zelloberfläche präsentiert. Die betreffenden Zellen werden damit – genau wie jemand mit einem offensichtlich falschen Ausweis – zum bevorzugten Ziel für die Killerzellen des Immunsystems. Das Adenovirus, eine sehr häufige Ursache für Halsschmerzen, hat eine Möglichkeit gefunden, diesen Abwehrmechanismus zu umgehen. Es stellt ein Protein her, das die Fähigkeit der Zelle unterbindet, Fremdproteine zum MHC zu transportieren und somit die infizierte Zelle daran hindert, anderen zu signalisieren, daß sie unterwandert wurde.

Die Funktionsweise des MHC-Systems ist ein gutes Beispiel für Altruismus im biologischen Sinne. Eine infizierte Zelle erklärt sich «freiwillig» bereit, sich zum Wohle des übrigen Körpers zerstören zu lassen. Das ist so, als würde ein von der Pest befallener Soldat seine Kameraden bitten, ihn zu töten, bevor er sie anstecken kann. Diese Analogie hinkt jedoch an einem entscheidenden Punkt. Die Kameraden der Zelle besitzen allesamt dieselbe genetische Identität und ihre einzige Chance, die eigenen Gene weitergeben zu können, besteht im Überleben des gesamten Organismus. Soldaten aber teilen ihren Unterstand nur selten mit einem eineiigen Zwilling und erklären sich daher verständlicherweise weniger leicht freiwillig zur eigenen Exekution bereit.

Die Waffen des Immunsystems sind in der Tat furchterregend. Zu ihnen gehören allgemeine Entzündungsreaktionen, verschiedene Arten von Antikörpern – die jeweils auf bestimmte Arten von Gegnern spezialisiert sind – und eine Reihe von Chemikalien (das Komplementsystem), von denen fünf Substanzen ihre Zielzellen angreifen, Löcher in deren Membran bohren und sie verdauen. Trotz dieses Waffenarsenals können manche Eindringlinge dennoch überleben. Wenn sich ein Klumpen Bakterien weder herausschleusen noch zerstören läßt, dann gibt es noch die Möglichkeit, ihn mit einer Membran zu umschließen, die ihn von anderen Zellen fernhält. Das beste Beispiel hierfür sind die Tuberkeln, jene Einschlüsse, die der Tuberkulose ihren Namen gegeben haben. Analoge Reaktionen wie die Abkapselung von Rundwürmern und anderen vielzelligen Parasiten haben über weite Teile der menschlichen Evolution hinweg eine wichtige Rolle gespielt.

9. Schäden und Reparaturen

Im Wettstreit mit ihrem Wirt müssen pathogene Organismen ihren Wirt unablässig bestehlen, um ihre eigene Ernährung sicherzustellen.[16] Verschiedene Bakterien sowie jene Protozoen, die für die Entstehung von Amöbenruhr verantwortlich sind, schütten Enzyme aus, die das umliegende Wirtsgewebe verdauen, und absorbieren dann die Verdauungsprodukte. Andere Parasiten fressen sich buchstäblich durch Wirtsgewebe hindurch – Filarien beispielsweise, die sich im vorderen Teil der

Bindehaut des Auges ansiedeln, oder die Larven eines anderen Wurms namens *Angiostrongylus cantonensis*, die sich durch Hirngewebe graben. Beide verteidigen sich mit entzündungshemmenden Sekreten. Wieder andere wie die Trypanosomen, eine Protozoengruppe, deren Vertreter unter anderem die afrikanische Schlafkrankheit verursachen, leben im Blut und absorbieren ihre Nährstoffe direkt aus dem Plasma. Mit welchen Mitteln sie auch immer vorgehen, Parasiten sichern sich ihre Ressourcen aus den Vorräten des Wirts und setzen sie ein, um ihr eigenes Gedeihen, ihr Wachstum und ihre Reproduktionsfähigkeit zu unterhalten.

Nun schädigt ein Parasit durch dieses Vorgehen zunächst einmal den Wirt, doch diese Schädigung ist keine Adaptation des Parasiten. Einem Bandwurm erwächst überhaupt kein Vorteil daraus, wenn sein Wirt unterernährt ist. Ein Malariaerreger hat überhaupt nichts davon, wenn er die Blutzellen seines Wirts zerstört (es sei denn, er setzt damit Eisen frei, das er selbst verwenden kann). Meistens ist das Gegenteil der Fall. Überleben und Wohlergehen des Parasiten hängen in hohem Maße vom Überleben des Wirts und von dessen Fähigkeit ab, ihm Nahrung und Unterschlupf zu gewähren. Ein solcher sekundär entstehender Schaden ist daher als ein Kostenfaktor für beide zu betrachten – für Wirt und Parasit.

Diese Kosten können in einer allgemeinen Reduktion der Wirtsressourcen bestehen oder auch in einer lokalisierten Zerstörung. Bakterien, die den Knochen unterhalb einer Zahnwurzel angreifen, führen zu strukturellen Schäden und möglicherweise zum Verlust des Zahns. Bakterien, die Gonorrhö verursachen, können Bindegewebe und Knorpel von Gelenken zerstören und damit deren Funktion beeinträchtigen. Hepatitisviren können beträchtliche Teile der Leber zerstören, so daß sämtliche Leberfunktionen, unter anderem die Entfernung von Giften aus dem Blut, in ihrer Effizienz beeinträchtigt werden. Solche Funktionsstörungen sind die Nebenwirkungen pathogener Adaptationen. Bakterien haben nichts davon, wenn ihr Wirt weniger gut kauen oder weniger schnell laufen kann.

Es ist wichtig, daß man bei seinen Überlegungen den Schaden selbst von den durch ihn entstehenden funktionellen Konsequenzen trennt. Der Schaden führt zu einer Beeinträchtigung, die ihrerseits Ursache für eine weitere Wirtsadaptation sein kann, man bezeichnet dies als kompensatorische Anpassung (Reaktion). Hierfür gibt es viele Beispiele, von denen einige sehr viel subtiler sind als beispielsweise das Kauen auf der anderen Seite bei Zahnschmerzen. Wenn zum Beispiel eine durch Krankheit geschädigte Lunge weniger effizient bei der Sauerstoffversorgung des Bluts wird, dann läßt sich das zum Teil kompensieren, indem die Hämoglobinkonzentration im Blut erhöht wird.[17] Der Körper verfügt über Mechanismen, den Sauerstoffgehalt des Bluts zu überwachen. Ist dieser zu gering – vielleicht weil man in großer Höhe lebt oder weil die Lunge geschädigt ist –, dann stellt der Körper mehr Erythropoietin her, ein Hormon, das die Produktion von zusätzlichen roten Blutkörperchen stimuliert.

Eine andere Wirtsreaktion besteht natürlich in der Reparatur des entstandenen Schadens. Die natürliche Selektion hat die Fähigkeit geformt, verschiedene Gewebe zu regenerieren, wobei sich diese Fähigkeit danach richtet, welchen Nutzen man von ihr normalerweise zu erwarten hat. Die Haut, erste Abwehrlinie gegen pathogene Organismen und Verletzungen, wird häufig beschädigt. Sie regeneriert erwartungsgemäß sehr rasch und stellt ihre schützenden Fähigkeiten schnell wieder her. Andere rasch regenerierende Strukturen sind die Darmschleimhaut und die Epithelien von Organen wie der Leber, bei denen eine offene Verbindung zum Darm und somit zur Außenwelt mit ihren infektiösen Agentien besteht. Herz und Gehirn sind für die meisten pathogenen Organismen weniger leicht zu erreichen. Falls sie dennoch Zugang zu diesen beiden Organen erlangen, so ist dies zumeist ohnehin tödlich, regenerative Fähigkeiten wären hier also selten von Nutzen.

10. Wie der krankmachende Organismus die Wirtsabwehr umgeht

Bisher haben wir nur eine einzige Anpassung pathogener Organismen betrachtet, und zwar die Fähigkeit, sich im Körper des Wirts zu ernähren. Wir können jedoch davon ausgehen, daß ein pathogener Organismus darüber hinaus auch Möglichkeiten entwickelt hat, sich zu schützen, wenn der Wirt versucht, ihn zu zerstören, nach außen zu befördern oder ruhigzustellen. Wir wollen uns nun solchen Mechanismen zur Umgehung der wirtseigenen Abwehr widmen.[18]

Der erste Trick besteht bei vielen Parsiten darin, sich, sobald sie in den Körper hinein gelangt sind, Zutritt zu Zellen zu verschaffen. Manche Eindringlinge erreichen dies, indem sie ähnlich wie ein Hausierer zunächst einmal etwas ganz anderes anzubieten scheinen. Das Tollwut-Virus bindet an Acetycholinrezeptoren als sei es ein nützlicher Neurotransmitter; das Kuhpockenvirus bindet wie ein Hormon an Rezeptoren für den epidermalen Wachstumsfaktor, und das Epstein-Barr-Virus (der Erreger des Pfeifferschen Drüsenfiebers) an einen C4-Rezeptor. Das Rhinovirus, der gewöhnliche Grund für Erkältungen, bindet an das interzelluläre Adhäsionsmolekül ICAM auf der Zelloberfläche von Lymphozyten der Atemwege. Das ist außerordentlich geschickt, denn ein Angriff auf die Lymphozyten setzt Chemikalien frei, die die Zahl der ICAM-Bindungsstellen erhöhen und so immer mehr Gelegenheiten schaffen, durch die das Virus in die Zellen gelangen kann.

Ein weiterer Kunstgriff besteht darin, sich dem Immunsystem zu entziehen. *Trypanosoma*, der Erreger der Schlafkrankheit, vollbringt dies, indem er seine Verkleidungen sehr rasch wechselt. Der menschliche Körper braucht ungefähr zehn Tage, um genügend Antikörper zur Kontrolle der Trypanosomen herzustellen. Am neunten Tag aber ändert *Trypanosoma* seine Erscheinung, indem es eine völlig neue Schicht von Oberflächenproteinen präsentiert, und entrinnt so immer wieder dem Angriff der Antikörper. Trypanosomen verfügen über Gene für über tausend verschiedene Antigenmäntel und können auf diese Weise über Jahre hinweg in ihrem menschlichen Wirt existieren – dem Immunsystem immer einen Schritt voraus. Zwei andere relativ häufige Bakterien bedienen sich ganz ähnlicher Strategien. *Haemophilus influenzae*, ein weit verbreiteter Erreger von Meningitis und Ohrinfektionen, und *Neisseria gonorrhoeae*, der Erreger der Gonorrhö, verfügen beide über scheinbare Fehler im genetischen System, das ihre Oberflächenproteine herstellen sollte. Diese scheinbaren Fehler aber sind sehr nützlich, denn durch die entstehende Variabilität wird es schwierig für unser Immunsystem, diesen statistischen Veränderungen nachzukommen.

Malariaparasiten haben besondere Oberflächenproteine, die es ihnen erlauben, sich an die Innenwände von Blutgefäßen anzuheften, und somit verhindern, daß sie zur Milz befördert werden, wo sie aus dem Blut herausgefiltert und getötet würden. Die Gene, die für diese Anheftungsproteine den Malariaparasiten kodieren, mutieren mit einer Geschwindigkeit von zwei Prozent pro Generation, gerade rasch genug, um zu verhindern, daß das Immunsystem sich auf den Organismus einstellen kann. Pneumokokken – Bakterien, die Lungenentzündung verursachen – haben einen anderen Trick, das Immunsystem zu umgehen. Sie tragen auf ihrer Oberfläche «glitschige» Polysaccharide, derentwegen die weißen Blutkörperchen sie nicht «zu fassen» bekommen. Der Körper reagiert darauf, indem er seinerseits Substanzen produziert, die sogenannten Opsonine, die an den Mikroorganismen so etwas Ähnliches wie Griffe bilden, an denen sich die Antikörper nun festhalten können.

Eine weitere häufige Form der Umgehung der wirtseigenen Abwehr ist das chemische Analogon einer Verkleidung, die ein Spion hinter den feindlichen Linien anlegen würde. Die Oberflächenchemie mancher Bakterien und Würmer ähnelt der menschlichen in einem solchen Maße, daß der Wirt Probleme hat, diese als fremd zu erkennen (aus diesem Grunde greifen Antikörper manchmal außer den Eindringling auch wirtseigene Zellen an). Streptokokken, seit eh und je Begleiter des Menschen, sind mit diesem Trick besonders gut vertraut. Die Antikörper gegen manche Streptokokkenstämme verursachen rheumatisches

Fieber, bei dem sich die Antikörper eines Patienten gegen dessen eigene Gelenke und gegen sein Herz richten.[19] Ähnliche Antikörper greifen Nervenzellen in den Basalganglien des Gehirns an und lösen damit die Sydenham-Chorea mit ihren typischen unkontrollierten Muskelzukkungen aus. Interessanterweise haben manche Patienten mit Zwangsneurosen – psychischen Störungen, die sich unter anderem in übermäßig häufigem Händewaschen und der Angst äußern, jemand anderem versehentlich zu schaden – in ihrer Jugend unter Sydenham-Chorea gelitten.[20] Inzwischen mehren sich die Hinweise, daß die an der Entstehung von Zwangsneurosen beteiligten Hirnbereiche sehr nahe an den durch die Sydenham-Chorea geschädigten Bereichen liegen. Manche Fälle von Zwangsneurosen entstehen also möglicherweise aus dem Wettrüsten zwischen Streptokokken und dem Immunsystem.

Chlamydien, die derzeit häufigste Ursache für Geschlechtskrankheiten, tun dasselbe wie ein Täter, der sich auf der Polizeistation versteckt. Sie verschaffen sich Zutritt zu weißen Blutkörperchen und errichten dann eine Mauer um sich herum, die verhindert, daß sie verdaut werden. Leberegel der Art *Schistosoma mansoni* gehen sogar noch einen Schritt weiter und stehlen obendrein die Polizeiuniformen. Diese Parasiten bilden in Asien eine besorgniserregende Quelle von Leberinfektionen. Sie bemächtigen sich der Blutgruppenantigene und können sich so in unserem Immunsystem wie körpereigene Blutkörperchen bewegen.

11. *Angriffe auf das wirtseigene Abwehrsystem*

Pathogene Organismen versuchen aber nicht nur, sich vor dem Waffenarsenal des Wirts zu schützen, sondern sie verfügen auch ihrerseits über zerstörerische Waffen. Das Bakterium, das die geläufigsten Hautinfektionen hervorruft, *Staphylococcus aureus*, scheidet ein Neuropeptid aus, das die Wirkung des sogenannten Hageman-Faktors (Faktor XII) blokkiert. Bakterien, die nicht imstande sind, dieses Peptid auszuschütten, können keine Infektion hervorrufen. Sogar die ganz gewöhnlichen Streptokokken, denen so viele Menschen ihre Halsschmerzen verdanken, stellen eine Substanz her, die weiße Blutkörperchen zum Absterben bringt, das sogenannte *Streptolysin O*. Das für Kuhpocken verantwortliche Vaccinia-Virus produziert ein Protein, das das Komplementsystem blockiert, wir erwähnten bereits, was für ein wichtiger wirtseigener Abwehrmechanismus dieses System ist. Warum greift das Komplementsystem nicht unsere eigenen Zellen an? Teilweise deshalb, weil unsere Zellen mit Sialinsäure beschichtet sind, einer Substanz, die sie vor dem Angriff durch das Komplementsystem schützt. Und natürlich gibt es auch hier wieder bestimmte Bakterien, in diesem Falle der

K1-Stamm des weit verbreiteten *E.coli* (eines Bestandteils unserer Darmflora), die in der Lage sind, sich ebenfalls mit Sialinsäure zu umgeben und sich so vor dem Komplementsystem zu schützen.

Bei der Infektion mit bestimmten Bakterien besteht die Gefahr eines Schocks, eines raschen Absinken des Blutdrucks, was nicht selten tödlich verläuft. Dieser Schock wird verursacht durch von den Bakterien gebildete Lipopolysaccharide (LPS). Auf den ersten Blick mag es so scheinen, als handle es sich bei den Lipopolysacchariden um Toxine, die von Bakterien hergestellt werden, um uns zu schaden, doch wie der Forscher Edmund LeGrand zu bedenken gibt, ist das eher unwahrscheinlich, denn LPS sind ein in dieser ganzen Bakteriengruppe vorhandener, essentieller Zellwandbestandteil. Der Wirt erkennt diesen verläßlichen Hinweis auf eine gefährliche Infektion und reagiert dementsprechend heftig. Hier haben wir ein Beispiel für eine Defensivwaffe, die sich gegen ihren Träger richten kann.[21]

Das AIDS verursachende HIV-Virus (so benannt nach der englischen Bezeichnung *human immunodeficiency virus*) versteckt sich in den Helfer-T-Zellen, die das Immunsystem auf Antigene aufmerksam machen. Diese Zellen tragen auf ihrer Oberfläche ein Protein mit der Bezeichnung CD4, an das HIV bindet, um sich Zugang zu den Zellen zu verschaffen. Das entsprechende Protein auf dem HIV-Virus sollte dieses eigentlich verwundbar für einen Angriff durch das Immunsystem machen, doch es ist in tiefen Einfaltungen der Viruswand verborgen. Dadurch, daß HIV T-Helferzellen abtötet, macht es sein Opfer immer anfälliger für weitere Infektionen beziehungsweise für die Entstehung von Tumoren und läßt die Betroffenen schließlich an diesen Erkrankungen sterben.[22]

12. Andere Anpassungen seitens der krankmachenden Organismen

Übrig bleiben zwei Kategorien von Adaptationen pathogener Organismen, die eng miteinander verknüpft sind. Gleichgültig wie gut ein pathogener Organismus in seinem Wirt überlebt und sich vermehrt, er ist auf einen Verbreitungsmechanismus angewiesen, der ihn selbst oder seine Nachkommen in andere Wirte bringt. Für externe Parasiten ist das unter Umständen recht einfach. Läuse und Flechten verursachende Pilze beispielsweise werden durch direkten Kontakt leicht von einer Person zur anderen übertragen. Interne Parasiten stehen da vor einem größeren Problem. Erreger, die regelmäßig auf die Haut gelangen können, haben die Chance, mit anderen anfälligen Wirtsorganismen in Kontakt zu kommen. Grippeviren und Darmbakterien können auf Hände oder andere Körperoberflächen gelangen und durch Händeschütteln oder intimen Körperkontakt weitergegeben werden.

Daß Mikroorganismen im Blut auf diese Weise Verbreitung erlangen, ist dagegen höchst unwahrscheinlich. Viele von ihnen können nur mit Hilfe stechender Insekten oder anderer Transportvehikel (Vektoren) übertragen werden. Ein wohlbekanntes Beispiel hierfür ist Malaria. Bei ungefähr zehn Malariaparasiten im Verbreitungsstadium (sogenannten *Gametocyten*) pro Milligramm Blut nimmt eine Stechmücke, die drei Milligramm Blut saugt, etwa dreißig Gametocyten auf. Der nächste Punkt auf der Tagesordnung besteht darin, daß die Mücke die nahrhafte Blutmahlzeit in Eier investiert, die sie befruchten läßt und in einer für die Entwicklung der Eier günstigen Umgebung ablegt. Unterdessen sind die durch sexuelle Vermehrung entstandenen Nachkommen des Malariaerregers *Plasmodium* in die Speicheldrüsen der Stechmücken gewandert. Dort wandeln sie sich wieder in ihr infektiöses Stadium um und verharren in der Flüssigkeit, die das Insekt bei seiner nächsten Blutmahlzeit verwendet, um die Blutgerinnung zu verhindern. Auf diese Weise injiziert die Stechmücke die Plasmodien beim nächsten Stich automatisch in ihr nächstes Opfer. Es gibt eine enorme Vielfalt an Insekten und anderen Organismen, die als Krankheitsüberträger beim Menschen wirken können.

Eine weitere parasitische Adaptation läuft unter dem technischen Oberbegriff *Wirtsmanipulation*. Durch subtile chemische Einflüsse kann ein Parasit eine teilweise Kontrolle über die Maschinerie des Wirtskörpers erlangen und diese dazu veranlassen, eher die Interessen des Parasiten wahrzunehmen als die des Wirts. Hierzu gibt es jede Menge kurioser Beispiele aus allen möglichen Tiergruppen. Das Tabakmosaikvirus veranlaßt seinen Wirt dazu, die Poren zwischen benachbarten Zellen soweit zu vergrößern, daß Viruspartikel hindurchpassen und andere Zellen infizieren können.[23] Eine parasitische Wurmart wechselt in verschiedenen Lebensstadien zwischen Ameisen und Schafen (so wie Malariaparasiten zwischen Wirbeltieren und Stechmücken wechseln). Dieser Wurm gelangt auf höchst raffinierte Weise aus der Ameise ins Schaf, denn er dringt in bestimmte Teile des Nervensystems der Ameise ein und bringt die Ameise so dazu, bis an die Spitze eines Grashalms zu klettern und sich dort – unfähig loszulassen – festzuklammern. Damit erhöht sich die Wahrscheinlichkeit ungemein, daß die Ameise von einem Schaf mitgefressen wird. Wieder eine andere Wurmart wechselt zwischen Schnecken und Möwen. Sie veranlaßt die normalerweise im Pflanzengewirr seichter Küstengewässer gut verborgene Schnecke, hoch auf den blanken Felsen oder auf Sand am Ufer hinaufzukriechen, wo sie leicht von Möwen gesehen und gefressen werden kann.

Das Tollwutvirus bietet ein besonders bemerkenswertes und schauerliches Beispiel dafür, wie ein pathogener Organismus das Verhalten seines Wirts manipulieren kann.[24] Wenn es in den Körper gelangt ist –

in der Regel über einen Biß von einem infizierten Tier –, dann bewegt es sich an den Nervenfasern entlang bis ins Gehirn, wo es sich in Regionen konzentriert, die die Entstehung von Aggressionen steuern. Dort kann es den Wirt veranlassen, anzugreifen und zu beißen und so andere Tiere zu infizieren. Darüber hinaus lähmt es die Schluckmuskeln des infizierten Tiers, so daß sich in dessen Maul virushaltiger Speichel ansammelt, wodurch sich wiederum die Wahrscheinlichkeit für eine Weitergabe des Virus erhöht. Nebenbei führt es bei seinem Opfer so auch zu der bekannten Furcht vor dem Schlucken von Flüssigkeiten, die der Krankheit auch den Namen Hydrophobie (Wasserscheu) eingetragen hat.

Zu den vielleicht wichtigsten Beispielen für Wirtsmanipulationen beim Menschen gehören durch Bakterien oder Viren ausgelöstes Husten und Niesen, Erbrechen und die Entstehung von Durchfall. An einem bestimmten Punkt im Verlauf der Infektion dient diese Form der «Entladung» sowohl den Interessen des Wirts als auch denen des Mikroorganismus.[25] Dem Wirt kommt sie zugute, weil er damit die Zahl der pathogenen Organismen verringert, die seine Gewebe angreifen, ebenso dem Mikroorganismus, weil sie seine Chance erhöht, einen neuen Organismus infizieren zu können. Die Verlierer in diesem Spiel sind bislang gesunde, aber infektionsanfällige Individuen. Eine von Cholerabakterien freigesetzte Substanz verringert die Flüssigkeitsabsorption im Darm und verursacht damit einen massiven Durchfall, der, in einer Gesellschaft ohne ausreichende hygienische Maßnahmen, eine Epidemie ungemein wirksam zu verbreiten vermag.

Manchmal werden wir von unseren Parasiten erfolgreich manipuliert, in anderen Fällen gelingt es uns, der Manipulation erfolgreich zu widerstehen, und in wieder anderen Situationen kommt es zu einer Art Patt. Jedes beliebige Beispiel für einen solchen Konflikt zeigt mit großer Wahrscheinlichkeit den Zustand eines evolutionären Gleichgewichts mit einem stets gleichlautenden Ergebnis an. Konflikte werden oftmals zugunsten desjenigen Antagonisten entschieden, der durch einen Gewinn am meisten profitiert. Niest jemand doppelt so häufig, wie es zur Kontrolle eines Erkältungsvirus notwendig wäre, so bedeutet dies höchstwahrscheinlich keine besondere Belastung, was die damit verbundene Zeit oder den Energieverlust betrifft, es verdoppelt aber womöglich die Rate, mit der das Virus neue Wirte erreicht. Dies aber ist genau die Art von Wettstreit, von dem wir erwarten würden, daß ihn das Virus gewinnt. Wie oft werden «Entsorgungs»-Mechanismen durch pathogene Organismen über das Maß hinaus verstärkt, das für den menschlichen Wirt optimal wäre? Der Mangel an Befunden zu diesem Thema macht deutlich, wie sehr man solche evolutionsbiologischen Fragen bisher vernachlässigt hat.

13. Ein funktioneller Ansatz zur Betrachtung von Krankheiten

Wir wollen dieses Kapitel mit drei Bemerkungen zur Tabelle 1 (Seite 47) beenden, in der wir die Symptome von Infektionskrankheiten ihrer Funktion nach aufgelistet hatten. Erstens: Eine funktionelle Klassifizierung von Krankheitssymptomen ist wichtig und sinnvoll. Um uns für die richtige Behandlungsweise entscheiden zu können, sollten wir wissen, ob der Husten oder irgendein anderes Symptom dem Wirt oder dem pathogenen Organismus nützt. Wir sollten auch wissen, ob der pathogene Organismus den Wirt manipuliert oder ob er seine Abwehr angreift. Statt einfach nur Symptome zu lindern und – möglicherweise erfolglos – zu versuchen, den pathogenen Organismus abzutöten, können wir dessen Strategien analysieren, versuchen, diesen entgegenzutreten und den Wirt dabei unterstützen, den Erreger mit seinen Mitteln zu überwinden sowie den entstandenen Schaden zu reparieren. Zweitens: Diese Art der Klassifizierung ist wirklich relativ einfach und offensichtlich.

Und schließlich drittens: Was glauben Sie, wann und von wem die Überlegungen in diesem Kapitel zum ersten Mal angestellt worden sind? Vielleicht von einem Mediziner des neunzehnten Jahrhunderts, der sich zu gleichen Teilen auf die Ideen Pasteurs und Darwins und auf das rasch zunehmende Wissen über parasitische Lebenszyklen beruft? Nein. Das Klassifizierungsschema, das unserer Tabelle und auch diesem Kapitel zugrunde liegt, wurde zum erstenmal im Jahre 1980 an der University of Michigan vorgestellt, und zwar von Paul Ewald, einem Ornithologen und Evolutionsbiologen, der inzwischen am Amherst College arbeitet.[26] Und wann, glauben Sie, wurden die Überlegungen aus diesem Kapitel Standardelemente im Denken der Ärzteschaft und der medizinischen Forschung? Die Antwort hierauf ist ein einfaches und entmutigendes *bisher nicht*. Wir wollen damit nicht sagen, daß Ärzte nicht oftmals intuitiv in den von Ewald formal dargelegten Kategorien denken. Wir stellen nur fest, daß ihnen nicht ausdrücklich beigebracht wird, sich danach zu richten, und daß diese mangelnde Übung sehr leicht dazu führt, daß man solche wichtigen Überlegungen bei der Betrachtung von Infektionskrankheiten außer acht läßt. Vor allem aus den Berichten über einige Konferenzen in jüngerer Zeit, in denen die Fruchtbarkeit des Austauschs zwischen Evolutionsbiologen und Fachleuten für Infektionskrankheiten ausdrücklich betont wird, läßt sich jedoch eine gewisse Hoffnung schöpfen. Doch es wird Jahre dauern, bis diese Art der Betrachtung regulärer Teil medizinischer Lehrpläne wird.

Warum hat der medizinische Berufsstand sich die Hilfe der Evolutionsbiologie, eines gut etablierten Wissenschaftszweigs mit einem großen Potential zur Gewinnung medizinischer Erkenntnisse, nicht zunutze gemacht? Ein Grund hierfür besteht sicher in der umfassenden Vernachlässigung dieses Wissenschaftszweigs auf allen Ebenen der Ausbildung. Religiöse Strömungen und andere Gegenbewegungen standen dem Einfluß, den Darwins Beiträge auf die Allgemeinbildung und für das Verständnis unserer selbst und der Welt, in der wir leben, hätte haben können, über Jahre hinweg grundsätzlich entgegen. Hinzu kommt eine besonders evidente Vernachlässigung von Evolutionsaspekten bei der Ausbildung von Ärzten und medizinischen Forschern, wir werden über dieses Thema in Kapitel 15 noch ausführlicher sprechen.

Ein weiterer Grund ist der, daß viele der evolutionsbiologischen Ideen, die für die Medizin von besonderer Bedeutung sind, erst in der jüngsten Vergangenheit formuliert wurden. Die entsprechenden Überlegungen sind oft einfach und decken sich ziemlich genau mit den Schlußfolgerungen des gesunden Menschenverstands – so sie denn erst einmal erkannt sind. Und doch wurden sie erst in den letzten Jahren entsprechend gewürdigt – lange Zeit nachdem sich viele ungemein komplexe und subtile Zweige von Physik und Molekularbiologie entwickelt und weitgehende Anwendung gefunden haben. Die genauen Gründe, weshalb die praktische Anwendung der Evolutionstheorie auf medizinische und andere Aspekte des menschlichen Lebens nach ihrem so fulminanten Auftakt im Jahre 1859 so zäh und langsam fortgeschritten ist, bilden einen Fragenkomplex, der nach einer gründlichen Beleuchtung durch die Wissenschaftshistoriker verlangt.

IV.
Ein Wettrüsten ohne Ende

Wann immer ein Land oder ein Stamm eine neue Waffe erfindet, wird ein konkurrierendes Land beziehungsweise ein konkurrierender Stamm sehr bald eine Gegenwaffe entwickeln. Speere und Schwerter ließen so Schilde und Rüstungen, und Radarsysteme Tarnkappenbomber entstehen. Ganz ähnlich wird im Rahmen der Evolution der Entstehung verbesserter Jagdfertigkeiten beim Räuber mit einer verstärkten Panzerung oder Bewaffnung, mit Umgehungstaktiken oder anderen Abwehrmechanismen seitens des Beutetiers begegnet – denen die Räuber dann wiederum mit Gegenmaßnahmen entgegentreten. Wenn Füchse beginnen, schneller zu laufen, dann läßt die Selektion Hasen ein bißchen schneller sein, so daß die Füchse wiederum schneller werden müssen. Verbessert sich die Sehfähigkeit der Füchse, dann arbeitet die Selektion für Hasen, die sich ihrer natürlichen Umgebung besser anpassen, worauf die Selektion dann möglicherweise Füchse fördert, die Hasen am Geruch aufspüren. Das wiederum begünstigt nunmehr Hasen, die sich gegen den Wind am Fuchs vorbei schmuggeln können. Räuber und Beute durchlaufen also eine gemeinsame Evolution, in deren Verlauf die Komplexität beider eskaliert. Die Biologen haben dieses Phänomen nach Lewis Carroll das *Rote-Königin-Prinzip* genannt:[1] In *Alice hinter den Spiegeln* erklärt die dunkle Königin Alice: «Hierzulande mußt Du so schnell rennen wie Du kannst, wenn Du am gleichen Fleck bleiben willst.»

Wie der Wettstreit zwischen Räuber und Beute, so lösen auch die Kriege zwischen Wirt und Parasit ein eskalierendes Wettrüsten aus, indem ein ungeheurer, ruinöser Aufwand betrieben wird, um ungemein komplexe Waffen und Abwehrmechanismen entstehen zu lassen. So, wie politische Machthaber oft mehr und mehr Energie in ihr Waffenarsenal und ihre Verteidigung investieren, um sich vor Übergriffen ihrer Gegner zu schützen, so müssen sowohl Wirt als auch Parasit sich so rasch wie möglich weiterentwickeln, um ihr Adaptationsniveau zu halten. Es kommt der Punkt, an dem die Unkosten für das Wettrüsten so groß werden, daß der – politische ebenso wie der biologische – Organismus sich schwertut, andere Grundbedürfnisse zu befriedigen, wobei die Unkosten im Falle einer Niederlage aber so hoch sind, daß die ungeheuren Ausgaben trotzdem aufrechterhalten werden. Wir alle befinden uns in einem unerbittlichen, kräfteverzehrenden Kampf mit unseren Parasiten, und es kann keine akzeptable Übereinkunft geben.

Die Beziehungen zwischen Wirt und Parasit sind derart durch Konkurrenz bestimmt und fruchtlos, so rücksichtslos zerstörerisch, daß die Terminologie des Wettrüstens ein völlig adäquates Vokabular zu ihrer Beschreibung bietet. Der Rest dieses Kapitels wird sich mit dieser Art der Betrachtung beschäftigen, doch zur Einstimmung versuchen Sie sich einmal das Ausmaß an persönlichen Tragödien zu vergegenwärtigen, die im Laufe der Menschheitsgeschichte – und noch vor ein paar Jahrzehnten – durch infektiöse Organismen heraufbeschworen wurden. Die Mutter eines der Autoren (Williams) verlor im Alter von neun Jahren ihre Eltern durch eine Meningitisinfektion. Die beste Freundin seiner Schwester starb in der vierten Klasse an akuter Blinddarmentzündung. Unsere mikroskopisch kleinen Feinde nehmen keine Rücksicht auf Ansehen oder Verdienste ihrer Opfer. Unmittelbar bevor Calvin Coolidge zum amerikanischen Präsidenten gewählt wurde, zog sich sein Sohn beim Tennisspielen eine Blase am Fuß zu. Der Junge spielte tapfer weiter, die Blase brach auf, entzündete sich und innerhalb von zwei Wochen war er tot. Der designierte Präsident der Vereinigten Staaten war infolgedessen während der folgenden Präsidentschaftskampagne und seine einzige Amtsperiode hindurch nicht mehr als ein wenig leistungsfähiges, emotionales Wrack (was selbst seine Bewunderer zugeben).[2]

Die Analogie zwischen internationalem Wettrüsten und der Wirt-Parasiten-Koevolution stimmt jedoch nicht ganz. Pentagon und Kreml können neue Waffen auf dem Reißbrett planen und dann Modelle und Prototypen ausprobieren. Sie können sich vernünftige Planung, Neuanläufe und die Bastelei nach dem Muster von Versuch und Irrtum leisten. In der Evolution gibt es keine Denkfabriken, die systematisch Möglichkeiten zu finden suchen, wissenschaftliche Erkenntnisse in neue Angriffs- oder Verteidigungswaffen umzusetzen. Für die Evolution gibt es keine Pläne, und ein neuer Anlauf ist auch nicht möglich. *Evolution ist reines Probieren nach dem Motto: ‹Versuch und Irrtum›*. Die leicht unterschiedlichen Varianten jeder Generation konkurrieren im Spiel des Lebens. Die einen erreichen einen höheren Fortpflanzungserfolg als andere, und der Bevölkerungsdurchschnitt verschiebt sich ein wenig zu ihren Gunsten. Der Prozeß verläuft langsam und ungelenkt – manchmal auch fehlgeleitet –, doch der Präzision und Komplexität von Adaptationen, die im Laufe darwinistischer Prozesse entstehen können, sind keine Grenzen gesetzt.[3]

1. Evolution – damals und heute

Viele Mikrobiologen nehmen zu Unrecht an, daß Wirte und ihre Parasiten sich normalerweise in einem Zustand allmählicher Evolution befinden, der irgendwann in einen optimalen Zustand münden wird, vorzugsweise den der aktiven Kooperation. Diese Vorstellung ist absolut unrealistisch. Beide, Parasit und Wirt, müssen im Normalfall bestrebt sein, einen Zustand sehr nahe am Gleichgewicht zu erhalten, indem sie beständig Kompromisse zwischen konkurrierenden Interessen eingehen – beispielsweise zwischen der Wachstumsgeschwindigkeit einerseits und der Unterhaltung von Abwehrmechanismen andererseits. Im Gleichgewicht setzt eine Gewinneinheit für die eine Adaptation ein bißchen mehr als eine Verlusteinheit für die andere Adaptation voraus. Ein magerer Hase mag schneller rennen, doch es gibt einen Punkt, an dem der Vorteil noch höherer Geschwindigkeit das zusätzliche Risiko des Verhungerns nicht mehr wert ist. In ähnlicher Weise wurde vermutlich unsere Fieberreaktion optimiert – zumindest für Bedingungen, die über weite Teile unserer Geschichte als normal gelten konnten. Höheres und häufigeres Fieber machte uns zwar vermutlich weniger anfällig für pathogene Organismen, dem stünden jedoch auf der anderen Seite Gewebeschädigung und Nährstoffentzug entgegen. Dieses gilt, solange die Umgebung konstant bleibt. Sobald sich die Umstände jedoch ändern, werden sich höchstwahrscheinlich einige der Optima für Wirt und Krankheitserreger ebenfalls ändern. Würden bakterielle Erreger über viele Generationen hinweg künstlich in Schach gehalten, dann arbeitete die Selektion möglicherweise zugunsten einer verringerten Fieberreaktion. Sollte unsere Technologie dann aber versagen, so daß wir erneut anfällig würden, dann entwickelte sich allmählich auch wieder eine erhöhte Fieberbereitschaft.

In allen übrigen Kapiteln dieses Buchs haben wir es in erster Linie mit Eigenarten der menschlichen Natur zu tun, die sich über lang andauernde historische Prozesse etabliert haben. Im vorliegenden Kapitel aber wollen wir uns mit evolutionären Vorgängen beschäftigen, die sich innerhalb des nächsten Jahres, vielleicht sogar der nächsten Woche abspielen. Da pathogene Organismen sich so rasch vermehren, läuft auch ihre Evolution sehr rasch ab.

Einige unserer Abwehrmechanismen gegen Krankheiten haben, wie beispielsweise das Sichelzellenhämoglobin, im Laufe der vergangenen zehntausend Jahre – in denen wir etwa dreihundert Generationen durchlaufen haben – eine bemerkenswerte Evolution durchgemacht. Unsere Art insgesamt hat gegenüber einigen epidemischen Erkrankungen wie Pocken und Tuberkulose in den vergangenen paar Jahrhunderten – das entspricht etwa einem Dutzend Generationen – eine deutlich erhöhte Resistenz entwickelt. Vergleichen Sie das einmal mit den dreihundert Generationen, die Bakterien innerhalb von ein oder zwei Wochen durchlaufen oder mit der noch rascheren Reproduktionsrate von Viren. Die Bakterienevolution erreicht innerhalb eines Tages Entwicklungen, für die wir tausend Jahre benötigten, und das bedeutet für uns ein ausgesprochen unfaires Handicap im Wettrüsten. Unsere Evolution kann niemals so rasch verlaufen, daß wir Mikroorganismen voraus sein könnten. Statt dessen müssen wir den evolutionären Veränderungen eines pathogenen Organismus begegnen, indem wir das Verhältnis der verschiedenen Arten von Antikörpern zueinander variieren. Glücklicherweise besitzen wir ungeheure Mengen solcher chemischen Waffen von einer ungemeinen Vielfalt, wodurch der große evolutionsbiologische Vorteil unserer Parasiten zumindest teilweise kompensiert wird.

Eine Epidemie kann die Zusammensetzung einer menschlichen Population in immunologischer Hinsicht auf dramatische Weise verändern. Wer sich von der Krankheit erholt, ist aller Wahrscheinlichkeit nach gegen weitere Infektionen durch den betreffenden Erreger immun, denn bei ihm ist die Menge an Lymphozyten, welche die gegen das entsprechende Antigen wirksamsten Antikörper produzieren, extrem hoch. Die Immunität eines Erwachsenen gegenüber Kinderkrankheiten wie Mumps hat nichts mit einem veränderten Genpool zu tun, sondern mit veränderten Konzentrationen verschiedener Arten von Antikörpern innerhalb des einzelnen Organismus.

Ihre geringe Größe verschafft pathogenen Organismen einen weiteren Vorteil: den einer gewaltigen Überzahl. Jeder von uns trägt (vor allem im Verdauungstrakt und in den Atemwegen) mehr Bakterien mit sich herum, als es Menschen auf der Erde gibt. Diese ungeheuren Zahlen bedeuten, daß auch sehr unwahrscheinliche Mutationen mit einer gewissen Häufigkeit stattfinden und daß jeder mutierte Bakterienstamm, der auch nur den geringsten Vorteil gegenüber den anderen hat, sehr bald quantitativ die Vorherrschaft übernehmen wird. Wir können davon ausgehen, daß die Evolution die quantitativen Merkmale unserer Parasiten rasch dem für die jeweiligen Umstände optimalen Wert anpassen wird.

Bei einer katastrophalen Epidemie kann sich die Widerstandskraft der menschlichen Population unter Umständen binnen Monaten permanent verändern. Als die Europäer zum ersten Mal die Neue Welt erreichten, kam durch einige eingeschleppte europäische Krankheiten die einheimische amerikanische Bevölkerung in kürzester Zeit zu neunzig Prozent ums Leben.[4] Hätte es für die Anfälligkeit der Eingeborenen eine genetische Basis gegeben, so wären die Gene der wenigen Glücklichen, die die Epidemie überlebt hatten, im Verhältnis sehr viel häufiger geworden, und wir könnten sagen, daß die Evolution der Population in diesem eingeschränkten Sinne eine erhöhte Resistenz verliehen hat. Dieses Beispiel ist extrem. Sehr viel häufiger wird der menschliche Genpool durch eine Epidemie nur wenig verändert, während sich die Eigenschaften des Erregers unter Umständen dramatisch verändern.

2. *Antibiotikaresistenzen bei Bakterien*

Der vielleicht größte medizinische Fortschritt unseres Jahrhunderts – und einer der größten aller Zeiten – war die Entdeckung, daß von Pilzen produzierte Toxine (Gifte) Bakterien töten können, die beim Menschen Krankheiten erregen. Während man Syphilis bereits seit Paul Ehrlichs Entdeckung aus dem Jahre 1910 mit Arsenverbindungen behandelte, begann das Zeitalter der Antibiotika eigentlich erst mit jenem Tag im Jahre 1929, an dem Alexander Fleming an seinen Petrischalen beobachtete, daß Bakterien in der Nähe von kontaminierenden Schimmelpilzkolonien der Gattung *Penicillium* nur schlecht wuchsen. Was könnte die Ursache dafür sein? Warum stammen die wirksamsten Antibiotika von Pilzen? Antibiotika sind chemische Waffen, die im Laufe der Evolution bei Pilzen und Bakterien zum Schutz vor pathogenen Organismen (Parasiten) und Konkurrenten entstanden sind. Jahrmillionen des Ausprobierens und der Selektion haben sie so geformt, daß sie der besonderen Verwundbarkeit von Bakterien gerecht werden, ohne dabei den Pilzen selbst zu schaden.

Ein breites Spektrum an Pilz- und Bakterienprodukten ist für die meisten Menschen ungefährlich, wirkt jedoch auf die Erreger von Tuberkulose, Lungenentzündung und vielen anderen Infektionen verheerend. Seit ein paar Jahrzehnten verschaffen diese Antibiotika wirtschaftlich gut situierten Zivilisationen ein Goldenes Zeitalter der Befreiung von bakteriellen Erkrankungen. Die Kombination von Maßnahmen des öffentlichen Gesundheitswesens und der Einsatz von Antibiotika ließ die Sterberaten bei Infektionskrankheiten so rapide sinken, daß das Gesundheitsministerium der Vereinigten Staaten sich im Jahre 1969 bemüßigt fühlte festzustellen, daß es «Zeit ist, das Thema Infektionskrankheiten für erledigt zu erklären».[5]

Wie andere Goldene Zeitalter so ist auch dieses möglicherweise recht kurzlebig. Gefährliche Bakterien, insbesondere die Erreger von Tuberkulose und Gonorrhö, sind inzwischen längst nicht mehr so leicht mit Antibiotika unter Kontrolle zu bringen wie noch vor zehn oder zwanzig Jahren. So, wie sie während ihrer Evolution Waffen gegen unser natürliches Waffenarsenal und gegen das der Pilze entwickelten, so haben Bakterien auch Abwehrmechanismen gegen Antibiotika erfunden. Mitchell

Cohen von den Centers for Disease Control and Prevention formulierte es vor kurzem so: «Diese Tatsachen lassen die Befürchtung wachsen, daß wir möglicherweise vor einer post-antimikrobiellen Ära stehen.»[6]

Das könnte durchaus sein. Betrachten wir einmal die Staphylokokken, die häufigste Ursache für Wundinfektionen. Im Jahre 1941 waren noch alle diese Bakterien Penicillin gegenüber empfindlich. Bereits 1944 hatten einige Stämme Enzyme entwickelt, die in der Lage waren, Penicillin abzubauen. Heute weisen 95 Prozent aller Staphylokokkenstämme eine gewisse Penicillinresistenz auf. In den fünfziger Jahren entwickelte man Methicillin, ein künstliches Penicillin, das diese resistenten Organismen zum Absterben bringen konnte, doch den Bakterien gelang es wiederum, dieses zu umgehen, und neue Medikamente wurden notwendig. An das Medikament Ciprofloxacin knüpften sich bei seiner Einführung Mitte der achtziger Jahre große Hoffnungen, doch inzwischen sind bereits 80 Prozent aller Staphylokokkenstämme in New York City dagegen resistent. In einem Krankenhaus in Oregon schnellte die Resistenzquote innerhalb eines einzigen Jahres von unter fünf Prozent auf mehr als achtzig Prozent.

In den sechziger Jahren waren die meisten Fälle von Gonorrhö leicht mit Penicillin unter Kontrolle zu bringen, und resistente Stämme sprachen immerhin auf Ampicillin an. Heute produzieren 75 Prozent aller Gonokokkenstämme Enzyme, die Ampicillin inaktivieren. Einige dieser Veränderungen sind offenbar auf routinemäßig ablaufende Chromosomenmutationen und -selektionen zurückzuführen, doch Bakterien beherrschen noch einen anderen Trick. Sie selbst sind mit kleinen DNA-Ringen, sogenannten Plasmiden, infiziert, die gelegentlich einen Teil ihrer DNA im Bakteriengenom hinterlassen. Im Jahre 1976 erkannte man, daß die Gonorrhöerreger über Plasmide aus dem Bakterium *Escherichia coli*, einem normalen Darmbewohner des Menschen, Gene für penicillinzerstörende Enzyme erhalten hatten. Inzwischen sind 90 Prozent aller Gonorrhöbakterien in Thailand und auf den Philippinen resistent gegen Penicillin. Ganz ähnlich liegt der Fall bei der Antibiotikaresistenz in einem Stamm von *Shigella flexneri*, einer Bakterienart, die im Jahre 1983 eine schwere Durchfallepidemie in einem Reservat von Hopi-Indianern auslöste, und dessen Ursprung man bis zu einer Frau zurückverfolgen konnte, die über lange Zeit hinweg Antibiotika gegen eine Harnwegsinfektion mit *E.coli* genommen hatte.

Die Gefahrenliste, die sich durch das Entstehen von Antibiotikaresistenzen bei Bakterien ergibt, ist lang und beängstigend. Die plasmidvermittelte Fähigkeit, eine Bindung von Erythromycin zu verhindern, hat in Frankreich mehr als 30 Prozent aller Pneumokokken resistent gegen eine Behandlung mit diesem Präparat werden lassen. Manche Stämme von Cholerabakterien, die inzwischen Tausende von Menschen in Südamerika bedrohen, sind inzwischen gegenüber allen fünf bislang wirksamen Medikamenten resistent. Amoxillin ist bei 30 bis 50 Prozent aller pathogenen *E. coli* inzwischen wirkungslos. Es sieht wirklich so aus, als müßten wir, zusammen mit der Roten Königin, immer rascher laufen, um am selben Ort zu bleiben.

Am beunruhigendsten ist vielleicht die Tatsache, daß ein Drittel aller Tuberkulosefälle in New York City von Tuberkelbakterien verursacht werden, die gegen ein Antibiotikum resistent sind, während drei Prozent aller neuen Fälle und sieben Prozent aller Rückfälle auf Erreger zurückzuführen sind, die gegen zwei oder mehrere Antibiotika resistent sind. Tuberkulosekranke mit einer Resistenz gegen mehrere Präparate haben eine Überlebenschance von 50 Prozent. Das entspricht etwa dem Stand zur Zeit vor der Einführung von Antibiotika!

Tuberkulose ist in den Entwicklungsländern noch immer die Todesursache Nummer eins unter den Infektionskrankheiten, sie verursacht 26 Prozent aller vermeidbaren Todesfälle bei Erwachsenen und 6,7 Prozent aller Todesfälle insgesamt. Bis zum Jahre 1985 fielen die TB-Raten in den Vereinigten Staaten stetig, seither haben sie wieder um 18 Prozent zugenommen. Etwa die Hälfte dieser Fälle ist auf die gestörte Funktion des Immunsystems bei AIDS-Patienten zurückzuführen, die andere Hälfte darauf, daß mehr Gelegenheit zur Ansteckung besteht, beziehungsweise auf medikamentenresistente Erreger.[7]

Die zunehmende Toleranz gegenüber Antibiotika ist die bekannteste Form von Parasitenevolution, der man auch am meisten Beachtung geschenkt hat. Seit ihrer Entdeckung in den fünfziger Jahren hat man aus einer Fülle von medizinischen Untersuchungen einige wichtige Schlüsse gezogen:[8]

1. Die bakterielle Resistenz gegen Antibiotika entsteht nicht durch die allmähliche Toleranzentwicklung einzelner Bakterien, sondern durch seltene genetische Mutationen beziehungsweise durch die Einführung neuer Gene über Plasmide.

2. Genmutationen können über die Infektion mit Plasmiden oder über andere Prozesse von einer Bakterienart zur anderen übertragen werden.

3. Das Vorhandensein eines Antibiotikums veranlaßt einen zunächst seltenen Mutantenstamm dazu, sich zu vermehren und den ursprünglichen Typ allmählich zu ersetzen.

4. Wird das Antibiotikum weggelassen, so werden die resistenten Formen langsam wieder durch die ursprünglichen Stämme ersetzt.

5. Mutationen innerhalb eines resistenten Stamms können eine vor-

handene Resistenz verstärken, so daß die Erhöhung der Antibiotikumdosis unter Umständen nur von vorübergehender Wirksamkeit ist.

6. Geringe Antibiotikakonzentrationen, die das Bakterienwachstum nur langsam verzögern, führen zur Selektion von Stämmen, die diese leichte Verzögerung tolerieren.

7. Mutationen, die ein noch höheres Resistenzniveau verleihen, kommen in solchen teiladaptierten Stämmen häufiger vor als im ursprünglichen, nicht resistenten Stamm.

8. Die Resistenz gegenüber einem Antibiotikum kann unter Umständen die Resistenz gegenüber einem anderen nach sich ziehen – insbesondere dann, wenn beide Verbindungen miteinander chemisch verwandt sind.

9. Und schließlich verliert sich der evolutionsbiologische Nachteil, den eine Resistenz in Abwesenheit des Antibiotikums hat, allmählich, so daß Resistenzen auch dann bestehen bleiben können, wenn über eine lange Zeit hinweg kein Antibiotikum mehr eingenommen wurde.

Die Bedeutung dieser Befunde für die medizinische Praxis ist heute unumstritten. Wenn ein Antibiotikum Ihrer Krankheit nicht beikommt, ist es unter Umständen besser, ein anderes zu versuchen, bevor man die Dosis erhöht. Der langfristige Einsatz von Antibiotika sollte vermieden werden. Die tägliche Einnahme von Penicillin zur Infektionsabwehr mag bei bestimmten Konstellationen ratsam sein – beispielsweise bei geschwächten Herzklappen, die man vor Infektionen schützen muß –, sie hat aber den Nachteil, daß man damit auf resistente Stämme selektioniert. Leider werden wir sehr häufig, ohne es zu wissen, mit solchen Nebenwirkungen konfrontiert – durch den Verzehr von Fleisch, Eiern und Milchprodukten, die von Tieren stammen, die routinemäßig mit Antibiotika behandelt werden.[9] Diese Gefahr hat in jüngerer Zeit einen Konflikt zwischen Lebensmittelproduzenten und Verbraucherschutzverbänden heraufbeschworen. Die Problematik des Antibiotikaeinsatzes in landwirtschaftlichen Betrieben muß sorgfältig gegenüber ökonomischen Vorteilen welcher Art auch immer abgewogen werden. Harold Neu, Medizinprofessor an der Columbia University, bemerkt in seinem Artikel *The Crisis in Antibiotic Resistence* aus dem Jahre 1992 abschließend: «Die Verantwortung für die Eindämmung von Resistenzbildungen liegt bei dem Arzt, der antimikrobielle Medikamente verschreibt, wenn die Krankheit viralen Ursprungs und der Einsatz von Antibiotika deshalb nicht angezeigt ist, beziehungsweise bei den Patienten, die solche Medikamente verlangen. Entscheidend ist auch, daß die pharmazeutische Industrie den unangemessenen Einsatz von Antibiotika bei Mensch und Tier in keiner Weise begünstigen sollte, denn es ist dieser Selektionsdruck, der uns die derzeitige Krise eingebracht hat.»[10] Dieser Rat wird vermutlich ungehört verhallen. Wie Matt Ridley und Bobbi Low kürzlich im *Atlantic Monthly* ausführten,[11] werden moralische Mahnrufe zum Wohle der Allgemeinheit oftmals begrüßt, doch selten befolgt. Um Menschen dazu zu bewegen, zum Wohle des Ganzen zu kooperieren, bedarf es der Einführung von Sanktionen, die mangelnde Kooperationsbereitschaft teuer werden lassen.

Viren verfügen nicht über dieselbe Art von metabolischer Maschinerie wie Bakterien, und sie lassen sich nicht mit Antibiotika pilzlicher Herkunft unter Kontrolle bringen, dennoch gibt es auch gegen sie Medikamente. Ein wichtiges Beispiel aus jüngster Zeit ist Zidovudin (AZT), ein Mittel, das man einsetzt, um das Einsetzen von AIDS-Symptomen bei HIV-Infizierten zu verzögern. Leider ist AZT – genau wie Antibiotika auch – inzwischen nicht mehr so verläßlich, wie es einst war, denn einige HIV-Stämme haben (was kaum überrascht) eine Resistenz dagegen entwickelt. HIV ist als Retrovirus ein wirklich minimaler Organismus mit ganz speziellen Einschränkungen und besonderen Stärken. Es besitzt keine eigene DNA. Sein minimaler RNA-Code bringt es fertig, die DNA-Replikation der Wirtszelle ganz allmählich zu untergraben, so daß sie am Ende lauter Kopien des Virus herstellt. Zu den unterwanderten Zellen gehören auch Immunzellen. In ihnen kann sich das Virus verstecken und wird so mehr oder minder unverwundbar durch die Antikörper des Wirts.

Daß einem Retrovirus ein eigener Proliferationsapparat fehlt, ist ihm zu gleichen Teilen Schwäche und Stärke. Seine Vermehrung und seine Evolution erfolgen langsamer als die von DNA-Viren und Bakterien. Eine weitere Schwäche ist seine mangelnde Präzision bei der Proliferation – es produziert eine beträchtliche Menge an defekten Kopien seiner selbst. Diese funktionelle Schwäche kann – evolutionsbiologisch betrachtet – aber auch eine Stärke darstellen, dann nämlich, wenn sich die fehlerhaften Kopien als erfolgreicher bei der Unterwanderung des wirtseigenen Immunsystems oder bei der Ausschaltung antiviraler Medikamente erweisen. Eine weitere Stärke der Retroviren ist ihre extrem einfache Beschaffenheit, der sogar eine lohnende Achillesferse fehlt.

Es braucht Monate oder Jahre, bis HIV eine Resistenz gegen AZT entwickelt hat – kein Vergleich mit den wenigen Wochen, die Bakterien brauchen, um ein signifikantes Resistenzniveau gegenüber manchen Antibiotika zu erreichen. Leider steht HIV in jedem beliebigen Wirt eine extrem lange Evolutionsdauer zur Verfügung. Eine einzige Infektion kann nach Jahren der Replikation, Mutation und Selektion eine ausgesprochen vielfältige Mischung konkurrierender Stämme des Virus innerhalb eines einzelnen Wirts entstehen lassen. Vorherrschen werden diejenigen Stämme, die am besten in der Lage sind, alle auftretenden Schwierigkeiten, welcher Art sie auch sein mögen, zu überwinden (handle es sich nun um AZT oder um ein anderes Medikament). Es werden diejenigen sein, die die Wirtsressourcen am schnellsten zu ihrem eigenen Nutzen einsetzen können – mit anderen Worten: die virulentesten.

3. Die Evolution von Virulenz

Bei der Evolution von Virulenz[12] handelt es sich um einen häufig mißverstandenen Prozeß. Es gibt die weitverbreitete Überzeugung, daß die Evolution von Parasiten auf eine verminderte Virulenz ausgerichtet sein müßte. Man geht dabei – richtigerweise – davon aus, daß der Parasit um so länger lebt, je länger sein Wirt am Leben ist, so daß er seine Nachkommen um so länger an neue Wirte weitergeben kann. Jede Schädigung des Wirts, von dem der Parasit abhängig ist, wird alle anderen, ebenfalls abhängigen Parasiten auch schädigen. Die erfolgreichsten Parasiten müßten demnach diejenigen sein, die dem Wirt in irgendeiner Weise auch Nutzen bringen. Man erwartet bei dieser Überlegung eine Evolutionsabfolge, die mit einem virulenten Parasiten beginnt, der immer gutartiger wird und am Ende vielleicht einen wichtigen Beitrag zum Überleben des Wirts leistet.

An diesem scheinbar vernünftigen Argument stimmt einiges nicht. So ignoriert es beispielsweise die Tatsache, daß das ultimative Ziel des pathogenen Organismus darin besteht, seine Nachkommen auf neue Wirte zu übertragen. Zu seiner Verbreitung macht er sich, wie im vorigen Kapitel geschildert, oftmals wirtseigene Abwehrmechanismen wie Husten und Niesen zunutze, die allerdings erst als Folge einer bereits vorhandenen, beträchtlichen Virulenz entstehen. Ein Rhinovirus, das seinen Wirt nicht dazu veranlaßt, sich mit reichlicher Schleimabsonderung und ausgiebigem Niesen zu verteidigen, wird vermutlich keine neuen Wirte erreichen.

Ein anderer Fehler der traditionellen Sichtweise ist die Annahme, daß Evolution ein langsamer Prozeß sei, langsam nicht nur in bezug auf die zeitliche Größenordnung von Generationen, sondern auch hinsichtlich der absoluten Zeitmaßstäbe. Eine solche Überzeugung entsteht, weil man sich nicht klar macht, wie rasch sich Evolution bei einem Parasiten abspielt, der während der Lebensspanne seines Wirts Hunderte oder Tausende von Generationen durchläuft. Ist die Virulenz einer ruhrerregenden Amöbe zu gering oder zu hoch, um die Fitneß dieser Amöbe zu verbessern, so kann man davon ausgehen, daß die Evolution diese Virulenz sehr rasch den derzeitigen Idealzustand erreichen läßt. Wir sollten keinesfalls erwarten, daß die gegenwärtige Virulenz eines pathogenen Organismus sich in einem Übergangszustand von einem Niveau zum nächsten befindet, wenn sich die Bedingungen in letzter Zeit nicht geändert haben. Mit «in letzter Zeit» meinen wir letzte Woche oder letzten Monat und nicht die letzte Eiszeit, ein Zeitraum, der einem Evolutionsbiologen nur zu oft als «vor kurzem» gilt.

Ein weiterer Fehler in unserer landläufig akzeptierten Überlegung besteht darin, daß man dabei die Selektion vernachlässigt, die innerhalb eines Wirts zwischen verschiedenen Parasiten wirkt – wir haben darüber soeben im Zusammenhang mit HIV gesprochen.[13] Was hätte ein Leberegel davon, wenn er sich einschränkte, um seinem Wirt nicht zu schaden, wenn dieser dann an einer Shigellose (Bakterienruhr) stirbt? Der Egel und *Shigella* konkurrieren um denselben Ressourcenpool im Wirt, und derjenige, der diesen Pool am rücksichtslosesten ausbeutet, wird gewinnen.[14] Dasselbe gilt, wenn es mehr als einen *Shigella*-Stamm im Wirt gibt: Derjenige, der die wirtseigenen Ressourcen am effizientesten für den eigenen Gebrauch nutzt, wird bis zum Tode des Wirts die meisten Nachkommen verbreitet haben. Allgemein gilt, daß eine solche *Selektion innerhalb des Wirts* die Entstehung von erhöhter Virulenz begünstigt, während die *Selektion zwischen verschiedenen Wirten* zu verminderter Virulenz führt. Eine kürzlich veröffentlichte Studie über elf Arten von Feigenwespen und deren Parasiten bestätigte, daß die erhöhte Chance zur Parasitenübertragung mit steigender Parasitenvirulenz einhergeht.[15]

Wie auch bei vielen anderen Anwendungen der Evolutionstheorie bedarf es sorgfältiger quantitativer Beweisführung, um die Balance von Selektionsprozessen innerhalb eines Wirts und denen zwischen verschiedenen Wirten zu beleuchten.[16] Die Grafik auf der nächsten Seite soll – stark vereinfacht – deutlich machen, um was es uns geht.

Eine angemessene Theorie zur Virulenzentwicklung muß der Häufigkeit von Neuinfektionen bei einem Wirt Rechnung tragen sowie das Ausmaß des Virulenzunterschieds zwischen den beiden konkurrierenden Parasiten, die mutationsbedingte Entstehung neuer Stämme im Wirt und den Virulenzunterschied, den diese neuen Stämme gegenüber den alten aufweisen, berücksichtigen. Aufgrund all dieser Überlegungen sollte es möglich sein, auf das zu erwartende Virulenzniveau für einen bestimmten pathogenen Organismus zu schließen – immer vorausgesetzt natürlich, die Bedingungen bleiben dieselben, was nie wirklich der Fall ist. Die wichtigsten Veränderungen wären solche, die Einfluß darauf haben, wie der Parasit einen neuen Wirt erreicht. Hängt beispielsweise die Verbreitung eines pathogenen Organismus nicht nur vom Leben des Wirts, sondern auch von dessen Beweglichkeit ab, dann wäre jede Schädigung des Wirtsorganismus für den pathogenen Organismus besonders nachteilig. Wenn Sie bei Ihrer Erkältung so krank sind, daß sie zu Hause im Bett bleiben müssen, dann ist es unwahrscheinlich, daß Sie Kontakt zu anderen Menschen haben, die Ihr Virus infizieren könnte. Geht es Ihnen gut genug, um aufstehen und Ihren Geschäften nachgehen zu können, dann besteht die Chance, daß Sie Ihren Erreger vielleicht weit verbreiten. Das Virus hat also ein massives Interesse daran, Sie nicht schwer erkranken zu lassen.

Der Malariaerreger *Plasmodium falciparum* dagegen hat überhaupt keinen Vorteil davon, wenn es seinem Wirt gut geht. Im Grunde ist sogar, wie man in Studien zeigen konnte, ein bereits angeschlagener Wirt anfälliger für die Stiche der Moskitos; denn jemand, der mit einem Malariaanfall kämpft, wird nicht viel Anstrengungen unternehmen, Insekten abzuwehren. Die Stechmücken können nach Belieben über ihn herfallen und so die Krankheit weit verbreiten.

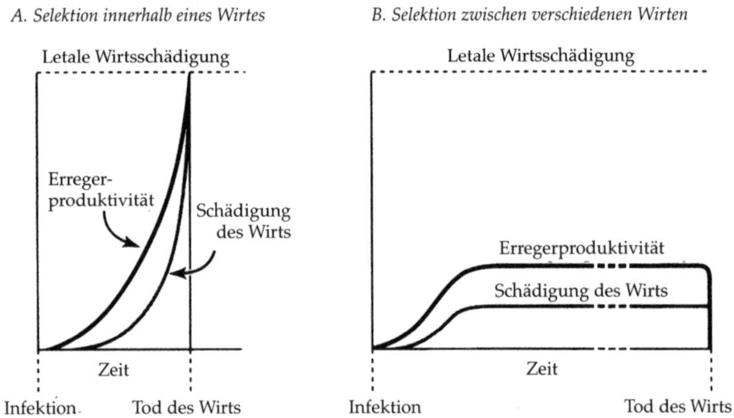

Abb. 1: Selektion innerhalb eines Wirts und Selektion zwischen verschiedenen Wirten

A verdeutlicht die Auswirkung eines extrem virulenten Erregers, den die Selektion *innerhalb* des Wirts begünstigt. Um seine Verbreitung auf neue Wirte zu optimieren, schädigt dieser seinen Wirt. Unter Umständen ist er bereits binnen kurzem für den Wirt letal, in dieser Zeit aber schlägt er alle konkurrierenden Erreger aus dem Feld. B illustriert die Auswirkung eines Erregers, der einer Selektion *zwischen* verschiedenen Erregerpopulationen in verschiedenen Wirten unterworfen ist. In diesem Falle optimiert der Erreger seine langfristige Produktivität (Reproduktionsrate multipliziert mit der Infektionsdauer, in der graphischen Darstellung die Fläche unterhalb der Produktivitätskurve). In B stirbt der Wirt mit großer Wahrscheinlichkeit an etwas anderem als an dem Erreger.

Diese evolutionsbiologische Art der Betrachtung legt den Schluß nahe, daß Krankheiten, die durch persönlichen Kontakt übertragen werden, grundsätzlich weniger virulent sein sollten als solche, die über Insekten und andere Überträger verbreitet werden. Wird diese Erwartung durch Tatsachen erfüllt? Dem ist in der Tat so. Eine von Paul Ewalds wichtigsten Erkenntnissen betrifft die Gültigkeit dieser allgemeinen Regel sowie ihre Bedeutung für die öffentliche Gesundheit. Er hat zeigen können, daß Krankheiten, deren Erreger durch Vektoren übertragen werden, in der Tat meist einen schwereren Verlauf haben als jene, die durch persönlichen Kontakt übertragen werden, und daß von Stechmücken übertragene Krankheitserreger in der Stechmücke nur wenige Symptome hervorrufen, wogegen sie im zweiten Wirt, dem Wirbeltier (Vertebraten), eine schwere Krankheit verursachen. Das ist zu erwarten, denn eine Schädigung der Stechmücke verminderte deren Chance, einen anderen Vertebraten zu stechen. Bei Krankheitserregern des Gastrointestinaltrakts zum Beispiel besteht bei direkter Übertragung eine geringere Sterberate als bei einer Übertragung durch verschmutztes Wasser, natürlich nur, solange ein wirklich kranker Wirt tatsächlich in der Lage ist, die Wasserressourcen effizient zu verschmutzen. Als in den Vereinigten Staaten zu Beginn dieses Jahrhunderts gereinigtes Wasser zur Norm wurde, wurde das tödliche Bakterium *Shigella dysenteriae* durch das weniger gefährliche *Shigella flexneri* verdrängt. Als man in der Mitte des Jahrhunderts begann, Südasien mit sauberem Wasser zu versorgen, wurde die tödliche Form der Cholera allmählich von einer gutartigeren Form verdrängt, und diese Verdrängung fand zuerst dort statt, wo als erstes gereinigtes Wasser zur Verfügung stand.

Unsaubere Wasservorräte sind nur ein Beispiel für das, was Ewald als kulturelle Vektoren bezeichnet. Die Geschichte der Medizin hat wiederholt gezeigt, daß der beste Ort, sich eine tödliche Krankheit zuzuziehen, weder ein Bordell noch ein überfüllter Arbeitsplatz sind, sondern Krankenhäuser. In großen Kliniken werden jede Mengen Patienten mit schweren Infektionskrankheiten aufgenommen, deren Verbreitungsweg normalerweise persönlichen Kontakt einschließt. Ein Schwerkranker bleibt in der Regel, wo er ist, das Klinikpersonal und die Ausrüstung aber gelangen rasch von diesem Patienten zu anderen, bislang nicht infizierten Personen. Unzulängliches Händewaschen, verunreinigte Thermometer oder unsauberes Geschirr und Besteck können sehr wirksame Vektoren darstellen, und die Virulenz der übertragenen Krankheiten nimmt unter Umständen rasch zu.

Streptokokken beispielsweise können bei Frauen eine schwere Uterus-Infektion nach der Geburt hervorrufen: das Kindbettfieber. Die meisten Frauen im neunzehnten Jahrhundert wußten, daß sie ihr Leben riskierten, wenn sie ihre Kinder in einem Krankenhaus zur Welt brachten, doch viele entschlossen sich dennoch dazu. Der Wiener Arzt Ignaz Semmelweis stellte im Jahre 1847 fest, daß die Patientinnen einer Klinik mit medizinischem Personal verschiedener Fachrichtungen dreimal so häufig an Kindbettfieber erkrankten wie Frauen in einer Klinik, deren Personal nur aus Hebammen bestand.[17] Er ging dieser Beobachtung nach und stellte fest, daß die Ärzte häufig direkt von der Autopsie einer am Kindbettfieber verstorbenen Frau zur Untersuchung einer Gebärenden gingen. Semmelweis kam zu dem Schluß, daß die Ärzte das verursachende Agens selbst übertrugen, und demonstrierte, daß man die Infektionshäufigkeit senken konnte, wenn sich die untersuchenden Ärzte zwischendurch die Hände mit Bleichlauge wuschen. Dankte man ihm seine wunderbare Entdeckung? Keineswegs. Man entließ ihn, weil er festzustellen gewagt hatte, daß Ärzte den Tod ihrer Patientinnen verschuldeten. Immer leidenschaftlicher betrieb er seine Bestrebungen, die Tausenden von Frauen zu retten, die unnötigerweise ihr Leben lassen mußten, doch man ignorierte ihn, und er starb schließlich mit siebenundvierzig Jahren in einer psychiatrischen Anstalt. Heutzutage akzeptiert jeder von uns die Notwendigkeit hygienischer Maßnahmen in Krankenhäusern, doch wann immer sich Nachlässigkeiten einschleichen, werden die Bedingungen optimal für eine Selektion hinsichtlich einer erhöhten Virulenz, wie sich bei dem von Paul Ewald untersuchten, hoch ansteckenden, krankenhausbedingten Säuglingsdurchfall (im Vergleich zum gewöhnlichen allgemein übertragbaren Durchfall) gezeigt hat.

Man geht allgemein davon aus, daß HIV ein neuer pathogener Organismus und sein Ursprung möglicherweise ein Affenvirus mit der Bezeichnung SIV sei (nach der englischen Bezeichnung *Simian Immunodeficiency Virus*). Inzwischen sieht es jedoch eher so aus, als hätten die Affen sich ihr SIV von HIV-infizierten Menschen zugezogen. HIV mag in manchen Menschen bereits über Generationen hinweg vorhanden gewesen sein, AIDS aber ist offenbar eine neue Krankheit, die sich durch die Evolution hochvirulenter HIV-Stämme im Laufe der letzten Jahrzehnte ergeben hat. Vielleicht ist AIDS durch ein verändertes Sexualverhalten begünstigt worden, zu dem es durch die sozioökonomischen Veränderungen einiger traditioneller Gesellschaften gekommen ist. Zahllose Prostituierte, die pro Jahr Hunderte von Männern bedienten, bildeten einen so effizienten Verbreitungsfaktor, daß das Überleben des Wirts für das Überleben des Virus mehr oder minder bedeutungslos wurde. Im Wirt herrschten die Stämme vor, die den Wirtsorganismus am effizientesten ausbeuteten, und selbst diese hochvirulenten Stämme hatten noch ausreichend Gelegenheit, sich auf neue Wirte auszubreiten, bevor der alte Wirt starb.

In westlichen Nationen schien AIDS zunächst eine Krankheit zu sein, die hauptsächlich männliche Homosexuelle betraf, da deren große Zahl von Sexualpartnern die sexuelle Übertragung stark beschleunigte, beziehungsweise an der Drogenabhängige erkrankten, denn die Injektionsnadeln bildeten höchst wirksame Vektoren. Wie in Afrika so dominierten auch hier die virulenteren HIV-Stämme rasch die weniger virulenten Stämme, weil die Selektion zwischen verschiedenen Wirten – das heißt auf geringere Virulenz – nur sehr schwach wirksam wurde. Sogar hochvirulente Viren hatten ausreichend Gelegenheit, neue Wirte zu erreichen, bevor der ursprüngliche Wirt starb. Anders herum betrachtet, kann daher die Benutzung von Kondomen und sauberen Injektionsnadeln nicht nur die Verbreitung des Virus beschränken, es kann auch die Evolution einer geringeren Virulenz fördern.

4. Kosten und Nutzen des Immunsystems

Im vorigen Kapitel hatten wir beschrieben, daß die natürliche Selektion uns ein teuflisch effizientes System der chemischen Kriegführung beschert hat. Für jeden eindringenden pathogenen Organismus existiert ein Schreckensszenario an Molekülen, die ihm begegnen können. Unser Immunsystem ist über Hunderte von Jahrmillionen geformt worden, die schlimmsten Alpträume eines Krankheitserregers wahr werden zu lassen. Leider kann eine gefährliche Waffe aber auch demjenigen gefährlich werden, der sie schwingt.

Dem Immunsystem können zwei Arten von Fehlern unterlaufen: Es kann irrtümlicherweise nicht angreifen, wenn es eigentlich attackieren sollte, oder es kann eingreifen, wo es dies eigentlich nicht tun sollte. Die erste Sorte von Fehlern entsteht bei einer unzureichenden Reaktion, so daß die Krankheit, die eigentlich im Keim hätte erstickt werden sollen, plötzlich gefährlich werden kann. Die zweite Fehlerart entsteht durch eine zu aggressive Reaktion auf geringfügige chemische Unterschiede. Die Folge hiervon können Autoimmunkrankheiten wie Lupus erythematodes und rheumatoide Arthritis sein. Im Durchschnitt liegen Sensitivität und Reaktionsbereitschaft unseres Immunsystems vermutlich nahe an dem, was einst das Optimum gewesen sein muß: genug, um pathogenen Organismen entgegenzutreten, aber nicht so stark, daß körpereigene Strukturen angegriffen würden.

Wenn wir nun aber diese biochemische Wunderwaffe – die Immunität – besitzen, wie können wir dann für Infektionskrankheiten anfällig bleiben? Dieser Umstand hat wiederum damit zu tun, daß die Evolution von infektiösen Organismen ungemein rasch ablaufen und durch die natürliche Selektion angepaßt werden kann. Varianten, die durch immunologische Angriffe am wenigsten verwundbar sind, finden ihre Gene in den künftigen Generationen am besten repräsentiert. Die Evolution kann daher den Krankheitserregern die eine oder andere Art von defensiver Wunderwaffe angedeihen lassen: Eine solche Waffe ist beispielsweise die molekulare Mimikry, über die wir im nächsten Abschnitt berichten wollen.

5. Eskalation der Täuschung

Der Begriff *Mimikry* wurde von Wissenschaftlern erstmals zur Beschreibung der Muster auf Schmetterlingsflügeln geprägt.[18] Der Fleckenfalter *Limenitis archippus* beispielsweise sieht beinahe genauso aus wie der Monarchfalter. Letzterer wird nicht von Vögeln angegriffen, denn er enthält bitter schmeckende Toxine, weil seine Raupen sich von Wolfsmilchpflanzen ernähren. Der Fleckenfalter enthält keine solchen Toxine, aber die Vögel verwechseln ihn mit seinem übel schmeckenden Double und meiden ihn ebenfalls. Solche Beispiele gibt es in allen möglichen Tiergruppen. Jede eßbare Art, die zufällig einer toxischen Art ähnelt, ist im Vorteil und die Selektion wird dafür sorgen, daß die nachahmende Art dem toxischen Modell immer ähnlicher wird. Das aber ist schlecht für das Modell, denn Vögel, die lernen, die eßbare Fälschung zu vertilgen, werden beginnen, auch das Original zu jagen. Damit beginnt ein Wettrüsten zwischen der Fälschung, die eine immer größere Ähnlichkeit mit dem Original entwickelt, und dem Original, dessen Evolution eine größtmögliche Unterscheidbarkeit von seinem eßbaren Nachbarn zu erreichen sucht. Manche Umweltbedingungen begünstigen die Fälschung beispielsweise in einem solchen Maße, daß sich zwischen kaum verwandten Arten extrem detaillierte Übereinstimmungen ergeben. Uns fällt solche Mimikry ins Auge, weil wir einen so großen Teil unserer Welt visuell wahrnehmen. Die Entdeckung von molekularer Mimikry erfordert subtilere Techniken, doch es besteht kein Grund zu der Annahme, daß sie seltener ist als die sichtbaren Beispiele.

6. Neuartige Umweltfaktoren

Bevor wir uns den Infektionskrankheiten zuwenden, wollen wir einen Ausblick auf ein Thema aus Kapitel 10 geben und auf die zahlreichen Epidemien eingehen, die sich durch neuartige Umweltbedingungen ergeben haben.[19] Wir erwähnten bereits, daß die AIDS-Epidemie durch unsere veränderten sozialen Bedingungen zustande gekommen sein kann, dasselbe aber gilt für viele andere Seuchen. Richard Krause von den *National Institutes of Health* berichtet, daß sich im zweiten und dritten Jahrhundert frühe Masern- und Pockenepidemien entlang der Hauptreisewege entwickelten, an denen in manchen Lebensgemeinschaften bis zu einem Drittel der Bevölkerung starb. Die Beulenpest, der Schwarze Tod, wütete in Asien lange Zeit, zur Epidemie aber wurde sie erst, als mongolische Invasoren sie in europäische Populationen einschleppten, die bislang davon verschont geblieben waren und die in engem Kontakt zu großen Mengen flohbefallener Ratten lebten. Wir stellen uns gern vor, daß solche Ereignisse längst Vergangenheit sind, doch AIDS breitet sich nach wie vor mit alarmierender Geschwindigkeit aus, und die Ursachen für manch anderen plötzlichen Ausbruch einer Epidemie liegen im dunkeln. In den achtziger Jahren entvölkerte das Ebola-Virus Teile Afrikas,[20] es tötete die Hälfte aller Erkrankten – darunter einen Großteil der Ärzte und der Schwestern, die sich um die Patienten gekümmert hatten. Die Epidemie hörte genauso plötzlich auf, wie sie begonnen hatte, die Gründe dafür kennt man bis heute nicht.

Manche Infektionskrankheiten sind direkte Folge moderner Technologien. Die Legionärskrankheit entstand durch einen Organismus, der die Fähigkeit besaß, im Wasser der Klimaanlage eines Hotels zu leben und sich auf diese Weise zu verbreiten. Das Syndrom des toxischen Schocks entstand, als ein neues hochabsorbierendes Tamponmaterial genügend Oberfläche und Sauerstoff für das Wachstum ungewöhnlich großer Mengen toxischer Staphylokokken möglich machte. Die Lyme-Krankheit wurde erst zum Problem, als in der Nähe von Vorortsiedlungen die Hirschpopulationen drastisch zunahmen, weil die natürlichen Feinde der Hirsche durch die Gegenwart des Menschen vertrieben worden waren. Grippe (Influenza) ist zu einer großen Gefahr geworden, weil die Möglichkeiten des weltweiten Massentransports die Ausbreitung neuer Stämme mit neuen Genen begünstigen. Man bezeichnet diese häufig als asiatische Grippe, denn die neuen Stämme haben ihren Ursprung sehr häufig in den landwirtschaftlichen Betrieben Asiens, wo Menschen, Enten und Schweine auf so engem Raum zusammenleben, daß Gene verschiedener Stämme von Influenzaviren ohne Schwierigkeiten ausgetauscht werden können.

Mit dem Entstehen großer, dicht besiedelter Städte wurde in Europa die Tuberkulose zur Epidemie. Mangelhafte hygienische Verhältnisse und Armut werden immer wieder als Ursache angeführt, doch wir sind nicht sicher, ob es nicht allein deshalb zur Epidemie kam, weil große Menschenmengen einen Großteil ihrer Zeit miteinander in geschlossenen Räumen zu verbringen begannen. Verbrauchte Luft einer TB-Krankenstation führt bei Meerschweinchen zuverlässig zur TB-Infektion. Man kann das verhindern, indem man die Luft kurz mit UV-Licht bestrahlt. Ein einziger Nieser produziert Millionen kleinster Tröpfchen, die in unbewegter Luft mit einer Geschwindigkeit von nur einem Zentimeter pro Minute zu Boden fallen. In frischer Luft würden sie verbreitet oder durch das Sonnenlicht zerstört, doch in einem geschlossenen Raum können sie Wochen überdauern. Letzteres war zweifelsohne im Jahre 1651 in London der Fall. Damals waren 20 Prozent aller Todesfälle auf Tuberkulose zurückzuführen.

Schließlich ist zu sagen, daß Epidemien auch aus besten Absichten heraus entstehen können. Kinderlähmung wurde erst zu Beginn des zwanzigsten Jahrhunderts zu einer Epidemie, die häufig zu schweren Lähmungen führte. Zuvor bekamen die Kinder diese Krankheit meist in den ersten Lebensjahren, und dann ist der Verlauf durchweg leicht. Bis zur Mitte des Jahrhunderts hatten die verbesserten hygienischen Verhältnisse die Infektion bis ins späte Kindesalter hinausgeschoben, dann aber ist der Krankheitsverlauf unter Umständen sehr viel schwerer. Auch Mononukleose (Pfeiffersches Drüsenfieber) verläuft in jungen Jahren sehr viel weniger schwer. Bei jedem der genannten Beispiele wurde eine Krankheit erst dann zu einem Problem, als sich ihr Verbreitungsweg durch neuartige Umweltbedingungen geändert hatte. In Kapitel 10 werden wir noch auf andere Umweltbedingungen und ihren Einfluß auf die Entstehung von Krankheiten eingehen.

V.
Verletzungen

Als Huck Finns betrunkener «Pap» über ein Faß mit Pökelfleisch fiel und sich dabei beide Schienbeine aufschlug, «versetzte er dem Faß einen gehörigen Fußtritt. Aber das war kein glückliches Unterfangen, denn gerade aus diesem Schuh guckten vorne seine Zehen heraus. Bei dem Geheul, das nun folgte, konnten einem die Haare zu Berge stehen. Er setzte sich auf den Boden, wälzte sich im Dreck und hielt seine Zehen mit beiden Händen. Und das Gefluche, das nun anbrach, übertraf alles, was ich je gehört hatte.»[1]

Pap handelte, als habe das Faß ihn verletzen wollen, als könne Treten und Fluchen weiteren Schaden von seinen Schienbeinen fernhalten. Doch alles Treten und Fluchen war vergeblich. Das Faß war kein Rivale, der Pap die Frau ausspannen wollte, kein Räuber, der ihn zu fangen versuchte, nicht einmal ein Mikroorganismus, der heimlich versuchte, Paps Gewebe zu zerstören. Es war nur ein Behälter aus leblosem Holz.

Wenn wir solche Dinge diskutieren wie Pökelfleischfässer als Ursache von Verletzungen, dann hat das nichts mit Wettrüsten, Strategien und jenen Interessenkonflikten zu tun, die den Wettstreit zwischen lebenden Organismen so kompliziert machen. Die Problematik von Verletzungen ist leichter einzusehen als die von Infektionskrankheiten, doch gibt es auch hier Komplexität in Hülle und Fülle. Manche Gefahren, wie beispielsweise die, von einem Meteoriten getroffen zu werden, waren immer so selten und unvorhersehbar, daß wir Menschen dagegen keine Abwehrmechanismen haben entwickeln können, so daß wir den entstandenen Schaden nur durch den Einsatz von Allzweckmechanismen zu reparieren vermögen. Andere hingegen, wie die Belastung durch hohe Dosen von Röntgenstrahlen, sind so neuartig, daß wir noch nicht ausreichend Zeit hatten, Verteidigungsmechanismen dagegen zu entwickeln. Zu manchen Bedrohungen aber, wie dem Ertrinken oder dem Angriff durch einen Räuber, ist es im Laufe der Evolution mit hinreichender Häufigkeit gekommen, und wir haben Möglichkeiten entwickelt, ihnen zu entgehen. Dieses Kapitel handelt davon, wie wir verletzungsbedingte Schäden durch mechanische Einwirkung, Strahlung, Verbrennungen und Erfrierungen vermeiden, umgehen beziehungsweise reparieren. Es handelt auch davon, warum diese Anpassungen nicht immer so gut funktionieren, wie wir es uns wünschen.

1. Verletzungen vermeiden

Der durch die zugefügte Milch abgekühlte Kaffee hätte ein ganz kleines bißchen wärmer sein können. Der Mikrowellenherd gab seine drei wohlklingenden Pieptöne von sich, und als einer von uns beiden die Tür öffnete, füllte sich die Luft mit dem Duft von dampfendem Café au lait. Er packte den Henkel der Keramiktasse und im selben Augenblick durchfuhr ihn ein sengender Schmerz – zu plötzlich, zu heftig, als daß er es fertiggebracht hätte, die Tasse auf die Laborbank zu stellen. Sie landete krachend auf dem Fußboden, der heiße Kaffee spritzte meterweit. Das Opfer kühlte seine schmerzende Hand unter kaltem Wasser und allmählich wurde ihm klar, daß diese Tasse anders war als andere, bei denen man nach dem Aufwärmen in der Mikrowelle den Henkel immer noch anfassen konnte. Dieser Henkel mußte einen Metallkern haben. Der Schmerz hatte schlimmeren Schaden verhütet, zu dem es bei längerem Kontakt zweifellos gekommen wäre. Die ängstliche Erinnerung an den Schmerz läßt ihn noch heute, Monate danach, diese spezielle Tasse meiden.

Schmerz und Angst sind nützlich, und Menschen, denen beide fehlen, sind ernsthaft im Nachteil. Wir hatten schon zuvor erwähnt, daß Menschen ohne Schmerzempfinden nahezu immer vor dem dreißigsten Lebensjahr sterben. Falls Menschen auf die Welt kämen, denen die Fähigkeit fehlte, Angst zu empfinden, dann hätte man vermutlich in den Notaufnahmen der Krankenhäuser oder in Leichenschauhäusern nach ihnen zu suchen. Wir brauchen unsere Schmerzen und Ängste. Sie sind normale Schutzmechanismen, die uns vor Gefahren warnen. Schmerz ist ein Zeichen dafür, daß Gewebe geschädigt wurde. Er muß unangenehm sein, damit wir unsere momentanen Tätigkeiten unterbrechen und zunächst alles Notwendige unternehmen, um die Schädigung zu beenden. Angst ist ein Signal, daß eine Situation gefährlich sein kann, daß man mit irgendeiner Form von Verlust oder Schaden zu rechnen hat und Flucht daher eine wünschenswerte Reaktion ist.

An diesem Punkt kommen wir zu einer unbequemen Einsicht. Schmerz und Angst, die Quellen ungezählter menschlicher Leiden, die Ziele zahlloser medizinischer Interventionen, sind keine Krankheiten oder Beeinträchtigungen, sondern sie sind statt dessen normale Bestandteile unserer körpereigenen Abwehr. Unterbindet man Schmerz und Angst auf andere Weise als durch eine Beseitigung der Ursachen, dann verschlimmert das unter Umständen den Schaden. Menschen mit einer Syringomyelie beispielsweise, einer Degeneration der zentralen Wirbelsäulenbereiche, in denen sich die Schmerzzentren befinden, empfinden keinen Schmerz in den Händen. Jemand mit einer Syringomyelie hätte besagte Tasse aus der Mikrowelle nehmen und in aller Gemütsruhe austrinken können, während sich an seinen Fingern Brandblasen bilden. Falls der Betreffende raucht, hat er eine gute Chance, sich die Fingerspitzen anzusengen. Schmerz ist also nützlich und seine Beziehung zur Angst ist kein Zufall. Wird der Körper verletzt, dann motiviert Schmerz zu rascher Flucht, und Angst verhindert den Wiederholungsfall.

Doch unsere Anpassungen zur Vermeidung von Verletzungen sind subtiler als ein reines Meiden schmerzhafter Erlebnisse beziehungsweise deren drohender Vorzeichen. Je nachdem, zu was für einen Schmerz es kommt, wird dessen Vermeidung mit bestimmten Reizen besser erlernt als mit anderen. Der Psychologe John Garcia[2] brachte Hunde problemlos dazu, einen Pfefferminzgeruch zu meiden, den er mit einer Reizung des Gastrointestinaltraktes assoziiert hatte Er mußte jedoch feststellen, daß es sehr viel schwieriger war, über dieselbe Reizung die Vermeidung eines bestimmten Tons zu erreichen. Die Hunde lernten leicht, einen Elektroschock zu meiden, wenn diesem ein Ton vorausging, hatten jedoch Schwierigkeiten, wenn das Signal in einem Geruch bestand. Aus evolutionsbiologischer Sicht ist das ungemein sinnvoll. Auditorische Stimuli sind geeignetere Anhaltspunkte für drohende Verletzungsgefahren, Gerüche hingegen sind verläßliche Indikatoren für toxische Nahrung. Wie so viele gute Ideen waren auch Garcias Überlegungen kaum zu publizieren, wurden nach ihrer Veröffentlichung zunächst zum Gegenstand beißenden Spotts, um dann später hochgepriesen zu werden.

Manche Gefahrenmomente – wie Schlangen, Spinnen oder große Höhen – lösen bei uns und anderen Primaten unmittelbare Angst aus. Die Feststellung, daß wir Situationen, die wie ein Sturz aus großer Höhe oder die Anwesenheit gefährlicher Tiere seit langem mit Gefahren assoziiert werden, instinktiv meiden, sollte uns nicht überraschen. Schließlich hätte ein Hase, der seine Angst vor Füchsen nur durch Gebissenwerden erwirbt, wenig Chancen, seine Gene an die nächste Generation weiterzugeben. Ein Hasengehirn ist programmiert, Füchse zu meiden, und es sollte uns nicht überraschen, wenn unser Gehirn ähnlich voreingenommen wäre. Der Preis für angeborenes Verhalten aber ist dessen eklatanter Mangel an Flexibilität. Besser als eine fest verankerte angeborene Reaktion wäre allemal ein flexibles System, das Ängste nur auf solche Signale hin entstehen läßt, die erwiesenermaßen auch tatsächlich eine Bedrohung darstellen. Ein neugeborenes Kitz starrt einen nahenden Wolf an und bleibt solange stehen, bis es seine Mutter fliehen sieht. Erst dann flieht es auch, und diese Fluchtreaktion ist für den Rest seines Lebens fixiert und wird – wiederum über Imitation – an die nächste Generation weitergegeben. Unsere Ängste vor Schlangen, Spinnen und großen Höhen sind angelegt, aber noch nicht «verkabelt». Sie sind teilweise erlernt und können deshalb auch verlernt werden.

Um die Entwicklung solcher Ängste zu demonstrieren, unternahm die Psychologin Susan Mineka am University of Wisconsin Primate Center eine Reihe von eleganten Experimenten.[3] Im Labor aufgewachsene Affen haben keine Angst vor Schlangen und greifen, wenn sie eine Banane holen wollen, ohne zu zögern über eine Schlange hinweg. Zeigt man ihnen jedoch einen einzigen Videofilm, in dem ein Affe auf eine Schlange alarmiert reagiert, so entwickelt der Affe eine dauerhafte Schlangenphobie. Er wagt sich nicht einmal mehr an die der Schlange am nächsten gelegene Käfigseite, und schon gar nicht greift er über eine Schlange hinüber. Zeigt der Videofilm aber einen Affen, der allem Anschein nach vor einer Blume entsetzt zurückschreckt, dann entsteht dadurch bei dem Betrachter keine Angst vor Blumen, obwohl die beobachtete Reaktion ansonsten identisch ist. Furcht vor Schlangen lernen Affen bereitwillig, Furcht vor Blumen jedoch nicht.

2. *Generalisiertes Lernen und Verstehen*

Neben der im vorhergehenden beschriebenen einfachen Konditionierung verfügen wir Menschen noch über andere, subtilere Adaptationen: unsere Fähigkeiten zur Kommunikation und zum logischen Denken und unser Gedächtnis. Auch wenn er noch keinen entsprechenden Unfall gesehen hat, kann sich ein Autofahrer vorstellen, daß es gefährlich ist, eine vereiste Bergstraße schnell hinabzufahren. Auch wer noch nie einen persönlichen Bekannten bei einem Brand verloren hat, sieht ein, daß ein Gebäudebrand eine ernsthafte Gefahr darstellt und daß man diese durch einen Rauchdetektor verringern kann. Menschen sind dank ihrer Fähigkeit zu lernen und zu denken sogar in der Lage, Dinge zu meiden, die sie nicht wahrnehmen können – Radon, Dioxine und Blei in Lebensmitteln. Unsere Fähigkeit, mit imaginären Vorstellungen umzugehen, gereicht uns sehr oft zum Vorteil – unter anderem wenn es darum geht, Gefahren vorherzusehen. Diese Fähigkeit trägt auch dazu bei, daß wir die Wiederholung einer tatsächlich gefährlichen Situation vermeiden, ohne daß dabei unnötige Ängste entstehen. Wenn wir beispielsweise beobachten, daß jemand, der Hosenträger anhat, unachtsam an elektrischen Anschlüssen herumhantiert und dabei einen Stromschlag bekommt, dann sagt uns unser Verstand, daß es zu diesem Mißgeschick durch die elektrischen Leitungen und nicht durch die Hosenträger gekommen ist.

3. Die Reparatur von Verletzungen

Verletzungen lassen sich nicht immer vermeiden. Irgendwann – ob nun beim zehnten oder beim zehntausendsten Schlag – trifft der Hammer doch den Daumen. Die entstandene Verletzung bringt eine ganze Batterie von Reparaturmechanismen in Gang.[4] Blutplättchen scheiden Gerinnungsfaktoren aus, die eine Blutung – eine äußere (in Gestalt eines Blutergusses) ebenso wie eine innere – rasch stillen. Andere Zellen schütten ein komplexes Spektrum an entzündungsverursachenden Substanzen aus, die die Temperatur des Gewebes ansteigen lassen und so eindringenden Bakterien das Wachstum erschweren. Sie lassen den Daumen außerdem schmerzen und schützen ihn so vor Belastungen, die den Heilungsprozeß stören könnten. Gleichzeitig zitiert das Immunsystem spezialisierte Infektionsbekämpfer an die Verletzungsstelle. Diese greifen Bakterien, die bei der Verletzung möglicherweise in die Wunde geraten sind, entweder direkt an oder bringen sie zu den Lymphknoten, wo sie sehr viel leichter zerstört werden. Ein Fibrinnetz verknüpft die Gewebe miteinander. Mit fortschreitender Heilung beginnt es allmählich zu schrumpfen und zieht die Wundränder auf diese Weise zusammen. Schließlich wachsen noch Nerven und Blutgefäße wieder in das geschädigte Gewebe ein, und das Hämmern kann weitergehen – wenn auch vielleicht ein bißchen vorsichtiger. Diese Reparaturmechanismen zeigen eine präzise, komplexe Koordination, auf die jedes Sinfonieorchester neidisch sein könnte.

Leider hat noch niemand die Partitur dieser Heilungssinfonie notiert. Viele Einzelstimmen sind in Pathologielehrbüchern aufs ausführlichste festgehalten, manchmal hat man sich sogar mit der Koordination der einzelnen Stimmen befaßt – insbesondere was die verschiedenen Funktionen einiger Gruppen von Immunzellen betrifft. Was uns fehlt, ist eine adaptionistische Darstellung des gesamten Prozesses. Eine solche müßte einen roten Handlungsfaden haben – das Bestreben, innerhalb kürzester Zeit eine bestmögliche Reparatur zu erreichen –, zu dem sich alle Details in Bezug setzen lassen. Es wäre eine Geschichte optimaler Kompromisse, zu erreichen unter Zuweisung äußerst knapp bemessener zeitlicher und materieller Ressourcen und zwischen so unterschiedlichen Interessen wie einem fortgesetzten möglichst effizienten Einsatz des geschädigten Körperteils und dessen gleichzeitigem Schutz vor Belastungen, die den Heilungsprozeß verlangsamen könnten. Sie hätte mit der optimalen zeitlichen Planung von Ereignissen zu tun, bei der keine Tätigkeit beginnt, bevor nicht die ihr vorausgehende erfolgreich abgeschlossen ist. Sie müßte der Notwendigkeit zu Kooperation und effizienter Kommunikation Rechnung tragen, und zwar nicht nur innerhalb des Systems selbst, in diesem Falle innerhalb des Immunsystems, sondern auch hinsichtlich der beteiligten hormonellen, enzymatischen und strukturellen Adaptationen. Sie handelte nicht nur von den Ereignissen an der Verletzungsstelle, sondern auch von hormonellen und anderen Anpassungen, beispielsweise denen auf Verhaltens- und Gefühlsebene, und von physiologischen Prozessen im ganzen Körper. Wir hoffen sehr, daß die Partitur für diese harmonische Sinfonie in naher Zukunft geschrieben sein wird.

4. Verbrennungen und Kälteschäden

Auch jener augenblicklich einsetzende Schmerz war nicht schnell genug gewesen, um die Zehntausende von Hautzellen zu retten, die durch den erhitzten Henkel besagter Kaffeetasse verbrannten. Zwei kleinere Bereiche an Daumen und Zeigefinger wurden innerhalb von Sekunden weiß. Wie Eiweiß, das man in kochendes Wasser gibt, so klumpen auch Hautzellen unter Hitzeeinwirkung zu einer weißen Masse aus denaturiertem Protein zusammen – einer Verletzung übrigens, die schwieriger zu reparieren ist als ein kleiner Schnitt.[5] Zweifellos ist das der Grund, weshalb Hitze so sehr schnell intensiven Schmerz erzeugt. Geringfügige Hautverbrennungen heilen leicht ab, weil der Mechanismus zum Ersatz von Epidermiszellen dabei intakt bleibt. Tiefere Verbrennungen aber stellen ein schwierigeres Problem dar. Zerstört eine Verbrennung die Zellen, die die Epidermis ersetzen, so bedarf es spezieller Mechanismen, um die Wunde vor Infektionen zu bewahren, das abgestorbene Gewebe zu entfernen und den Bereich mit neuen Hautzellen zu versorgen, die wachsen und die Verbrennungsstelle allmählich mit einer neuen Oberfläche verschließen können. Wir sind dazu in der Lage, aber nur mit viel Zeit und unter einem sehr hohen Infektionsrisiko. Es ist also viel besser, eine Verbrennung zu vermeiden.

Seit etwa hunderttausend Jahren ge- oder mißbrauchen wir Feuer. Bereits bevor Menschen in der Lage waren, selbst Feuer zu machen, verwandten sie brennendes Material natürlicher Herkunft, um Feuer zum Kochen und für andere Zwecke zu unterhalten. Hat diese langjährige Assoziation unsere Reaktionen auf Feuer geschärft? Es wäre interessant zu wissen, ob wir beim Kontakt mit heißen Gegenstände über bessere Schutzmechanismen verfügen als uns eng verwandte Arten – vielleicht, indem wir empfindlicher auf heiße Gegenstände reagieren oder indem Verbrennungen bei uns rascher heilen.

Hitze ist nicht der einzige thermische Schaden, der uns zustoßen kann, auch Erfrierungen lassen Zellen absterben und denaturieren – wir bezeichnen diesen Zustand auch als Frostbeule. Zwar gehörten diese über weite Teile der menschlichen Evolution nicht zu den routinemäßigen Ereignissen, doch vielleicht haben sie doch unsere Abneigung gegenüber länger andauernder Einwirkung von kalter Luft oder von kaltem Wasser – das Wärme und Kälte um einige hundertmal effizienter leitet als stehende Luft – geformt. Flüssiger Stickstoff und Trockeneis sind neuartige Gefahren, die in der Steinzeit komplett fehlten. Sie schädigen nicht weniger stark als Feuer, doch verfügen wir bislang nicht über eine Reaktion, die uns vor flüssigem Stickstoff oder Trockeneis ebenso instinktiv zurückschrecken läßt wie vor glühenden Kohlen.

5. Strahlung

Die bedeutendste Ursache für strahlenbedingte Schäden war immer die Sonne. Bei Angehörigen dunkelhäutiger Rassen gibt es in den äußersten Hautschichten eine gut funktionierende Primärverteidigung gegen die Sonneneinstrahlung, nämlich das Pigment *Melanin*, das die darunterliegenden Gewebe schlicht dadurch schützt, daß es sie beschattet. Ein paar tausend Generationen ohne Einwirkung von Sonnenlicht haben – wie man bei manchen höhlenbewohnenden Tierarten beobachten kann – unter Umständen zur Folge, daß die Fähigkeit zur Pigmentbildung verlorengeht. Daß die Pigmentierung bei dunkelhäutigen Rassen unausgesetzt vorhanden geblieben ist, zeigt, wie erfolgreich sie beim Schutz vor Sonneneinstrahlung ist.

Menschen europäischer Abstammung sind ein Sonderfall der Evolution. Ihre helle Haut läßt darauf schließen, daß der Schutz vor Sonnenlicht im Laufe ihrer Geschichte kein so durchgehend wichtiger Faktor gewesen sein kann, und so sind sie besonders anfällig für Sonnenbrände. Die ersten warmen, sonnigen Tage im Frühling verleiten viele dazu, ihre Haut über Stunden hinweg ungeschützt der Sonne auszusetzen. Vielleicht wissen sie aus schmerzvoller Erfahrung, daß dies nicht besonders gescheit ist, aber nach der Kälte des Winters tut es einfach so wohl. Wenn sie die Furcht vor der Wiederholung des letztjährigen Sonnenbrands nicht daran hindert, dann wird es der Schmerz des diesjährigen auch nicht vermögen, denn er kommt zu spät. Erst Stunden nach der Einstrahlung wird die sonnenbrandgeschädigte Haut wund, rot und heiß. Über Tage hinweg schält sich tote Haut ab. Nach ein bis zwei Wochen ist die Genesung vermutlich abgeschlossen, aber das ist vielleicht noch nicht alles, denn bereits einige wenige schwere Sonnenbrände erhöhen das Risiko für eine Jahre oder Jahrzehnte später auftretende Erkrankung an Hautkrebs um ein Vielfaches.

Die Belastung durch Sonneneinstrahlung allmählich zu steigern, ist weniger schädlich, denn jeder mit Ausnahme der allerhellhäutigsten

Personen kann eine ausreichende Melaninschutzschicht bekommen. Sonnenbräune ist ein schönes Beispiel für einen induzierbaren Schutzmechanismus, der nur bei Bedarf eingesetzt wird. Die Tatsache, daß hellhäutige Menschen nicht das ganze Jahr über pigmentiert sind, läßt darauf schließen, daß die Pigmentproduktion für ihre Vorfahren beträchtliche Kosten mit sich brachte, die zu Lasten der Fitneß gingen. In Kapitel 9 werden wir die Möglichkeit untersuchen, daß Blässe unter Umständen eine Adaptation an schattige und bewölkte Umgebungen sein könnte.

Jeder weiß, daß ein Sonnenbrand durch ein Übermaß an ultravioletter Strahlung zustande kommt, doch auch gewöhnliches sichtbares Licht ist – wenngleich weit weniger destruktiv – photochemisch aktiv und sogar potentiell schädlich. Normalerweise schädigt es uns nicht, denn nahezu jeder ist durch natürliche Selektion mit genügend Melanin und hinreichenden Enzymmengen ausgestattet worden, um photochemischen Veränderungen zu begegnen. Organismen, die ihr Leben in der Regel nicht unter heller Beleuchtung zubringen, sind der Sonneneinstrahlung oder gar manchen künstlichen Lichtquellen gegenüber sehr viel empfindlicher. Als man beispielsweise in Forellenzuchten das normale Weißlicht durch Fluoreszenz-Licht ersetzte, hatte man beim Forellenlaich ein massives Absterben zu verzeichnen.[6] Brutspezialisten wußten, daß der Laich sich in der Natur im Flußbett unter einer schattenspendenden Kieselschicht entwickelt. Sie nahmen daher an, daß die erhöhte Sterblichkeit durch die Helligkeit und durch die kürzere (blauere) Wellenlänge des Fluoreszenzlichts zustande kam, und ihre Experimente bestätigten diese Annahmen: Schützte man den Forellenlaich vor den schädlichen Strahlen, so entwickelte er sich prächtig.

Sonnenlicht tötet Hautzellen nicht durch eine thermische Schädigung, sondern durch die photochemische Veränderung lebenswichtiger Moleküle. Die so entstehenden abnormalen Substanzen und die abgestorbenen Zellen veranlassen das Immunsystem zum Angriff. Bis zu einem gewissen Grad ist das wünschenswert. Es ist Verschwendung, Ressourcen zur Versorgung toter oder unausweichlich sterbender Zellen bereitzustellen, die man eigentlich besser beiseite schafft. Genauso wichtig ist es aber auch, keine Zellen zu eliminieren, die sich selbst in angemessener Weise reparieren könnten. Zwischen diesen beiden Kategorien zu unterscheiden, ist unter Umständen nicht einfach. Bei einer Verletzung, die – wie Sonnenbrand oder vielleicht ein einfacher Bruch – nichts mit dem Eindringen von Krankheitserregern zu tun hat, ist es vielleicht am besten, einige Maßnahmen des Immunsystems zu unterdrücken, damit sie nicht mit dem Heilungsprozeß in Konflikt geraten.

Wie alle anderen Zellen können auch die Immunzellen selbst durch Strahlung geschädigt werden. Derzeit ist es alles andere als klar, welche der UV-induzierten Veränderungen des Immunsystems Anpassungen darstellen und welche als Schäden zu gelten haben. Die Langerhanszellen der Epidermis nehmen Fremdsubstanzen auf und präsentieren sie dem Immunsystem. Sie reagieren überaus komplex auf UV-B-Strahlung (ultraviolettes Licht im Bereich von 290 bis 330 Nanometer).[7] Langerhanszellen stehen in engem Kontakt zu bestimmten Nervenzellen,[8] die ein Hormon ausschütten, das ihre Tätigkeit blockiert. UV-B-Strahlung nimmt der Haut diese Zellen und damit auch die Fähigkeit, auf den Kontakt mit Fremdproteinen angemessen zu reagieren. Dieser Mangel an Sensitivität ist fast allen an Hautkrebs erkrankten Menschen gemeinsam. Die UV-B-Strahlung ist aber nicht allein das Problem. Es gibt einige Beweise dafür, daß ein Teil der im Handel zu erwerbenden Sonnenschutzlotionen zwar UV-B-Strahlung absorbieren und so einen Sonnenbrand verhindern kann, die langwelligere UV-A-Strahlung jedoch durchläßt, und auch diese ist in der Lage, die Immunzellen der Haut zu schädigen. Leuten mit einer Sonnenallergie rät man oft zu Sonnenöl, doch unter Umständen verschlimmert man damit das Problem, weil man ihnen damit eine höhere UV-A-Belastung gestattet, als sie normalerweise tolerieren würden.[9]

Die alarmierende Zunahme an Melanomen,[10] einer potentiell tödlichen Hautkrebserkankung, läßt berechtigte Angst vor übermäßiger Sonneneinstrahlung wachsen. In Schottland haben sich die Raten innerhalb des letzten Jahrzehnts verdoppelt, und die Häufigkeit bei hellhäutigen Menschen nimmt in vielen Ländern um sieben Prozent pro Jahr zu. Die Erklärungen für diesen Anstieg reichen von dem neu entstandenen, kulturell bedingten Wunsch nach Sonnenbräune bis hin zur Abnahme der Ozonschicht, die normalerweise einen Großteil der UV-Strahlung abfängt. Mit Sicherheit sind beide Faktoren in Betracht zu ziehen, doch eine evolutionsbiologische Sichtweise legt noch andere Erklärungen nahe. Wir verbringen zwar heute mehr Zeit an Stränden, aber wir verbringen insgesamt sehr viel weniger Zeit als früher damit, unbekleidet in der Sonne herumzulaufen. Die Abnahme der UV-Absorption durch die schwindende Ozonschicht wird auf der anderen Seite durch die lokale Luftverschmutzung in den meisten Gegenden mehr als ausgeglichen. Neu ist nicht die Sonneneinstrahlung oder die Unzulänglichkeit des Ozons, neu ist unser *Belastungsmuster* durch die Sonneneinstrahlung. Heutzutage verbringen Menschen den meisten Teil ihrer Zeit in geschlossenen Räumen, und am Wochenende gehen sie hinaus und leisten sich eine Runde ausgiebiger und völlig ungewohnter Belastungen. Wer tagtäglich Stunden draußen verbringt, paßt sich der Belastung allmählich an und bekommt höchstwahrscheinlich keinen Sonnenbrand. Das Risiko für die Entstehung von Melanomen korreliert eng mit der Anzahl der Sonnenbrände und zeigt weniger Bezug zur Gesamtzeit, die in der Sonne verbracht wird.

Ein weiterer neuartiger Umweltfaktor ist die Verwendung chemisch komplexer Sonnenschutzlotionen. Eine Unterbindung der UV-Einstrahlung setzt die Entwicklung kanzeröser (krebsartiger) Hautveränderungen herab. Eine kürzlich an 588 Australiern durchgeführte kontrollierte Studie konnte zeigen, daß diejenigen, die eine aktiv UV-absorbierende Sonnenschutzlotion verwendeten, weniger präkanzeröse Hautveränderungen zeigten als diejenigen, die eine Creme benutzen, welche das UV-Licht weniger wirksam absorbierte.[11] Aber können die Chemikalien in den Sonnenschutzlotionen nicht auch ihrerseits zu Problemen führen? Sie bleiben nicht einfach nur auf der Haut, sondern sie werden absorbiert. Welche Wirkung haben sie auf Hautzellen und wie werden sie durch die Bindung an Gewebeproteine und durch das ständige Bombardement mit starkem Licht verändert? Hier gibt es noch jede Menge offener Fragen. Welche Ironie wäre es, würden wir eines Tages herausfinden, daß Hautkrebs – direkt oder indirekt – durch Sonnenschutzlotionen verursacht werden kann. Besondere Aufmerksamkeit verdienen in diesem Zusammenhang auch Produkte, die die entzündlichen Prozesse bei einem Sonnenbrand unterdrücken. Eine solche Inhibierung mag Krebs verhindern, indem sie unnötigen Schaden durch Autoimmunreaktionen unterbindet, sie könnte aber auch geschädigte und potentiell kanzeröse Zellen davor bewahren, vom Immunsystem auf natürliche Weise zerstört zu werden.

Wir möchten betonen, daß es sich bei diesen Überlegungen nicht um Fakten, sondern um reine Spekulationen handelt, die sich aufgrund unseres mangelnden Wissens ergeben. Warum wissen wir trotz aller vorhandenen Informationsfülle so wenig über den Sonnenbrand? Verständnis, das als verläßliche Grundlage für Schutz und Therapie dienen kann, wird erst erreicht werden, wenn Wissenschaftler, die mit evolutionsbiologischen Denkansätzen vertraut sind und ein detailliertes Wissen über die zellulären und molekularen Ereignisse bei einem Sonnenbrand besitzen, Erklärungen finden können, die 1) die UV-Schädigung der Haut von deren adaptiver Reaktion auf UV-Belastung unterscheiden; 2) die UV-bedingte Beeinträchtigung von Immunsystemfunktionen und die adaptive Immunantwort gegeneinander abgrenzen; 3) einen Unterschied machen zwischen den Funktionsstörungen in den Langerhanszellen und deren adaptiver Antwort; 4) die Einzelkomponenten des Reparaturvorgangs und ihre Koordination umreißen und 5) die positiven und negativen Effekte der vor der Strahlenbelastung aufgetragenen Sonnenschutzlotionen und der im nachhinein anzuwendenden entzündungshemmenden Präparate klarmachen.

Durch Sonneneinstrahlung bedingte Schäden scheinen auch einen Beitrag zur Entstehung von grauem Star, der Linsentrübung des Auges, zu leisten.[12] Heute absorbieren die meisten Sonnenbrillen UV-Strahlung, früher war dies jedoch oftmals nicht der Fall. Statt dessen verringerten sie lediglich die Menge an sichtbarem Licht, so daß sich die Pupille stärker öffnete und sogar mehr, statt weniger UV-Licht zuließ. Schlimmer noch: Auch ein Teil der billigen Sonnenbrillen, die man so häufig Kindern gibt, lassen große Mengen UV-Licht durch. Man fragt sich, ob Patienten mit grauem Star ihr Problem nicht vielleicht zum Teil Sonnenbrillen verdanken, die sie Jahrzehnte zuvor getragen haben.

6. Regeneration einzelner Körperteile

Kinder stellen oft die intelligentesten Fragen. «Warum», so fragt ein wißbegieriges Kind, «warum wächst einem Seestern ein neuer Arm, Onkel Robert aber nicht?» Ja wirklich, warum nicht? Wenn Eidechsen einen neuen Schwanz, Seesterne verlorene Arme und Fische verlorene Flossen ersetzen können, warum wächst bei uns dann nicht einmal ein Finger nach? Bemerkenswert ist, daß sich Erwachsene so gut wie nie für diese Frage interessieren – nicht einmal Biologen. Die allgemeine Antwort im evolutionsbiologischen Sinne lautet, daß die natürliche Selektion keine Fähigkeiten beibehält, die mit großer Wahrscheinlichkeit nicht von Nutzen sein werden oder bei denen die zu erwartenden Vorteile die Kosten nicht aufwiegen.[13] Wie in Kapitel 3.9 erwähnt, waren schwere Schädigungen von Gehirn und Herz vor dem Zeitalter der modernen Medizin grundsätzlich tödlich, so daß auf die Fähigkeit zur Regeneration dieser Gewebe gar keine Selektion hat wirken können. Ein Steinzeitmensch, der einen Arm verlor, konnte innerhalb von Minuten verblutet sein. Wäre es gelungen, die Blutung auf irgendeine Weise zu stillen, so wäre das Opfer mit großer Wahrscheinlichkeit sehr bald an Tetanus, Wundbrand oder an irgendeiner anderen Infektion zugrunde gegangen. Jeder Prozeß, der unseren entfernten Vorfahren erlaubt haben könnte, einen Arm zu regenerieren, ging durch die Ansammlung von Mutationen verloren, die der Selektion nicht unterworfen waren.

Wie aber steht es mit dem Verlust eines Fingers? Er führt nicht mit derselben Wahrscheinlichkeit zum Tode wie der Verlust eines Arms, solche Verletzungen heilen in vielen Fällen auch unter Steinzeitbedingungen. Warum erfolgt statt der einfachen Heilung der Wunde keine Regeneration des Fingers? Hier reicht die im vorhergehenden Abschnitt vorgeschlagene Erklärung nicht aus. Wir wollen statt dessen zwei andere Gesichtspunkte in Erwägung ziehen. Zum einen ist diese regenerative Fähigkeit sicher nicht sehr häufig von Nutzen, verschaffte also dem, der sie besitzt, keinen übermäßig hohen Vorteil. Die meisten Menschen verlieren keinen Finger, und wenn doch, so ist die langfristige Beeinträchtigung dadurch nicht notwendigerweise übermäßig schwerwiegend. Ein neunfingriger Neandertaler konnte bestimmt ein gesetztes Alter von fünfzig Jahren erreichen. Ein anderer Grund, auf den wir bereits wiederholt hingewiesen haben, besteht darin, daß jede Adaptation ihre Kosten hat. Die Fähigkeit, geschädigtes Gewebe regenerieren zu können, bringt nicht nur die Kosten für die entsprechende Maschinerie, die dieses ermöglicht, mit sich, sondern auch eine verminderte Fähigkeit zur Kontrolle gefährlicher Wucherungen. Ein Mechanismus, der die zelluläre Replikation erlaubt, erhöht das Krebsrisiko. Reifen, spezialisierten Geweben mehr als eine minimale Kapazität zur Reparatur wahrscheinlicher Verletzungen zuzugestehen, ist, wie wir im Kapitel zum Thema Krebs sehen werden, eine gefährliche Angelegenheit.

Noch eine andere Erklärung wird häufig für unsere Unfähigkeit, einen verlorenen Finger nachwachsen zu lassen, angeführt. Regeneration verlangt nach Wachstumshormonen, der Kontrolle zellulärer Bewegungsabläufe und vielen anderen Prozessen, die im erwachsenen Stadium einfach nicht mehr vorhanden sind. Mit anderen Worten: Nach Ablauf bestimmter früher fetaler Stadien fehlt die Maschinerie zur Reproduktion eines Fingers. Dies ist die Art von unmittelbarer Erklärung auf der Grundlage der Einzelheiten des Mechanismus, an die die meisten Mediziner zuerst denken würden. Doch uns fehlt darüber hinaus auch eine evolutionsbiologische Erklärung dafür, *weshalb* uns dieser Apparat fehlt und worin er bestanden haben mag. Eine solche evolutionsbiologische Erklärung befriedigt die Neugier eines Kindes sehr viel eher, und sie kann Forscher zu fruchtbaren Überlegungen darüber veranlassen, welche Art von Maschinerie durch den Verlust eines Fingers denn erwartungsgemäß aktiviert werden müßte. Wir sind der Ansicht, daß diese einen optimalen Kompromiß zu erfüllen hätte zwischen den Vorteilen einer raschen und verläßlichen Reparatur, den Kosten für den benötigten Apparat und der Gefahr für die Enstehung von Tumoren.

VI.
Toxine: alt und neu, allgegenwärtig

«Nat», sagt Don Birnham (Ray Milland) zu seinem Wirt in *The Lost Weekend,* «Du hältst nichts vom Trinken, nicht? Läßt meine Leber schrumpfen, oder? Piekt meine Nieren. Ja, aber mein Verstand, was macht es mit meinem Verstand?» Was es mit seinem Verstand macht, wollen wir in einem späteren Kapitel betrachten. Hier soll es nur um einige Auswirkungen gehen, zu denen es vor dem Angriff auf Leber und Nieren kommt.

Auf dem Weg durch die Speiseröhre zum Magen beschert der Roggenwhisky Don ein leicht brennendes Gefühl. Während der Alkohol rasch durch die normalerweise schützende Schleimschicht in das darunterliegende Gewebe diffundiert, signalisieren seine Nerven den Tod von einigen Millionen Zellen. Wird eine Zelle mit einer bestimmten kritischen Alkoholdosis konfrontiert, stirbt sie. Tote Zellen oder auch Zellen, bei denen nur die Membran geschädigt ist, schütten Wundhormone und Wachstumsfaktoren aus, die zu anderen Zellen diffundieren, welche für einen solchen Notfall in Reserve gehalten werden. Die Reservezellen, tief verborgen in schützenden Falten der Magenschleimhaut, reagieren auf das Signal, indem sie zu der Verletzungsstelle wandern, wo sie sich teilen, um mehr von der dort benötigten Zellsorte zu schaffen.[1] Die am stärksten belastete äußere Schicht der Magenschleimhaut kann binnen Minuten ersetzt werden – aber läßt Don ihnen genug Zeit dazu, bevor er den nächsten Whisky kippt?

1. *Natürliche und künstliche Toxine*

Hochprozentiger Alkohol ist nur eine der vielen neuartigen Gefahren, denen wir ausgesetzt sind. In der Landwirtschaft werden Schädlinge in erster Linie mit Hilfe von Pestiziden unter Kontrolle gehalten, die es vor 1940 noch nicht gab. Silos werden mit giftigen Dämpfen eingenebelt, um gelagertes Korn vor Insekten und Nagern zu schützen. Nachweislich toxische Chemikalien wie Nitrate werden eingesetzt, um die Lagerfähigkeit unserer Produkte zu verbessern. Viele Arbeitnehmer inhalieren toxische Dämpfe oder Staubpartikel, und in Wohngebieten sprüht man Insektizide wie Lindan in die Bäume – häufig ohne Rücksicht auf die eigene Gesundheit oder auf die des Nachbarn. Unser Trinkwasser enthält Schwermetalle, unsere Luft Schadstoffe, und aus unseren Kellern strömt Radon. Unsere modernen Zeiten sind offenbar besonders gefährlich, was Gifte in unserer Nahrung und unserer Luft betrifft, stimmt's?

Stimmt nicht. Wir sind zwar vielen Giften ausgesetzt, die es noch in jüngster Vergangenheit nicht gegeben hat, aber unsere Belastung durch viele natürliche Toxine hat seit der Steinzeit und der Frühzeit des Ackerbaus massiv abgenommen. Erinnern Sie sich an das Kapitel über Infektionskrankheiten und an den Wettlauf zwischen Konsumenten und Konsumierten, der sich zu einem Wettrüsten auswachsen kann. Pflanzen können sich nicht in Sicherheit bringen, indem sie weglaufen, also setzen sie chemische Waffen ein. Menschen wußten immer, daß einige Pflanzen giftig sind. In Büchern über den Gartenbau finden sich routinemäßig Listen von Pflanzen, deren Genuß krank macht oder tödlich sein kann. Diese Listen beschäftigen sich nur mit den schlimmsten Kandidaten. Die meisten Pflanzen enthalten Toxine, die schädlich wären, würde man sie nicht in nur minimalen Mengen zu sich nehmen. Erst vor kurzem haben Wissenschaftler erkannt, daß die toxischen Substanzen keineswegs Abfallprodukte sind, die sich nur zufällig für einige potentielle Verbraucher als giftig erweisen. Sie sind vielmehr der eigentliche Abwehrmechanismus, mit dem Pflanzen sich gegen Tiere zur Wehr setzen, die sie fressen könnten (Herbivoren), und sie spielen eine Schlüsselrolle in der Ökologie natürlicher Lebensgemeinschaften. Die Bewohner des amerikanischen Ostens müssen nicht lange nach einem Beispiel suchen. Die meisten Rasen bestehen zum großen Teil aus Schwingel, einer Grassorte, die wegen ihres raschen Wachstums und ihrer Widerstandsfähigkeit gegenüber Krankheiten sehr beliebt ist. Die Vorstellung, alle Rasenmäher abzuschaffen und Pferde die Rasen abgrasen zu lassen, ist ungemein attraktiv – aber die Pferde würden rasch krank werden: Ein großer Teil des Schwingels ist in Bodennähe mit einem Pilz infiziert, der wirksame Toxine herstellt. Das Gras schützt sich, indem es diese Toxine bis zur Spitze des Halmes transportiert – der ideale Ort um Pflanzenfresser abzuschrecken. Schwingel und Pilz helfen einander.

Erst in jüngster Zeit haben uns einige Pioniere wie Timothy Johns und Bruce Ames[2] und deren Mitarbeiter auf die immense medizinische Bedeutung des Pflanzen-Herbivoren-Wettrüstens aufmerksam gemacht. Als Einführung zur Rolle der Pflanzentoxine für die Geschichte der Menschheit können wir Johns' Buch *With Bitter Herbs Thou Shalt Eat It*[3] nur jedem ans Herz legen.

Wir haben es hier wiederum mit einem Wettrüsten zu tun, dieses Mal zwischen pflanzenfressenden Tieren wie wir und den Pflanzen, die sich vor dem Gefressenwerden schützen müssen. Mitteleuropas Steinzeitmenschen, die am Ende eines Winters verhungerten, statt sich fröhlich an Eicheln und Eichenknospen satt zu essen, hatten im Wettlauf mit den Eichen den kürzeren gezogen. Eicheln und Eichenknospen sind vollgestopft mit Nährstoffen, aber zum Leidwesen künftiger Konsumenten auch mit Gerbsäure-Alkaloiden und anderen Defensivtoxinen. Die frühen Europäer, die sich an unbehandelten Eichengeweben satt aßen, starben sogar noch früher als ihre hungernden Genossen.

Tiere, die andere Tiere fressen, haben es gelegentlich mit Giften oder anderen schädlichen Substanzen zu tun, die von ihren Opfern produziert werden, aber auch zumindest mit Spuren der von ihrem Opfer verzehrten pflanzlichen Toxine. Die Raupe des bereits zuvor erwähnten Monarchfalters ernährt sich von Wolfsmilchpflanzen, und zwar nicht nur, weil sie über eine Maschinerie verfügt, die sie selbst unempfindlich gegen die tödlichen Herzglykoside aus der Wolfsmilch macht, sondern auch, weil sie durch den Verzehr der Pflanze ihrerseits giftig und so von potentiellen Räubern gemieden wird. Viele Insekten und Arthropoden (Gliederfüßer) schützen sich mit Giften (Toxinen).[4] Viele Amphibien sind giftig – insbesondere die buntgefärbten Frösche, mit denen die Amazonasvölker ihre Pfeilspitzen vergiften. Die lebhaften Farben und Muster solcher giftigen Tiere schützen diese vor Räubern, die aus bitterer Erfahrung gelernt haben, daß diese Opfer keine erstrebenswerten Nahrungsmittel darstellen. Wenn Sie jemals im Regenwald hungern sollten: Essen Sie nicht den grell gefärbten Frosch, der dort auf dem nächsten Zweig prangt, sondern den getarnten, im Gebüsch versteckten.

Wie wirken Pflanzentoxine? Sie tun alles, was einen Pflanzenfresser davon abhält, die Pflanze zu fressen. Warum gibt es so viele verschiedene Toxine? Für jede Art der Verteidigung fänden Pflanzenfresser sehr bald einen Weg, sie zu umgehen, das Wettrüsten läßt daher viele entstehen. Die Liste verschiedener Toxine und ihrer verschiedenartigen Wirkungsweisen ist beeindruckend. Manche Pflanzen stellen Vorläufer von Zyanid her, die entweder von der Pflanze selbst oder von den Bakterien im Darm des Konsumenten freigesetzt werden. Bittermandeln fallen in diesem Zusammenhang besonders ins Auge, aber Apfel- und Aprikosenkerne entsprechen derselben Strategie, und auch Maniokwurzeln, die in vielen Kulturen der Nahrung dienen.

Alle Adaptationen aber sind mit Kosten verbunden, auch die Produktion pflanzlicher Defensivchemikalien. Die Herstellung von Toxinen verschlingt Material und Energie, und die Toxine bringen unter Umständen der Pflanze, die sie produziert, ebenfalls Nachteile.[5] Allgemein gesprochen: Eine Pflanze kann einen hohen Toxinspiegel haben oder rasch wachsen. Beides zusammen geht nicht. Um es vom Standpunkt des Pflanzenfressers aus zu sehen: Rasch wachsende Pflanzengewebe liefern in der Regel die bessere Nahrung als stabile oder langsam wachsende Strukturen. Das ist der Grund, weshalb Blätter verwundbarer als Rinde sind und warum die ersten Blätter im Frühling Raupen und anderen Schädlingen in besonderem Maße ausgesetzt sind.

Samen sind oft deshalb besonders giftig, weil ihre Zerstörung die Vermehrungsstrategie der Pflanze durchkreuzen würde. Früchte wiederum sind bunt gefärbte aromatische Zucker- und Nährstoffpäckchen, extra dazu angelegt, attraktive Nahrung für Tiere zu bieten, die die in ihnen enthaltenen Samen verbreiten können. Die Samen im Inneren der Frucht sind so beschaffen, daß sie entweder intakt verworfen werden (wie Pfirsichkerne) oder aber den Verdauungstrakt sicher passieren (wie Himbeersamen), um an irgendeinem weit entfernten Ort, von natürlichem Dünger umgeben, abgelegt zu werden. Wird die Frucht verspeist, bevor der Samen reif ist, dann war die ganze Investition umsonst, deshalb produzieren viele Pflanzen potente Toxine, die den Genuß unreifer Früchte unattraktiv machen – daher die sattsam bekannten Bauchschmerzen beim Verzehr unreifer Äpfel. Auch Nektar ist zum Verzehr bestimmt, aber bitte nur von den für die jeweilige Pflanzen am besten geeigneten Pollenüberbringern. Nektar ist ein ausgeklügelter Cocktail aus Zucker und verdünnten Giften.[6] Das Rezept ergab sich aus dem günstigsten Kompromiß zwischen der Aufgabe, unerbetene Besucher abzuweisen, und der, erwünschte Personen nicht zu entmutigen.

Nüsse repräsentieren wieder eine andere Strategie. Ihre harten Schalen schützen sie vor vielen Tieren, und manche, wie die Eicheln, sind zusätzlich durch große Mengen an Tannin und anderen Toxinen geschützt. Viele Eicheln werden gefressen, andere werden in den Boden getreten, wieder andere werden von Eichhörnchen vergraben und erhalten so Gelegenheit, zu neuen Bäumen heranzuwachsen. Um Eicheln für den Menschen genießbar zu machen, bedarf es einer solch aufwendigen Aufbereitung, daß wir uns fragen, ob das Tannin nicht vielleicht sogar für die Eichhörnchen zu viel ist. Vielleicht tritt es aber auch aus, wenn die Eichel in feuchter Erde vergraben wird. Wenn dem so sein sollte, dann vergraben Eichhörnchen ihre Nahrung nicht nur, sondern sie bereiten sie gleichzeitig auf – eine hübsche List im Wettrüsten mit den Eichen. Falls Sie sich einmal hungernderweise in einer unbekannten Wildnis befinden sollten, dann essen Sie am besten weiche, süße Früchte, die Nüsse mit der härtesten Schale und vielleicht ein paar unzugängliche Wurzeln. Meiden sie scheinbar ungeschütztes fleischiges Pflanzenmaterial wie Blätter, bei dem das Risiko, daß es giftig sein könnte, ungleich größer ist, da es sich vor Ihrem oder manch anderem hungrigen Maul schützen muß.

Die pflanzlichen Eskalationen im Wettrüsten sind mannigfaltig und überaus variabel. Manche Pflanzen stellen, solange sie nicht mechanisch geschädigt werden, nur wenig defensives Toxin her. Im Augenblick der Verletzung aber sammelt sich das Toxin rasch an oder nahe der verletzten Stelle. Die Beschädigung einer Tomaten- oder einer Kartoffelpflanze regt in der ganzen Pflanze – nicht nur an der verletzten Stelle – die Produktion von Toxinen (Proteinaseinhibitoren) an. Eine Pflanze hat kein Nervensystem, aber sie verfügt über ein elektrisches Signalsystem und über ein Hormonsystem, das alle ihre Bestandteile darüber informiert, was an einer beliebigen Stelle geschieht.[7] Manche Espen verfügen sogar über eine noch beeindruckendere Form der Kommunikation. Sobald ein Blatt verletzt wird, verdampft aus der Wunde eine flüchtige Verbindung (Methyljasmonat), die in anderen Blättern, sogar in den Blättern anderer Bäume, die bereits erwähnte Proteinasereaktion auslösen kann. Das Ergebnis solcher Abwehrmechanismen ist in der Regel, daß Insekten schon nach kurzem Genuß abgestoßen werden. Manche besonders pfiffigen Insekten beginnen ihre Mahlzeit, indem sie die Hauptader des Blatts durchtrennen, so daß die Pflanze keine Toxine mehr in das Blatt entsenden kann. Und so nimmt das Wettrüsten weiter seinen Lauf.

2. *Verteidigungsmechanismen gegen natürliche Toxine*

Die beste Verteidigung ist natürlich die bereits im Zusammenhang mit Infektionskrankheiten in verschiedenen Spielarten diskutierte Vermeidung beziehungsweise die rasche Ausscheidung. Wir meiden schlecht schmeckende und übelriechende Nahrung wie schimmliges Brot und verdorbenes Fleisch, weil wir mit adaptiertem Ekel auf die von Pilzen und Bakterien produzierten Toxine reagieren.[8] Wir entledigen uns toxischer Substanzen rasch durch Ausspucken, Erbrechen oder Durchfall und lernen sehr bald alles zu meiden, was uns zu Erbrechen oder Durchfall veranlaßt.

Viele verzehrte Toxine können durch Magensäure und Verdauungsenzyme denaturiert werden. Der Magen ist mit einer Schleimschicht ausgekleidet, die ihn vor aufgenommenen Toxinen und Magensäure schützt. Werden einige Zellen kontaminiert, so ist dies nur von vorübergehender Wirkung, denn die Schleimhautzellen in Magen und Darm schilfern genau wie die Hautzellen regelmäßig ab. Werden Toxine im Magen oder Darm absorbiert, dann wandern sie über die Pfortader direkt in die Leber, unser wichtigstes Entgiftungsorgan. Dort werden einige toxische Verbindungen von Enzymen verändert und auf diese Weise unschädlich gemacht, andere werden an Moleküle gebunden, die über die Galle in den Darm ausgeschieden werden. Toxinmoleküle von hinreichend geringer Konzentration werden rasch von Rezeptoren auf den Leberzellen aufgenommen und über die Entgiftungsenzyme der Leber entsorgt.

Unser Schutz vor Zyanid beispielsweise beruht auf einem Enzym namens Rhodanase, das dem Zyanid ein Schwefelatom zufügt und es so zu einer chemischen Substanz namens Thiocyanat werden läßt. Thiocyanat ist zwar weit weniger giftig als Zyanid, doch es verhindert dennoch die normale Jodaufnahme im Schilddrüsengewebe und kann so die nunmehr überforderte Schilddrüse dazu bringen, sich zu vergrößern und einen Kropf zu bilden. Pflanzen der Gattung *Brassica* (darunter Brokkoli, Rosenkohl, Blumenkohl und Weißkraut) haben ihren strengen Geschmack von einer Verbindung namens Allylisothiocyanat. Die Fähigkeit, eine mit ihr verwandte Verbindung, Phenylthiocarbamat (PTC) schmecken zu können, ist sehr unterschiedlich ausgeprägt, wie Generationen von Studenten werden bestätigen können, die als Teil eines Experiments zur genetischen Variabilität an PTC-getränktem Filterpapier lecken mußten. Manche Menschen schmecken PTC nicht, andere haben ein anderes Gen und empfinden es als bitter. Letztere haben unter Umständen einen Vorteil im Hinblick auf die Vermeidung natürlicher Substanzen, die einen Kropf erzeugen. In den meisten Bevölkerungen schmecken etwa 70 Prozent aller Menschen PTC, in den Anden aber, wo diese Verbindung besonders häufig in der Ernährung zu finden ist, wird sie von 93 Prozent aller Menschen wahrgenommen.[9]

Ein anderer weitverbreiteter Verteidigungsmechanismus bei Pflanzen ist Oxalat. Besonders hohe Konzentrationen davon findet man in Rhabarberblättern. Oxalat bindet Metalle, insbesondere Calcium. Die meisten Nierensteine bestehen aus Calciumoxalat, und die Ärzte empfehlen solchen Patienten seit Jahren, sich calciumarm zu ernähren. Eine 1992 publizierte Studie mit 45619 Männern ergab jedoch, daß das Risiko für Nierensteine bei Männern mit geringer Calciumaufnahme erhöht war.[10] Wie ist so etwas möglich? Calcium aus der Nahrung bindet Oxalat im Darm, so daß es nicht absorbiert werden kann. Ist der Calciumgehalt der Nahrung zu gering, dann gelangt ein Teil des Oxalats ungebunden in den Körper. Wenn, wie die Forscher S. B. Eaton und D. A. Nelson versichern, die Calciummenge in unserer Nahrung heute durchschnittlich weniger als die Hälfte dessen beträgt, was in der Steinzeit normal war, dann kann es sein, daß unsere gegenwärtige Anfälligkeit für Nierensteine von diesem Aspekt unserer modernen Umgebung herrührt, der uns ungewöhnlich empfindlich gegen die Einwirkung von Oxalat macht.

Es gibt Dutzende anderer Toxinklassen, von denen jede auf andere Weise mit unseren normalen Körperfunktionen wechselwirkt. Pflanzen aus der Familie der Wolfsmilchgewächse und Fingerhut produzieren Glykoside (unter anderem Digitalis), die die Übermittlung der für den Erhalt eines normalen Herzrhythmus notwendigen elektrischen Impulse beeinflussen. Lektine lassen Blutzellen zusammenklumpen und so Kapillaren blockieren. Viele Pflanzen stellen Substanzen her, die mit dem Nervensystem wechselwirken – Opioide im Mohn, Koffein im Kaffee, Kokain in Cocablättern. Sind solche medizinisch nutzbaren Substanzen Toxine? Die in ein paar Kaffeebohnen enthaltene Koffeinmenge gibt uns vielleicht einen angenehmen Aktivitätsschub, aber stellen Sie sich die Wirkung derselben Menge auf eine Maus vor! Kartoffeln enthalten Diazepam (Valium®) – wenn auch in Mengen, die zu gering sind, um beim Menschen eine auch nur im mindesten spürbare Entspannung hervorzurufen. Andere Pflanzen verfügen über Toxine, die Krebs oder genetische Schäden erzeugen, Sonnenempfindlichkeit oder Leberschäden verursachen können – was immer Sie wollen. Das Pflanzen-Herbivoren-Wettrüsten hat Waffen und Verteidigungsmechanismen von ungeheurer Potenz und Vielfalt entstehen lassen.[11]

Was passiert, wenn wir unseren Körper mit so vielen Toxinmolekülen überladen, daß alle Verarbeitungsstellen der Leber besetzt sind? Im Gegensatz zur geduldigen Käuferschlange an der Kasse des Supermarkts warten diese Moleküle nicht brav, bis sie an der Reihe sind. Diese überschüssigen Toxine zirkulieren im Körper und richten Schaden an, wo immer sie können. Unser Körper kann zwar nicht auf der Stelle zusätzliche Entgiftungsenzyme herstellen, doch viele Toxine stimulieren eine erhöhte Enzymproduktion – als Vorbereitung auf den nächsten Ansturm sozusagen. Werden diese Enzyme durch Medikamente induziert, so kann das den Abbau anderer Medikamente im Körper beschleunigen, so daß man deren Dosis verändern muß. Timothy Johns erwähnt in seinem Buch die interessante Möglichkeit, daß die unzureichende tägliche Belastung durch Toxine unsere Enzymsysteme möglicherweise unfähig macht, eine normale Ladung Toxin zu handhaben. Vielleicht kann unser Körper sich bei Toxinen ebenso wie bei Sonnenlicht zwar chronischen Belastungen anpassen, nicht aber gelegentlichen.

Weidende Tiere beschränken ihren Konsum bei gewissen Pflanzen, um eine Überbelastung eines ihrer Entgiftungsapparate zu vermeiden. Vielfalt der Ernährung trägt auch dazu bei, die Aufnahme angemessener Mengen an Vitaminen und Spurenelementen zu sichern. Überläßt man uns in natürlicher Umgebung uns selbst, dann tun wir dasselbe. Falls Ihr Lieblingsgemüse Brokkoli ist, und Ihnen stünde ein unbegrenzter Vorrat davon zur Verfügung, ansonsten jedoch nichts, dann würden Sie nicht so viel davon essen als würde man Ihnen Brokkoli und Gurken anbieten. Viele Diätvorschläge zum Abnehmen basieren auf dem Prinzip, daß wir weniger essen, wenn uns nur einige wenige Nahrungsmittel zur Verfügung stehen, als wenn wir Zugang zu einer wohlausgestatteten Cafeteria hätten. Außer durch unsere ganz speziellen Entgiftungsenzyme halten wir den durch Toxine in der Nahrung verursachten Schaden auch gering durch unsere instinktive Neigung, uns von einem breiten Spektrum an Nahrungsmitteln zu ernähren. Unsere

Enzyme sind nicht so potent oder vielfältig wie die von Ziegen und Rehen, aber sie sind leistungsfähiger als die von Hund oder Katze. Ernährten wir uns wie ein Hirsch von Blättern und Eicheln, dann drohte uns eine schwere Vergiftung – so wie Hund oder Katze rasch übel würde von dem, was wir für einen gesunden Salat halten.

Wir sind also stärker als jede andere Spezies in der Lage, uns vor Vergiftungen zu schützen, indem wir lernen, wie wir sie vermeiden können. Nur wir können etwas über die gefährlichen Pflanzen in unseren Gärten und Wäldern nachlesen, und wir sind die Art, deren Ernährungsgewohnheiten am stärksten durch soziales Lernen geformt werden. Ein Nahrungsmittel, das uns unsere Mutter gibt, kann in der Regel als sicher und nahrhaft gelten. Was unsere Freunde ohne ersichtlichen Schaden verspeisen, ist zumindest einen Versuch wert. Was sie ablehnen, behandeln wir besser mit Vorsicht.

Oder allgemeiner: Es liegt eine weise Voraussicht in unserer angeborenen Tendenz, uns dem scheinbar willkürlichen Diktat unserer Kultur zu unterwerfen. In vielen Gesellschaften verlangt das Ritual der Maiszubereitung den Zusatz von Alkali vor dem Verzehr.[12] Sie können sich sicher ein paar prähistorische Olmeken-Teenies vorstellen, die ihre Vorfahren auslachten, weil diese sich all die Mühe machten? Aber würden diese Teenager nur unaufbereiteten Mais verzehren, dann erkrankten sie nur allzubald an den neurologischen Symptomen und Hautanomalien der Pellagra (einer bestimmten Vitaminmangelkrankheit). Weder die rebellierenden Jugendlichen noch ihre Alten haben wissen können, daß man die Aminosäurezusammensetzung von Mais ausgleicht, wenn man ihn mit Alkali kocht und so das Vitamin Niacin (Nicotinsäure) freisetzt, das die Entstehung von Pellagra verhindert. Die traditionellen Praktiken aber veranlaßten alles Nötige auch ohne tieferes wissenschaftliches Verständnis.

Oder denken Sie an die prähistorischen Bewohner Kaliforniens, deren Haupternährung aus Eicheln bestand. Die großen Tanninmengen in Eicheln wirken adstringierend und wechselwirken massiv mit Proteinen – Eigenschaften, die sie besonders nützlich für das Gerben von Leder machen.[13] Wie bereits zuvor erwähnt, sind Eicheln, direkt vom Baum genossen, zunächst einmal hoch toxisch. Ob die Gerbsäure im Laufe der Evolution entstand, um die Eicheln vor großen Tieren oder gegen Insekten oder Pilze zu schützen, ist nicht klar, aber eine Konzentration von mehr als acht Prozent in der Nahrung ist für Ratten tödlich. Die Tanninkonzentration in Eicheln kann bis zu neun Prozent betragen, und damit ist klar, weshalb wir sie nicht roh essen können. Die Pomo-Indianer Kaliforniens vermischten zum Brotbacken unaufbereitetes Eichelmehl mit einer bestimmten Art von rotem Lehm. Der Lehm band genug Gerbsäure, um das Brot eßbar zu machen. Andere Gruppen kochten die Eicheln, um das Tannin zu extrahieren. Unsere Enzymsysteme sind offenbar in der Lage, mit geringen Tanninmengen fertig zu werden, und viele von uns mögen seinen Geschmack in Tee und Rotwein. Geringe Tanninmengen können sogar nützlich sein und die Produktion des Verdauungsenzyms Trypsin anregen.

Das Spektrum der menschlichen Ernährung erweiterte sich mit der Zähmung des Feuers. Da Wärme einen großen Teil der potentesten Pflanzentoxine entgiftet, ermöglicht uns das Kochen den Verzehr von Nahrungsmitteln, mit denen wir uns andernfalls vergiften würden. Die cyanogenen Glykoside in den Blättern und Wurzeln des Aronstabs werden durch Hitze zerstört, so daß die frühen Europäer die Pflanze essen konnten. Manche Toxine aber sind unglückseligerweise hohen Temperaturen gegenüber stabil, andere entstehen gar erst durch das Kochen. Die leckere Kohleschicht auf einem Grillhähnchen enthält genug Nitrosamine, um so mancher Behörde hinreichend Grund zu der Empfehlung zu liefern, daß wir zur Verhinderung von Magenkrebs auf den Genuß von Grillfleisch zu verzichten haben. Haben wir im Laufe unserer Geschichte lange genug unser Fleisch gegart, um heute über spezifische Abwehrmechanismen gegen die Kohletoxine zu verfügen? Das Garen wurde vor vielleicht einigen hunderttausend Jahren erfunden, und begonnen hat es vermutlich mit dem Grillen über offenem Feuer. Es wäre interessant herauszufinden, ob wir resistenter gegen durch Hitze entstehende Toxine sind als unsere nächsten Primatenverwandten.

Seit der Erfindung des Ackerbaus haben wir Pflanzen selektiv gezüchtet, um ihre im Laufe der Evolution entstandenen Verteidigungsmechanismen zu umgehen. Beerenbüsche wurden auf weniger Dornen und die Beeren selbst auf reduzierten Toxingehalt gezüchtet. Die in Johns' Buch beschriebene Geschichte der Domestizierung von Kartoffeln ist besonders aufschlußreich. Die meisten wilden Kartoffelarten sind hoch toxisch – was Sie vermutlich erwarten würden, denn sonst stellten sie eine ungeschützte, überaus konzentrierte Nährstoffquelle dar. Kartoffeln gehören derselben Pflanzenfamilie an wie der tödliche *Bittersüße Nachtschatten*, und sie enthalten toxische Mengen der beiden hochgiftigen Substanzen Solanin und Tomatidin. Mehr als 15 Prozent ihres Proteins ist dazu angelegt, Enzyme zu blockieren, die Proteine verdauen. Einige wenige wilde Arten aber kann man in kleinen Mengen essen, und ihre Eßbarkeit läßt sich durch Einfrieren, Ausbleichen der Toxine und Garen zusätzlich erhöhen. Unsere heutigen durch und durch eßbaren Kartoffeln verdanken wir den jahrhundertelangen Zuchtbestrebungen von Andenbauern.

Die Furcht vor Pestiziden hat in jüngster Zeit Bemühungen angefacht, Pflanzen zu züchten, die natürlicherweise gegen Insekten resistent sind.

Dieser Schutz wird – natürlich – durch einen erhöhten Spiegel an natürlichen Toxinen erreicht. Vor kurzem brachte man eine neue Sorte krankheitsresistenter Kartoffeln auf den Markt, zu deren Anbau es keines Pestizideinsatzes mehr bedurfte – man mußte sie allerdings wieder zurücknehmen, weil man feststellte, daß sie die Verbraucher krank machten.[14] Und natürlich wurden die Symptome durch dieselben natürlichen Toxine verursacht, welche die Andenbauern in jahrhundertelanger Arbeit herausgezüchtet hatten. Vom evolutionsbiologischen Standpunkt aus ist leicht einzusehen, daß man neue Züchtungen krankheitsresistenter Pflanzen mit derselben Vorsicht behandeln sollte wie künstliche Pestizide.

3. Neuartige Toxine

Einer der Gründe, weshalb wir uns so ausführlich mit dem Vorkommen von Toxinen in unserer natürlichen Umgebung und unserer evolutionsbiologischen Anpassung daran auseinandersetzen, ist natürlich der, daß wir eine Perspektive zur Betrachtung der medizinischen Bedeutung neuartiger Toxine schaffen wollen. Neuartige Toxine sind ein besonderes Problem, nicht nur, weil künstliche Pestizide wie DDT von sich aus schädlicher als natürliche Substanzen sind, sondern vor allem deshalb, weil sich einige von ihnen chemisch sehr stark von denen unterscheiden, an deren Vorhandensein wir uns angepaßt haben. Wir besitzen keinen enzymatischen Apparat, der es uns ermöglichte, mit PCBs oder mit organischen Quecksilberverbindungen umzugehen. Unsere Leber wartet bereitwillig auf viele Pflanzentoxine, bei einigen neuartigen Substanzen aber weiß sie nicht, wie sie damit umzugehen hat. Hinzu kommt, daß wir keinen natürlichen Hang haben können, diesen neuartigen Toxinen aus dem Weg zu gehen. Die Evolution hat uns mit der Fähigkeit ausgestattet, geläufige natürliche Toxine zu riechen oder zu schmecken, und auch mit der Motivation, diese Gerüche beziehungsweise den jeweiligen Geschmack zu meiden. Im Psychologenjargon würde man sagen, natürliche Toxine stellen für uns in vielen Fällen einen aversiven Stimulus dar. Wir besitzen jedoch keinen Apparat, der uns vor künstlichen, geruchs- und geschmacklosen Toxinen wie DDT bewahrt. Dasselbe gilt für potentiell mutagene oder karzinogene Radioisotope. Ein mit radioaktivem Kohlenstoff oder Wasserstoff synthetisierter Zucker schmeckt genauso süß wie ein mit stabilen Isotopen hergestellter, und wir haben keine Möglichkeit, seine Gefährlichkeit zu erkennen.

Es ist nicht immer leicht zu sagen, worin die Wirkungen eines neuartigen Umweltfaktors bestehen werden. So wurden zum Beispiel die möglichen Gefahren des Quecksilbers im Amalgam unserer Zahnfüllungen lang und breit diskutiert. Anne Summers und ihre Mitarbeiter an der University of Georgia stellten kürzlich fest, daß Amalgamfüllungen die Menge der gegen geläufige Antibiotika resistenten Darmbakterien erhöhen, und zwar offenbar deshalb, weil das Quecksilber als selektiver Faktor für Bakteriengene wirkt, die vor Quecksilber schützen, und ein Teil dieser Gene verleiht darüber hinaus eine Antibiotikaresistenz.[15] Die klinische Relevanz dieses Befunds liegt noch im dunkeln, aber er ist immerhin ein anschauliches Beispiel dafür, auf welch unerwartete Weise neuartige Toxine unsere Gesundheit beeinträchtigen können.

Da wir uns in unserer modernen chemischen Umgebung nicht mehr darauf verlassen können, daß unsere natürlichen Reaktionen uns sagen, welche Substanzen schädlich sind und welche nicht, verlassen wir uns oft auf offizielle Institutionen, die uns die Gefahren vor Augen führen und uns vor ihnen bewahren sollen. Es ist wichtig, an solche Stellen keine unrealistischen Erwartungen zu knüpfen. Tests an Ratten sind als Modell für menschliche Verhältnisse von beschränkter Aussagekraft, und es gibt zahlreiche politische Hindernisse, die dem Handeln in Reaktion auf Umweltprobleme im Wege stehen. Eine wissenschaftlich wenig gebildete Legislative kann ein Gesetz erlassen, demzufolge auch nicht die geringste Menge einer krebserzeugenden Substanz in Nahrungsmitteln geduldet werden darf – obwohl solche Substanzen schon von Natur aus in vielen Nahrungsmitteln vorkommen.[16] Umgekehrt kann der politische Druck zu unzulänglichen Kontrollen an bekanntermaßen toxischen Substanzen wie Nikotin und Dioxin führen. Es gibt keine Ernährung ohne Toxine. Die Ernährung aller unserer Vorfahren war genau wie heute die unsere immer auch ein Kompromiß zwischen Kosten und Nutzen. Das ist sicher eine der weniger willkommenen Schlußfolgerungen, die sich aus einer evolutionsbiologischen Betrachtungsweise ergeben.

4. Mutagene und Teratogene

Mutagene sind chemische Substanzen, die Mutationen verursachen und so zum Auslöser für Krebs oder für Genschäden werden und über Generationen hinweg gesundheitliche Probleme schaffen können. Teratogene sind chemische Substanzen, die in die embryonale Gewebeentwicklung eingreifen und Geburtsfehler bewirken. Mutagene und Teratogene lassen sich nicht exakt voneinander oder von Toxinen mit kurzfristigen Wirkungen trennen. Ionisierende Strahlung und Mutagene wie Formaldehyd und Nitrosamine können ihre Wirkung sofort zeigen oder erst Jahre später Krebs oder Geburtsfehler bewirken.

Es ist wichtig zu wissen, welche Gifte für jedermann schädlich sind, bei vielen Substanzen aber variiert die Anfälligkeit von einer Person zur anderen, so daß des einen Freud des anderen Leid sein kann. Wir werden uns in dem Kapitel über Allergien im einzelnen mit speziellen Aspekten der Variabilität beschäftigen. Die Anfälligkeit variiert mit dem Alter und mit dem Geschlecht. Insbesondere scheint es unwahrscheinlich, daß die Fähigkeit zur Entgiftung bei Erwachsenen und bei den Allerkleinsten in gleichem Maße ausgeprägt sein sollte – das gilt vor allem für die Embryonal- und Fetalentwicklung. Es gibt eine Fülle theoretischer Argumente sowie zahlreiche Daten aus experimentellen Untersuchungen, die zeigen, daß aktiv metabolisierendes Gewebe anfälliger für Toxine ist als schlummerndes, daß sich rasch teilende Zellen anfälliger sind als ruhende und daß Zellen, die sich zu einem hochspezialisierten Zelltyp entwickeln, anfälliger sind als solche, die nurmehr Kopien vom selben Typ reproduzieren.

All diese Beobachtungen legen nahe, daß embryonales und fetales Gewebe unter Umständen bereits durch geringere Toxindosen geschädigt werden kann als erwachsenes Gewebe. In unseren Augen vermittelt Abbildung 2 eine recht realistische Vorstellung von der veränderten Verwundbarkeit des Embryos im Laufe der menschlichen Pränatalentwicklung. Sie steigt vom Stadium der ruhenden Eizelle im Eierstock rapide an, erreicht ein Maximum in den kritischen Stadien der Organbildung und der Gewebedifferenzierung und fällt dann gegen Ende der Schwangerschaft allmählich auf ein Niveau ab, das dem im Erwachsenenstadium näher liegt.

Wir werden uns diesem Diagramm später wieder zuwenden, lassen Sie uns jedoch zuerst ein klassisches Mysterium der traditionellen Medizin behandeln. Die morgendliche Übelkeit ist in vielen Fällen das erste verläßliche Zeichen für eine bestehende Schwangerschaft, vor allem bei Frauen, die bereits über eine entsprechende frühere Erfahrung verfügen. Diese Übelkeit und die mit ihr assoziierte Lethargie sowie die Aversion gegen bestimmte Nahrungsmittel sind so häufig, daß man sie als normalen Bestandteil einer Schwangerschaft betrachtet, obwohl ihre Intensität sehr stark variieren kann. Für manche Frauen bedeuten sie viele Wochen des Leidens, andere sind kaum betroffen. Wäre Schwangerschaft eine Krankheit, würden wir die morgendliche Übelkeit vermutlich als eines ihrer Symptome betrachten. Der klinische Ansatz scheint derzeit zu sein: Übelkeit in der Schwangerschaft belastet die Frauen, also müssen wir Möglichkeiten finden, das Symptom zu lindern, damit die Betroffenen sich besser fühlen.

Leider verbessert man nicht immer die Gesundheit eines Menschen, wenn man dafür sorgt, daß er sich besser fühlt, und man sichert damit oft auch keine anderen langfristigen Interessen. Wie in den Kapiteln 1 und 2 ausgeführt, ist es nicht der Auftrag der natürlichen Selektion,

Menschen glücklich zu machen, und abstoßende Erfahrungen dienen oft sehr wohl unseren langfristigen Interessen. Bevor wir ein Symptom unterdrücken, sollten wir zunächst seinen Ursprung und seine möglichen Funktionen verstehen lernen.

Es trifft sich, daß eine treue Vertreterin des adaptionistischen Programms, die Biologin Margie Profet, sich vor kurzem mit dem Phänomen der morgendlichen Übelkeit auseinandergesetzt und eine Erklärung angeboten hat.[17] Profet, unabhängige Denkerin und Biologin in Seattle, argumentiert, daß ein Zustand, der so weit verbreitet ist und so spontan einsetzt, nichts Pathologisches sein kann. Vergleichen Sie einmal, wie genau die fetale Verletzlichkeit mit dem Verlauf der Schwangerschaftsübelkeit übereinstimmt. Diese Übereinstimmung lieferte Profet den entscheidenden Hinweis. Übelkeit und die Aversion gegen bestimmte Nahrungsmittel im Laufe der Schwangerschaft sind entstanden, so argumentiert sie, um die Ernährung der Mutter einzuschränken und so die fetale Belastung durch Toxine zu minimieren. In den ersten Wochen der Schwangerschaft bedeutet der Fetus für die Mutter eine nur geringe Belastung, was die Versorgung mit Nährstoffen angeht, und einer gesunden, gut genährten Frau schadet es nichts, in dieser Zeit weniger zu essen. Die Nahrung, die sie in dieser Zeit bevorzugt, ist in der Regel mild und entbehrt der strengen Gerüche und des intensiven Geschmacks potentiell toxischer Verbindungen. Sie meidet nicht nur würzige Pflanzentoxine, sondern auch diejenigen, die durch pilzbedingten und bakteriellen Abbau entstehen. Ein Lammkotelett, dessen Duft

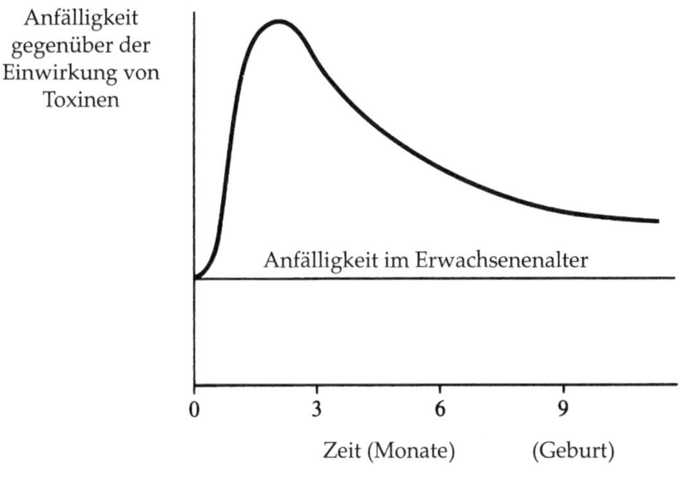

Abb. 2: Fetale Verletzlichkeit gegenüber der Einwirkung von Toxinen

einem Mann vielleicht angenehm in die Nase steigt, riecht für seine schwangere Frau möglicherweise faulig und abstoßend.

Profet trug die verschiedensten Beweise zur Untermauerung ihrer Theorie zusammen. Ein Beispiel in diesem Zusammenhang ist die Beziehung zwischen der Toxinkonzentration und der Intensität abstoßender Gerüche beziehungsweise Geschmacksempfindungen. Ein weiterer ist die Beobachtung, daß Frauen, die in ihrer Schwangerschaft nicht mit Übelkeit zu kämpfen hatten, eine höhere Rate an Fehlgeburten hatten beziehungsweise mehr Kinder mit Geburtsfehlern austrugen. Zu diesen evolutionsbiologischen und verwandten medizinischen Fragen muß noch viel Beweismaterial gesammelt werden. Wir halten es beispielsweise für unwahrscheinlich, daß dieses Phänomen einzig beim Menschen auftreten sollte. Findet man es vielleicht allgemein bei Säugetieren, vielleicht sogar vor allem bei Herbivoren (Pflanzenfressern)? Fressen Häsinnen in der frühen Schwangerschaft weniger und wählen sie ihre Nahrung vielleicht sorgsamer aus als im weiter fortgeschrittenen Stadium? Untersuchungen an Tieren in freier Wildbahn wären der beste Weg, solche Fragen zu beantworten. Die medizinisch bedeutsamere Forschung ließe sich an Labortieren durchführen. Eine entscheidende Prämisse, die in diesem Zusammenhang zu überprüfen wäre, lautete beispielsweise, daß manche Toxine, die für einen Erwachsenen so gut wie keine Bedeutung haben, in der Lage sein müßten, die Fetalentwicklung auf das schwerste zu beeinträchtigen. Auch müßten wir nach möglichen Verbindungen suchen zwischen der Ernährung in der Schwangerschaft und den häufigeren Arten von Geburtsfehlern sowie der individuellen Variabilität im Hinblick auf die Menge an Entgiftungsenzymen.

Einige praktische Anwendungen dieser Überlegung lassen sich gut an der Geschichte des Bendectins verdeutlichen, eines amerikanischen Präparats gegen Übelkeit. Verständlicherweise bitten viele Schwangere ihren Arzt, etwas gegen ihre Übelkeit zu unternehmen. Eingedenk der Gefahren der Medikamenteneinnahme während der Schwangerschaft waren die Ärzte grundsätzlich eher vorsichtig, doch das Medikament Bendectin wurde als sicher betrachtet und weithin verschrieben. Nach der Thalidomidtragödie gab es viele Studien über die möglichen schädigenden Nebenwirkungen von Bendectin, und die eindeutige Beweislage war sogar Gegenstand der Beratungen des Obersten Gerichts. Leider hat keine der Studien je die mögliche Funktion der morgendlichen Übelkeit in Betracht gezogen. Vielleicht bewirkt ein Präparat, das diese unterdrückt, indirekt Geburtsfehler, weil es zur Einnahme schädlicher Lebensmittel ermuntert.

Falls Profets Theorie richtig ist, so bedeutet dies, daß schwangere Frauen extrem wachsam in bezug auf jedes Medikament sein sollten –

das gilt für ein therapeutisch notwendiges ebenso wie für eines, das lediglich das Wohlbefinden steigert. Das gegenwärtig vielleicht größte Problem bei Neugeborenen ist die Alkohol-Embryopathie, von der jährlich Tausende von Babys betroffen sind. Auch Zigaretten können Probleme verursachen, und Kaffee, Gewürze sowie Nahrungsmittel mit einem extrem intensiven Geschmack meidet man vermutlich ebenfalls besser. Mit Sicherheit wäre es klug, wenn irgend möglich jede Medikamenteneinnahme zu vermeiden. Aus Untersuchungen erfährt man zwar, welche Präparate größere Geburtsfehler verursachen, da andere jedoch vielleicht weniger augenfällige Wirkungen haben, ist hier Vorsicht besser als Nachsicht.

Was also kann eine Schwangere gegen ihre Übelkeit tun, außer Toxine zu meiden? Die einfachste und naheliegendste Antwort wäre: «Respektiere sie. Deine Reaktion auf Nahrungsmittel ist vermutlich adaptiv in bezug auf die Gesundheit Deines Kindes. Gib dem Drängen anderer nicht nach, die meinen, daß Du essen sollst, was Du eigentlich gar nicht willst. Lieber bei dem Gastgeber einer Party anecken, als einen langfristigen Schaden bei Deinem Kind riskieren.» Wie aber steht es mit Ihrem eigenen Befinden? Für zwei männliche Autoren ist es recht einfach zu sagen: «Nimm Deine Übelkeit an, sie kommt Deinem langfristigeren Wunsch nach einer gesunden Familie entgegen.» Uns ist klar, daß diese Erklärung nicht befriedigend ist. Die Linderung unangenehmer Symptome ist immer wünschenswert, wenn die Nebenwirkungen einigermaßen akzeptabel sind. Am liebsten wäre uns, wenn die Gynäkologen ihren Patientinnen eines Tages eine Liste aller zu vermeidenden Substanzen präsentieren könnten. Mit solchem Wissen gerüstet, könnten Frauen ohne Risiko ein Medikament gegen Übelkeit benutzen – falls es eines gibt, das wirkt und dennoch sicher ist.

In vielen Kulturen essen Menschen und insbesondere Schwangere bestimmte Arten von Tonerde. Man hat diese oft als Mineralienzusatz betrachtet, doch heute weiß man, daß sie Magen-Darm-Reizungen lindern, weshalb sie Bestandteil moderner Mittel gegen Durchfall und Magenbeschwerden sind. Bestimmte Lehmarten binden, wie bereits im Zusammenhang mit den Eicheln erwähnt, fest an lösliche organische Moleküle. Mit anderen Worten, sie lindern Symptome auf die bestmögliche Art und Weise – indem sie die schädliche Ursache entfernen. Leider ist es, so fürchten wir, unmöglich, Tonerde patentieren zu lassen. Unser derzeit gültiges System der Vermarktung von Medikamenten macht es daher unwahrscheinlich, daß irgendein Pharmakonzern auf der Welt die Millionen investiert, die man benötigte, um ein solches Produkt zu testen und auf den Markt zu bringen, wenn es dafür kein eigenes Patent besitzen kann. Aufsichtsbehörden schützen uns, aber sie engen uns auch ein.[18]

Wenn ein Fetus älter wird, so wächst er zu einem Kind heran, das mit großer Wahrscheinlichkeit Gemüse haßt. Vor allem Gemüse mit strengem Geschmack wie Brokkoli und Zwiebeln mögen die wenigsten Kinder; Gemüse also, die einen relativ hohen Gehalt an pflanzlichen Toxinen haben. Der entwicklungsphysiologische Verlauf dieser Abneigung würde eine solche Erklärung jedenfalls nahelegen, denn auch sehr wählerische Kinder beginnen, mit neuen Nahrungsmitteln zu experimentieren, wenn sie zu Teenagern heranwachsen und ihr Wachstum nahezu vollendet ist. Die evolutionsbiologische Erklärung für diese Empfindlichkeit mag sich vielleicht wirklich in den Vorteilen finden lassen, die der Verzicht auf stark toxische Pflanzen seit der Steinzeit mit sich gebracht hat. Kinder unserer Zeit und Erwachsene hätten gleichermaßen ihren Vorteil davon, wenn sie mehr von unseren modernen Züchtungen mit niedrigem Toxingehalt zu sich nehmen würden, doch vielleicht gibt es tatsächlich einen guten evolutionsbiologischen Grund dafür, daß Kinder sich standhaft weigern, Gemüse zu essen.

VII.
Gene und Krankheiten: Fehler, Launen, Kompromisse

Für einen Montag, acht Uhr morgens, war der Medizinhörsaal überraschend voll. In der angekündigten Vorlesung sollte es um Kurzsichtigkeit gehen. Der Raum verdunkelte sich, und die Scheinwerfer des Overheadprojektors spiegelten sich in den Brillengläsern der Studenten. Etwa die Hälfte der Anwesenden trug eine Brille. «Ach deshalb sind heute so viele da», murmelte der Professor.

«Also damit sind die Fakten klar», faßte er eine Stunde später zusammen. «Kurzsichtigkeit entsteht durch übermäßiges Wachstum des Auges. Wenn die Entfernung zwischen Linse und Retina zu groß ist, dann liegt der Brennpunkt oberhalb der Retinaoberfläche, so daß das Bild unscharf wird. Lichtbrechende Linsen in Gestalt von Brillen oder Kontaktlinsen verschieben den Brennpunkt etwas weiter nach hinten, so daß wir scharf sehen und die Ungenauigkeit der Natur ausgleichen können.»

Einige Hände hoben sich. «Was aber veranlaßt das Auge, zu stark zu wachsen?» fragte einer der Studenten.

«Gene», antwortete der Professor. «So einfach ist das. Einige von uns hatten einfach das Pech, schlechte Gene zu erben. Wenn Ihr eineiiger Zwilling kurzsichtig ist, dann sind Sie es nahezu mit Sicherheit ebenfalls. Ist eines Ihrer Geschwister kurzsichtig, dann ist die Wahrscheinlichkeit für Sie immer noch groß, aber nicht ganz so groß. Nimmt man alle Zahlen zusammen, dann kommt man zu dem Ergebnis, daß Kurzsichtigkeit eine genetisch bedingte Erkrankung mit einer Vererbbarkeit von mehr als achtzig Prozent ist.»

«Aber wie konnten solche Gene erhalten bleiben, bevor es Brillen gab?» fragte ein anderer Student. «Ohne meine Brille würde ich in der afrikanischen Savanne nicht einen Tag überleben.» Die Studenten lachten unbehaglich.

«Nun, vielleicht besitzen diese Gene neuere Mutationen», entgegnete der Professor. «Oder vielleicht blieben kurzsichtige Steinzeitmenschen auch im Lager und erledigten Näh- und Webarbeiten. Wie auch immer, die Fakten sprechen eindeutig dafür, daß Kurzsichtigkeit eine genetisch bedingte Erkrankung ist.»

«Aber wie kann das sein?» beharrte der Student. «Der Selektionsdruck dagegen muß enorm gewesen sein. Wenn ein so schwerer Fehler erhalten bleiben kann, warum ist unser Körper dann nicht mit Fehlern übersät?»

«Genaugenommen funktioniert unser Körper ja auch nicht übermäßig gut», versetzte der Professor spöttisch. «Wie Sie gelernt haben, sind wir ein Bündel genetischer Flops. Der Körper ist ein zerbrechliches, zusammengeschustertes Provisorium. Unsere Aufgabe als Ärzte ist es, Mutter Naturs Flüchtigkeit auszubügeln.»

Die Medizinstudenten tuschelten noch ein bißchen untereinander, aber sie fragten nicht weiter.

1. *Was Gene bewirken*

Die Anweisung für die Herstellung des menschlichen Körpers kommt in Gestalt von DNA-Molekülen daher, die zu dreiundzwanzig Chromosomenpaaren zusammengeknäuelt sind. Wir sind noch dabei, die Einzelheiten zu erforschen – wunderbare, schier unglaubliche Einzelheiten darüber, wie die DNA Informationen speichert und dazu verwendet, einen Körper herzustellen. Jedes DNA-Molekül gleicht einer Strickleiter, bei der der seitliche Strick aus alternierenden Einheiten von Phosphat und einem Zucker namens Desoxyribose besteht. Die Information befindet sich in den Sprossen, die jeweils aus zwei paarweise zueinander passenden molekularen Komponenten bestehen. Von diesen Komponenten gibt es vier verschiedene, und man kürzt ihre Namen mit den Buchstaben A, C, G und T ab. Die Informationsmenge im genetischen Code ist nur schwer vorstellbar. Die DNA-Sequenz einer einzigen Zelle enthält eine Sequenz aus zwölf Milliarden A-C-T-G-Symbolen, das entspricht der Informationsmenge einer kleinen Bibliothek. Entknäulte man die DNA einer einzigen menschlichen Zelle und legte die Moleküle der Länge nach aneinander, dann ergäbe sich eine Länge von ungefähr zwei Metern. Multipliziert man das mit den zehn Billionen Zellen des menschlichen Körpers, dann kommt man auf eine Länge von zwanzig Milliarden Kilometern, das entspricht ungefähr der Entfernung zwischen der Erde und dem Planeten Pluto!

Schätzungsweise 95 Prozent aller menschlichen DNA wird niemals zu Protein translatiert. Den Rest kann man in etwa hunderttausend funktionelle Untereinheiten aufteilen, die man als Gene bezeichnet. Jedes Gen kodiert ein Protein. Wie diese DNA-Kette aus lauter As, Cs, Gs und Ts in ein Protein umgesetzt (translatiert) wird, das fällt ins Reich der Molekularbiologie, jenes rasch expandierenden Gebiets, das unser Leben möglicherweise sogar stärker verändert hat als die Entdeckung der Elektrizität. Einsame Stimmen versuchen, die Aufmerksamkeit auf die ethischen und politischen Konsequenzen dieser Veränderungen zu lenken, aber ihre Botschaft hat die breite Öffentlichkeit noch nicht erreicht. Dies wird jedoch bald der Fall sein. Es gibt bereits Medikamente, die durch DNA-Klonierung hergestellt werden. Schon werden Nutzpflanzen produziert, die bakterielle Gene enthalten. Vorläufige Experimente lassen es möglich erscheinen, daß man einst in der Lage sein könnte, bislang hoffnungslose Krankheiten zu lindern, indem man gesunde Ersatzgene in Zellen einführt (inseriert). Ein weniger begrüßenswerter Aspekt besteht darin, daß Versicherungsgesellschaften möglicherweise dazu übergehen werden, im Rahmen routinemäßiger Blutuntersuchungen DNA-Proben zu analysieren, um sich über das Risikospektrum ihrer Klienten zu informieren. Die Untersuchung auf das Vorhandensein genetisch bedingter Erkrankungen im Laufe der frühen Schwangerschaft ist bereits Routine und gibt der Mutter die Möglichkeit, im Falle schwerer Anomalien die Schwangerschaft zu beenden.[1]

Wir schreiben das Jahr 2010, und Mary, die im Jahre 1995 die Grundschule besucht hatte, ist gerade mitgeteilt worden, daß sie schwanger ist. «Sie sind wirklich schwanger, Mary. Herzlichen Glückwunsch! Die Schwester wird gleich hier sein, aber sagen Sie mir doch bitte noch, ob sie die genetische Standarduntersuchung wünschen oder nicht. Ich nehme doch an, ja?»

«Was würde das für uns bedeuten?»

«Nun die Risiken sind heutzutage nahezu vernachlässigbar gering, die Untersuchung kommt Sie allerdings teuer, wenn Sie in der untersten Versicherungsklasse sind.»

«Nein, wir sind gut versichert, aber was erfahre ich aus den Ergebnissen?»

«Nun, mit der Standarduntersuchung erkennt man vierzig schwere genetisch bedingte Erkrankungen. Sie können aber zusätzliche Tests durchführen lassen, um herauszufinden, wie es beispielsweise mit der Kurzsichtigkeit steht, mit Konzentrationsschwächen oder mit der Anfälligkeit gegenüber Alkoholismus. Die meisten Leute entscheiden sich dafür.»

«Wenn Sie nun aber ein Problem finden?»

«Ja ... dann ... dann werden wir wohl darüber reden müssen, was wir tun wollen. Bei einem leicht erhöhten Risiko für Alkoholismus oder ähnlichem werden Sie vermutlich nicht abtreiben wollen, aber es ist immer gut, früh informiert zu sein. In jedem Falle ist es besser, heute Bescheid zu wissen, und nicht erst, wenn Probleme entstehen, oder?»

«Ja, ich nehme an, Sie haben recht, aber was soll ich tun, wenn mein Kind kurzsichtig wird?»

«Tja ...»

Es wird noch ein paar Jahre dauern, bis die oben beschriebenen umfassenden Untersuchungen möglich geworden sind, aber wir kennen bereits die Lage vieler Gene auf den Chromosomen und bei manchen auch die kodierende Sequenz. Das Ziel des umstrittenen *Human Genome Project* ist es, den gesamten Code zu entschlüsseln, die Reihenfolge sämtlicher As, Cs, Gs und Ts herauszufinden, aus denen unsere hunderttausend Gene bestehen. Wenn wir den Code in der Hand haben, dann werden wir in der Lage sein, die Gene jedes einzelnen von uns mit der Standardsequenz zu vergleichen, und es so sehr viel leichter haben, Genanomalien festzustellen.

Aber gibt es eigentlich, wie unser Begriff *Standardsequenz* vermuten läßt, eine «normale» menschliche Genausstattung? Natürlich sind wir nicht alle identisch. Ungefähr sieben Prozent aller menschlichen Gene variieren von einer Person zur anderen. Bei den meisten Proteinen besteht nur eine geringe Variabilität – von ungefähr zwei Prozent –, bei manchen Gruppen von Enzymen und Blutproteinen aber kann es von 28 Prozent der Gene verschiedene Versionen geben. In vielen Fällen funktionieren, soweit wir es beurteilen können, die verschiedenen Genversionen genau gleich. In anderen Fällen ist eine Version (ein *Allel*) die normale, während die andere fehlerhaft ist. Oftmals ist das fehlerhafte Gen *rezessiv*, das heißt, es zeigt keinen merklichen Effekt, solange es mit einem normalen Allel gepaart ist. Wenn das fehlerhafte Allel jedoch *dominant* ist, dann löst schon eine Kopie die Erkrankung aus.

Das Problem für den Evolutionsbiologen ist die Frage, warum es überhaupt genetisch bedingte Erkrankungen gibt. Hatte der Professor in seiner Vorlesung über Kurzsichtigkeit recht? Ist unser Körper ein «Bündel genetischer Flops» aus Legionen krankheitserregender Gene, die die natürliche Selektion zu eliminieren verabsäumt hat? Nicht ganz. Es gibt viele genetische Defekte, die so selten vorkommen, daß die natürliche Selektion sie nicht eliminieren konnte, doch richten diese relativ wenig Unheil an im Vergleich zu anderen, weit häufigeren Genen, die paradoxerweise selektioniert wurden, obwohl sie eine Krankheit verursachen. Wir wollen gleich erklären, wie es dazu kommen kann, daß ein krankheitsverursachendes Gen von der Selektion begünstigt werden kann, doch zunächst sollten wir uns klarmachen, wie Gene funktionieren und welche seltenen genetischen Anomalien es gibt.

Um eine tödliche genetische Erkrankung zu bewirken, bedarf es nur eines einzigen Fehlers in der DNA von Ei oder Spermium – ein C anstelle eines A oder ein einzelnes fehlendes T. Zu solchen Versehen kommt es durch Kopierfehler, durch chemische Schädigung oder durch ionisierende Strahlung. Erstaunlich ist im Grunde, daß diese Irrtümer nicht häufiger vorkommen. Man schätzt, daß die Wahrscheinlichkeit, mit der ein beliebiges Gen verändert wird, pro Generation eins zu einer

Million beträgt. Das bedeutet, daß im Durchschnitt ungefähr fünf Prozent von uns das Leben mit mindestens einer nagelneuen Mutation beginnen, die sich bei keinem seiner Eltern findet. In den meisten Fällen haben solche Mutationen keinerlei Auswirkung, manchmal sind sie aber auch tödlich.

Während sich der Organismus aus einer einzelnen Zelle zum Erwachsenen mit mehr als zehn Billionen Zellen entwickelt, schleichen sich noch jede Menge anderer Fehler ein. Diejenigen, die sich ereignen, wenn die meisten Zellen des Körpers bereits gebildet sind, haben mit großer Wahrscheinlichkeit nur wenig Auswirkungen. Viele Mutationen kodieren ein Protein, das fast genausogut arbeitet wie das Original oder aber eines, das in der Zelle, in der die Mutation stattgefunden hat, nicht einmal exprimiert wird. Selbst wenn die Mutation tödlich für die Zelle sein sollte, so hat dies wahrscheinlich keine Konsequenzen, denn meist gibt es jede Menge anderer Zellen, die sie ersetzen können. Eine Mutation in einer Einzelzelle kann aber auch zu größeren Problemen führen, und zwar dann, wenn durch sie ein entscheidender Teil desjenigen Apparats lahmgelegt wird, der Zellwachstum und Zellteilung reguliert. Nur eine einzige Zelle muß außer Kontrolle geraten und sich hemmungslos vermehren, um einen Tumor entstehen zu lassen, der den ganzen Organismus bedroht. Dieser Gefahr wird mit den in Kapitel 12 besprochenen Mechanismen begegnet.

Von den Schwierigkeiten, die durch eine gelegentliche Mutation entstehen können, einmal abgesehen: Wie kann eine immens lange Sequenz aus nur vier verschiedenen Chemikalien Bau und Funktion eines kompletten Menschen kodieren? Wir wissen bereits einiges darüber, wie DNA sich selbst reproduziert, wie sie RNA entstehen läßt, wie diese RNA in Proteinmoleküle umgesetzt wird und wie diese Moleküle zu mikroskopisch kleinen Ketten oder zweidimensionalen Schichten zusammengefügt werden. Alles weitere bildet ein weites Meer des Nichtwissens mit ein paar eingestreuten Inseln des Verstehens. So kennen wir zum Beispiel einige Ursache-Wirkungszusammenhänge und sogar ein paar Einzelheiten über die hormonelle Regulierung der Gewebeentwicklung. Diese isolierten Punkte der Erleuchtung, sind jedoch nur der Beginn eines allgemeineren Verständnisses der Tier- und Pflanzenentwicklung.

Ein großer Teil der Entwicklungsgenetik liegt auch heute noch im dunkeln, die Muster der genetischen Übermittlung aber sind wohlbekannt. Bei der Empfängnis hat jeder von uns von jedem seiner beiden Eltern eine Kopie von jedem Gen an jedem Ort (Locus) auf jedem Chromosom erhalten. Ein einziger kompletter Satz von Genen (in seiner Gesamtheit als *Genom* bezeichnet) ist eine – aus dem kompletten Genom beider Eltern – zufällig zusammengewürfelte Probe, die von jedem Locus auf jedem Chromosom ein Gen enthält. Jeder von uns hat zwei Eltern und somit zwei Kopien von jedem Gen, also zwei komplette Genome, die zusammen seinen *Genotyp* ausmachen. Was wir an einem Organismus sehen können, ist sein Phänotyp, der sichtbare Ausdruck (die Expression) des Genotyps, der im Laufe der Individualentwicklung unter den verschiedensten umweltbedingten Einflüssen zustande kommt. Sexuelle Vermehrung besteht in einer zufälligen Durchmischung der Genotypen beider Eltern, die in der Schaffung eines neuen einzigartigen Genotyps für jeden Nachkommen gipfelt.

Führt das Durchmischen dazu, daß beim Nachkommen an einem bestimmten Genort von beiden Eltern zwei identische Kopien eines Gens zusammentreffen, so ist der Betreffende *homozygot* bezüglich dieses Genorts. Bekommt er dagegen von beiden Eltern unterschiedliche Allele, so ist er *heterozygot*.

Gemittelt über die große Zahl von Individuen, in denen sich ein Gen im Laufe von Generationen wiederfindet, kann man von einer durchschnittlichen Wirkung dieses Gens sprechen, wobei sich die Wirkung im Einzelfalle vom Durchschnitt selbstverständlich stark unterscheiden kann. Bei der Ausprägung des Phänotyps stehen die Gene in Wechselwirkung miteinander und mit der Umgebung. Ein auf dem Weg der sexuellen Vermehrung entstandenes Individuum ist somit in vieler Hinsicht einzigartig und unterscheidet sich in hohem Maße von beiden Eltern. Die Entwicklung einer befruchteten Eizelle zu zwei Nachkommen (eineiigen Zwillingen) ist ein Prozeß der asexuellen Vermehrung, aus dem zwei Individuen mit demselben Genotyp hervorgehen.

2. *Seltene Krankheitsgene*

Die überwiegende Mehrzahl der Tausende von genetisch bedingten Erkrankungen ist selten und betrifft weniger als eine Person von zehntausend. Die meisten dieser Krankheiten werden durch rezessive Gene verursacht, Gene also, die nur dann zum Problem werden, wenn man unglücklich genug ist, zwei fehlerhafte Kopien zu erben, so daß an dem betreffenden Genort kein normales Allel vorhanden ist. Dieses Mißgeschick wird wahrscheinlicher, wenn man Verwandte heiratet, da diese mehr Gene mit uns gemein haben als jemand, der nicht mit uns verwandt ist. Aus diesem Grund führen Partnerschaften zwischen nahen Verwandten mit größerer Häufigkeit zu Anomalien bei ihren Nachkommen.

Es ist problematisch, im Rahmen der natürlichen Selektion ein schädliches rezessives Gen zu erfassen.[2] Haben Menschen, die für ein rezessives Gen heterozygot sind, durch diese Tatsache keinen Nachteil, dann ist die Selektionsrate so gering, daß die natürliche Selektion die Genhäufigkeit nicht weiter senken kann. Wenn ein Gen bei einem von tausend Individuen vorhanden ist und wenn in der Regel nur zwischen miteinander nicht verwandten Individuen geheiratet wird, dann ist im Durchschnitt nur ein einziger von einer Million Nachkommen homozygot. Selbst wenn alle diese unglücklichen Menschen sehr früh sterben, so ist die Wirkung der Selektion dennoch minimal. In einer solchen Situation können Neumutationen das fehlerhafte Gen oft mit derselben Geschwindigkeit neu entstehen lassen, mit der die natürliche Selektion es eliminiert, denn die Häufigkeit für das Auftreten von homozygoten Nachkommen sinkt mit abnehmender Genhäufigkeit nur um so rascher. Ein bei einer von einer Million Schwangerschaften durch Mutation entstandenes letales rezessives Gen wird sich bei einer Häufigkeit von ungefähr einem von tausend Individuen stabilisieren. In dieser Situation sind die Möglichkeiten für die natürliche Selektion überaus eingeschränkt.

Mit dominanten Genen sieht die Sache anders aus. Besitzen Sie auch nur eine einzige Kopie eines dominanten Krankheitsgens, dann werden Sie die Krankheit bekommen, ebenso die Hälfte aller Ihrer Kinder. Einer der in diesem Zusammenhang bekanntesten Fälle ist das Gen für eine bestimmte Form von Veitstanz, die sogenannte *Huntington Chorea*.[3] Bei den meisten Trägern dieses Gens zeigen sich die Symptome erst zwischen vierzig und fünfzig: Das Erinnerungsvermögen verblaßt, und die Muskeln beginnen zu zucken. Bei diesen Menschen degeneriert unablässig ein Teil der Nervenzellen. Sie sind irgendwann nicht mehr in der Lage zu gehen oder sich ihres Namens zu erinnern und werden zu Pflegefällen. Diese Krankheit ist in zweierlei Hinsicht ein eindrucksvolles Beispiel: zum einen ihrer so überaus verheerenden Wirkungen wegen, zum anderen, weil man sämtliche bekannten Fälle auf eine kleine Zahl europäischer Familien zurückführen kann, die im siebzehnten Jahrhundert gelebt haben. Einer der betroffenen Männer wanderte nach Nova Scotia aus. Das Gen und die Krankheit wurde an Hunderte von Nachkommen weitergegeben, unter anderem an den Folkmusiker Woody Guthrie. Zwischen 1860 und 1870 ließ sich ein spanischer Seemann deutscher Abstammung, Antonio Justo Doria, an der Westküste des Maracaibosees in Venezuela nieder. Seine Nachkommen bilden heute die größte Ansammlung von Menschen mit Huntington Chorea. Geduldige Detektivarbeit und sagenhaftes Glück ermöglichten es den Genetikern, das Huntington-Gen auf dem kurzen Arm von Chromosom Nummer Vier auszumachen.

Das bringt uns zu unserer Rätselfrage zurück: Warum ist dieses verheerende Gen nicht eliminiert worden? Der Grund ist darin zu sehen, daß es in der Regel wenig Schaden anrichtet, bevor der Betreffende das

Tab. 2: Vorteilhafte Aspekte von Krankheitsgenen

Für den Genträger:

- Kosten und Nutzen zeigen sich in verschiedenen Lebensstadien (Kapitel 8); das DR3-Gen z.B. ist für die Entstehung von Diabetes verantwortlich, verschafft dem Fetus jedoch einen Vorteil *in utero.*
- Der Nutzen macht sich nur unter bestimmten Umweltbedingungen bemerkbar (in Malariagebieten ist beispielsweise ein G-6-PDH-Mangel von Vorteil; manche HLA-Haplotypen erhöhen die Anfälligkeit gegenüber bestimmten Krankheiten, bewahren den Betreffenden aber vor anderen).
- «Launen»: Nutzen (oder zumindest keine Nachteile) im ursprünglichen Umfeld des Menschen, die Kosten kommen erst in moderner Umgebung zum Tragen.

Für andere Individuen:

- Heterozygote Individuen mit nur einer Genkopie genießen einen Vorteil, die Kosten treffen nur Individuen mit zwei Kopien beziehungsweise ohne das Gen (Beispiel: Sichelzellenanämie).
- Vorteile für den Fetus zu Lasten der Mutter (Beispiel: HPL, s. Kapitel 13).
- Vorteile für den Vater zu Lasten der Mutter (oder umgekehrt) (Beispiel: IGF-II, IGF-II-Rezeptor, s. Kapitel 13).
- Sexuell antagonistische Selektion (Beispiel Hämochromatose).

Für das Gen zu Lasten des Organismus:

- Egoistische (gesetzlose) Gene, die über das Meiose-Ungleichgewicht *(meiotic drive)* erhalten bleiben (Beispiel T-Locus bei Mäusen).

Für keinen:

- Mutationen, die mit derselben Häufigkeit vorkommen, mit der die Selektion gegen sie arbeitet (Gleichgewicht).
- Manche Gene sind Mutationen gegenüber besonders anfällig, da sie sehr groß sind (Beispiel: Muskeldystrophie). Rezessive Gene sind besonders schwer zu eliminieren, denn mit abnehmender Genhäufigkeit nimmt die Selektionsrate um so stärker ab.
- Gene, die der Selektion zum Trotz erhalten bleiben (genetische Drift oder Gründereffekte).

vierzigste Lebensjahr erreicht hat, und daher die Zahl der Nachkommen, die jemand, der im späteren Leben an Huntington Chorea erkranken wird, haben wird, nicht spürbar zu senken vermag. Aus einigen Studien geht sogar hervor, daß Frauen, die im späteren Leben Huntington Chorea bekommen, möglicherweise überdurchschnittlich viele Kinder haben. Der Reproduktionserfolg bei Männern scheint leicht eingeschränkt zu sein, doch die Nettoselektion gegen dieses Gen muß in modernen Gesellschaften sehr gering sein. Einige Studien schätzen, daß in den Vereinigten Staaten einer von zwanzigtausend Menschen dieses Gen besitzt.

Diese Krankheit illustriert noch einmal ein Prinzip, über das wir in Kapitel 2 bereits gesprochen haben: Die natürliche Selektion selektioniert nicht im Hinblick auf Gesundheit, sondern einzig und allein im Hinblick auf den Fortpflanzungserfolg. Wenn ein Gen die durchschnittliche Zahl an überlebensfähigen Nachkommen nicht verringert, dann kann es eine beträchtliche Häufigkeit erreichen, obwohl es eine verheerende Krankheit verursacht. Es gibt auch Krankheitsgene, die den Reproduktionserfolg (zumindest in modernen Gesellschaften) möglicherweise sogar erhöhen – hierzu zählen insbesondere Gene für die Entstehung der manisch-depressiven Erkrankung. Während der manischen Phase werden manche Patienten sexuell aggressiv, während andere Höchstleistungen vollbringen, die sie erfolgreich und damit attraktiv machen. Ein Gen aber, das die Häufigkeit für eine erfolgreiche Fortpflanzung – auf welche Art auch immer – zu erhöhen imstande ist, wird sich unweigerlich ausbreiten.

Tabelle 2 bietet eine Klassifikation von Krankheitsgenen nach den mit ihnen jeweils assoziierten vorteilhaften Aspekten. Es gibt viele Krankheiten, die durch Mutationen und durch die Grenzen der natürlichen Selektion bedingt sind und die nur wenig krankhafte Auswirkungen haben. In den meisten Fällen liegt der Fall komplizierter und interessanter.

3. Häufige Krankheitsgene

Die *Sichelzellenanämie* ist das klassische Beispiel für eine Krankheit,[4] die auf einem genetischen Defekt beruht, der gleichzeitig von Nutzen sein kann. Das Gen, das für die Entstehung von Sichelzellenanämie verantwortlich ist, kommt vor allem bei den Bewohnern afrikanischer Malariagebiete vor. Jemand, der heterozygot in bezug auf dieses Gen ist, erfährt einen beträchtlichen Schutz vor Malaria, weil unter dem Einfluß des Gens die Struktur des Hämoglobins verändert und so die Entfernung infizierter Zellen aus dem Blutkreislauf beschleunigt wird. Homozygote Personen erkranken allerdings an Malaria. Bei ihnen verformen sich die roten Blutkörperchen zur Gestalt einer Sichel, können dadurch nicht mehr normal zirkulieren und verursachen daher Blutungen, Kurzatmigkeit und Schmerzen in Knochen, Muskeln und Unterleib. Die Betroffenen leiden in jungen Jahren sehr, und bis vor nicht allzu langer Zeit starben die meisten, bevor sie selbst Kinder haben konnten. Jemand, der homozygot für das normale Allel ist, hat völlig normal geformte rote Blutkörperchen, ihm fehlt jedoch die besondere Malariaresistenz. Das Sichelzellen-Gen ist somit ein Beispiel für einen

Heterozygotenvorteil. Durch ihre Resistenz gegen Malaria sind heterozygote Personen beiden homozygoten Genotypen gegenüber begünstigt. Homozygote Träger des Sichelzellen-Gens sind durch ihre Krankheit im Nachteil, homozygote Träger des normalen Allels durch ihre Anfälligkeit für Malaria. Die relative Stärke dieser beiden selektiven Kräfte bestimmt die jeweilige Allelhäufigkeit. Auf diese Weise können ein Gen, das eine tödliche Krankheit im Kindesalter verursacht, und ein Gen, das seinen Träger für Malaria anfällig macht, beide mit großer Häufigkeit in einer Population erhalten bleiben.[5]

Nun ist das Sichelzellen-Gen zwar das meistzitierte Beispiel für ein Gen, für das selektioniert wird, obwohl es eine Krankheit verursacht, aber es verhält sich in dreierlei Hinsicht ungewöhnlich. Zum einen ist es nicht weit verbreitet und wurde ursprünglich nahezu ausschließlich bei Menschen gefunden, die von Bewohnern des tropischen Afrika abstammen. Zweitens ist die Hämoglobinveränderung eine sehr einfache Adaptation. Die meisten anderen Anpassungen wie das Farbensehen oder die Fähigkeit, Fieber zu bekommen, sind komplexe, stark regulierte Systeme, zu deren Ausprägung viele Gene beitragen. Das Sichelzellenallel aber unterscheidet sich vom normalen Allel nur durch ein einziges T, das die Stelle eines A einnimmt. Wird dieser genetische Code in ein Protein translatiert, dann tritt an die Stelle, an der sich eigentlich die Aminosäure Glutaminsäure befinden sollte, die Aminosäure Valin. Durch diese molekulare Veränderung verändern sich Form und Eigenschaften der roten Blutkörperchen dramatisch. Drittens gibt es in diesem Falle eine ungeheuer starke Selektion in bezug auf diesen einen Genlocus. Es ist durchaus möglich, daß der Heterozygotenvorteil in menschlichen Populationen häufig vorkommt, doch wenn die Selektion gegen die beiden homozygoten Genotypen sehr schwach ist, dann läßt sich dieser Effekt schwer nachweisen.

Nach alledem müßte man erwarten, daß die Genhäufigkeit für das Sichelzellen-Gen in Gegenden, in denen Malaria selten vorkommt, abnimmt. Und in der Tat findet man bei Amerikanern afrikanischer Abstammung, die über mehr als zehn Generationen hinweg in malariafreien Regionen gelebt haben, eine sehr viel geringere Häufigkeit für das Sichelzellen-Gen als bei Afrikanern – geringer auch, als daß sie sich durch eine bloße Mischung mit kaukasischen Genen erklären ließe. Es hat den Anschein, als habe die Selektion in Gegenden, in denen Malaria keine Rolle spielt, die Genhäufigkeit für das Sichelzellen-Gen gesenkt, und genau das würde man nach der Evolutionstheorie erwarten.

Auch einige andere Blutanomalien schützen vor Malaria, die dramatischste unter ihnen ist der Mangel an Glucose-6-Phosphat-Dehydrogenase (G-6-PDH).[6] Patienten mit dieser Anomalie werden durch die Einnahme oxidierender Medikamente wie Chinin, des ersten und immer noch wirksamen Präparats gegen Malaria, sehr krank. Wenn ein Malariaparasit den Sauerstoff in einem roten Blutkörperchen aufbraucht, dann platzt im Falle eines G-6-PDH-Mangels die Zelle, und auf diese Weise wird die Reproduktionsfähigkeit des Malariaerregers beeinträchtigt. Daß manche Malariaparasiten die Fähigkeit entwickelt haben, selbst G-6-PDH herzustellen, ist ein gutes Beispiel für ein Wirts-Parasiten-Wettrüsten.

Einer von fünfundzwanzig Europäern trägt eine Kopie des rezessiven Gens für Mukoviszidose und siebzig Prozent aller Fälle sind auf ein einziges mutiertes Allel zurückzuführen (F508). Nach Auskunft von Francis Collins, dem Direktor des Human Genome Projekts, «legt dies die Annahme nahe, daß es in der nordeuropäischen Bevölkerung irgendeine Form von Heterozygotenselektion oder einen sehr starken Gründereffekt zugunsten dieser speziellen Mutation gegeben haben muß».[7] Welche Vorteile die Häufigkeit für das Mukoviszidose-Gen tatsächlich begünstigt haben mag, ist bislang unbekannt, man hat allerdings spekuliert, daß es mit einer verbesserten Überlebensrate bei Durchfällen einhergehen könnte.[8]

Am Tay-Sachs-Syndrom[9] sterben homozygote Personen bereits im Kindesalter, das Gen ist bei drei bis elf Prozent aller Aschkenasim (Jiddisch sprechende Juden) vorhanden. Die Unterhaltung einer solch hohen Genhäufigkeit müßte einen Gesamtreproduktionsvorteil von sechs Prozent für heterozygote Genträger im Vergleich zu den homozygoten Trägern des normalen Gens bedeuten. Daten zu Infektionsraten und Populationsverteilungen lassen darauf schließen, daß der Vorteil für die heterozygoten Genträger möglicherweise in einem Schutz vor Tuberkulose bestanden haben kann, welche in der Geschichte der Aschkenasim einen wichtigen Selektionsdruck bildete. Das fragile-X-Syndrom[10] (Martin-Bell-Syndrom) ist eine weitere häufige genetische Erkrankung, die bei einem von zweitausend männlichen Neugeborenen zu geistiger Retardierung führt. Bei diesem Syndrom haben heterozygote Frauen nachweislich einen größeren Reproduktionserfolg als andere.

Jared Diamond, Physiologe an der University of California, weist noch auf einen weiteren Mechanismus hin, mit dem sich die unerwartet große Häufigkeit mancher Krankheitsgene erklären ließe.[11] Seinen Angaben nach endet die Empfängnis in acht von zehn Fällen mit einem frühen Abort oder einer späteren Fehlgeburt. Die Mehrzahl der Fälle wird nicht bemerkt, da sie kurz vor oder nach der Implantation des Embryo stattfinden. Ein Gen, welches das Risiko für eine Fehlgeburt auch nur minimal senkte, würde selektioniert werden, auch wenn sich damit ein erhöhtes Krankheitsrisiko ergäbe. Diamond führt als Beispiel den im

Kindesalter einsetzenden Diabetes an, der in vielen Fällen durch ein Gen mit der Bezeichnung DR3 verursacht wird. Ist ein Elternteil heterozygot und der andere homozygot für das normale Allel, dann müßte man erwarten, daß 50 Prozent der Nachkommen das DR3-Gen tragen, man beobachtet jedoch in Wirklichkeit eine Häufigkeit von 66 Prozent! Es hat also den Anschein, als senke die Anwesenheit des DR3-Gens im Fetus die Häufigkeit für eine Fehlgeburt beträchtlich, und das Gen erhielte sich damit selbst, obwohl es Diabetes verursacht.

Phenylketonurie (PKU) stellt unter Umständen ein weiteres Beispiel für eine Krankheit dar, bei der das verantwortliche Gen den mütterlichen Selektionsprozeß *in utero* unterläuft. Im homozygoten Falle führt es zu schwerster geistiger Behinderung, da der Körper normale Mengen an Phenylalanin, einer in vielen Nahrungsmitteln enthaltenden Aminosäure, nicht zu tolerieren vermag. Man kann dies verhindern, wenn man das Kind phenylalaninfrei ernährt. PKU ist ein gutes Beispiel für eine Krankheit, die rein genetisch bedingt ist, deren Auswirkungen sich aber durch eine Manipulation der Umweltbedingungen vollständig verhindern lassen. Sie ist so häufig (eine von hundert Personen trägt das entsprechende Gen), daß in den meisten Staaten eine Untersuchung bei der Geburt verlangt wird. Warum ist sie so häufig? Wie das Gen für das erhöhte Diabetes-Risiko so scheint auch dieses Gen die Wahrscheinlichkeit für eine Fehlgeburt zu senken und sich somit selbst zu erhalten, obwohl es eine Krankheit verursacht.[12]

4. Egoistische Gene

Der Biologe Richard Dawkins aus Oxford sieht den Körper als das Mittel, mit dessen Hilfe ein Gen mehr Gene produziert.[13] Gene arbeiten nur deshalb zusammen, um Zellen, Organe und Lebewesen entstehen zu lassen, weil das die beste Möglichkeit ist, mehr Kopien ihrer selbst herzustellen. Die Zellen des Körpers sind kleine Fabriken, jede von ihnen mit einer ganz speziellen Funktion, die miteinander kooperieren müssen, damit ein Wesen überleben und sich fortpflanzen kann. Die einzige Möglichkeit, wie ein Gen in die nächste Generation gelangen kann, besteht darin, sich zugunsten des Gesamtorganismus zu engagieren. Oder nicht? In Anbetracht dessen, was hier auf dem Spiel steht, würde man annehmen, daß jedes Manöver recht wäre, um ein Gen in die nächste Generation hineinzuschmuggeln, selbst auf die Gefahr hin, daß die Lebensfähigkeit des Organismus dadurch herabgesetzt würde. Gibt es so etwas?

Bestimmte Gene konkurrieren zu Ungunsten ihres Trägers um einen Platz im Ei oder im Spermium. Es gibt eine Reihe von Beispielen hierfür, wobei der T-Locus bei Mäusen wohl am besten bekannt ist.[14] Zwei Kopien des fehlerhaften Allels sind für Männchen tödlich, aber Männchen, die nur ein Allel tragen, geben dieses zu über 90 Prozent – statt der üblicherweise zu erwartenden 50 Prozent – an ihre Nachkommen weiter. Ein gutes Beispiel für ein Freibeuter-Gen, dessen Handlungen nur ihm selbst dienen, dabei aber sowohl dem Organismus als auch der Art schaden. Wir wissen nur deshalb etwas darüber, weil es einen so massiven Effekt hat und weil wir an Mäusen sorgfältig kontrollierte Experimente durchführen können. Könnte es nicht weniger augenfällige menschliche Fehlentwicklungen geben, die durch eine unausgewogene Übertragung von Genen der Eltern auf die Nachkommen erhalten bleiben, die den mit ihnen assoziierten Fitneßverlust ausgleicht?

Vielleicht ist die polycystische Degeneration der Eierstöcke ein Beispiel hierfür. In fünfundzwanzig Prozent aller Fälle ist diese Erkrankung der Grund für den Besuch in einer Klinik für Fertilitätsstörungen. Ihre Merkmale bestehen in Blutungsunregelmäßigkeiten, Übergewicht und Maskulinisierungssymptomen. Bei einer vor kurzem durchgeführten Studie stellte man fest, daß in 80,5 Prozent aller Fälle die Schwestern von Frauen mit polycystisch degenerierten Eierstöcken ebenfalls erkrankt waren. Eine Zahl, die viel zu hoch ist, als daß sie sich mit einem autosomal dominanten Gen oder einem Gen auf dem X-Chromosom erklären ließe. Der Wissenschaftler William Hague und seine Kollegen aus Adelaide, Australien, haben sich mit der Möglichkeit beschäftigt, daß dieser Zustand durch die Übertragung von DNA ins Zytoplasma der Eizelle oder durch Gene zustande kommen könnte, die die Meiose beeinflussen und damit ihre Chancen, in die Eizelle zu gelangen, erhöhen.[15] Man bezeichnet dieses Phänomen als *meiotic drive*, zu deutsch etwa *Meiose-Ungleichgewicht*.

5. *Genetische Launen: Kurzsichtigkeit und vieles mehr*

Die im vorhergehenden beschriebenen Krankheiten entstehen durch die speziellen Wirkungen eines einzelnen Gens, doch die Anfälligkeit für viele Krankheiten wird durch das komplexe Zusammenwirken vieler Gene bestimmt. Kaum eine Woche verstreicht, ohne daß sich nicht ein Zeitungsbericht über die Genetik von Herzerkrankungen, Brustkrebs oder Drogenmißbrauch ausließe. Bei den meisten dieser polygenen Krankheiten wissen wir nicht, wie viele Gene dafür verantwortlich sind, oder gar, auf welchen Chromosomen diese sich befinden. Wir wissen nur, daß sich das Risiko für sie erhöht, wenn nahe Verwandte die Krankheit haben. Solche Verknüpfungen sind immer dann besonders aussagekräftig, wenn Personen, die als Kleinkinder adoptiert wurden, eine größere Ähnlichkeit mit ihren biologischen Familien aufweisen als mit der Familie, in der sie aufgewachsen sind. Dadurch verringert sich die Wahrscheinlichkeit, daß die Ähnlichkeit etwas mit Umweltfaktoren zu tun haben könnte.

Ein gutes Beispiel in diesem Zusammenhang ist die Anfälligkeit für Erkrankungen der Herzkranzgefäße. Das Risiko für einen Herzanfall ist in beträchtlichem Maße genetisch bedingt.[16] Ein Mann, dessen Vater vor der Vollendung des fünfundfünfzigsten Lebensjahrs an einem Herzinfarkt gestorben ist, trägt ein fünfmal höheres Risiko, früh am Herzinfarkt zu sterben als andere Männer. Zwillinge mit identischen Genen zeigen ähnlichere Infarkthäufigkeiten als zweieiige Zwillinge, sogar dann, wenn alle Zwillingspaare dieselbe Umgebung teilen. Bedeutet dies, daß Herzinfarkte eine genetisch bedingte Erkrankung darstellen? In manchen Fälle ja. Man kennt verschiedene Anomalien im Cholesterolstoffwechsel, eine davon gehört zu den ersten Kandidaten für eine Behandlung mit Hilfe gentechnologischer Methoden. Man hat in diesem Falle ein Gen in die Zellen der Blutgefäßwand inseriert. Wir wissen aber auch, daß Herzerkrankungen durch eine fettreiche Ernährung zustande kommen. Japanische Einwanderer in die Vereinigten Staaten, die die fettreiche Ernährung des Landes übernehmen, erleiden doppelt so häufig einen Herzinfarkt wie ihre Verwandten in Japan. Die Häufigkeit, mit der Herzinfarkte zu einem frühen Tod führen, müßte der natürlichen Selektion ausreichen, sämtliche Gene auszumerzen, die zu dem Risiko beitragen. Oft wollen die Leute wissen, zu wieviel Prozent Herzerkrankungen genetisch bedingt sind und welcher Anteil auf Umweltfaktoren zurückzuführen ist, aber das ist nicht die richtige Frage. Um dies zu begründen, wollen wir uns nochmals der Kurzsichtigkeit zuwenden.

Wie der Professor feststellte, ist Kurzsichtigkeit eine genetisch bedingte Erkrankung. Wenn ein eineiiger Zwilling kurzsichtig ist, wird der andere es mit an Sicherheit grenzender Wahrscheinlichkeit auch sein. Wir haben zudem argumentiert, daß man eigentlich nicht erwarten würde, daß ein derart schwerwiegender Fehler erhalten bleibt. Und doch sind 25 Prozent aller Amerikaner kurzsichtig, und zwar oft in einem Maße, daß sie es in einer Jäger-und-Sammler-Gesellschaft sehr schwer gehabt hätten. Wie erfolgreich könnten sie Räubern entgehen, einen Kampf bestehen oder ein Gesicht auf fünfzig Schritt Entfernung erkennen? Erinnern Sie sich an Piggy, den armen Schiffbrüchigen in *Der Herr der Fliegen*, der ohne seine Brille «hinter der hellen Wand seiner Kurzsichtigkeit» gefangen war.[17] In Anbetracht dieses Nachteils ist es vielleicht keine Überraschung, daß die heute lebenden Jäger-und-Sammler-Gesellschaften ein geringes Aufkommen an Kurzsichtigkeit haben. Warum also ist sie in modernen Gesellschaften so häufig?

Wenn wir den Übergang von der Jäger-Sammler-Gesellschaft zur Industriegesellschaft einmal sorgfältig betrachten, dann stellen wir fest, daß das für die Entstehung von Kurzsichtigkeit verantwortliche Gen gar nicht neu ist. Die eingeborenen Völker der Arktis hatten bis zu den ersten Kontakten mit Europäern nur selten unter Kurzsichtigkeit zu leiden. Sobald sie ihre Kinder aber zur Schule schickten, wurden 25 Prozent von ihnen kurzsichtig.[18] Es hat ganz den Anschein, als führten das Lesenlernen und der lange Aufenthalt in Klassenzimmern bei einer beträchtlichen Zahl von Kindern zu einer permanenten Schädigung der Sehfähigkeit. Wie kann das sein?

Stellen Sie sich für einen Augenblick die Probleme vor, die es mit sich bringt, ein Auge exakt wachsen zu lassen. Hornhaut und Linse müssen das Bild korrekt auf der Retina abbilden, obwohl doch der Augapfel im Kindesalter ständig wächst. Wie genau muß der Augapfeldurchmesser stimmen? Die Abweichung darf ein Prozent des Durchmessers betragen, das entspricht der Dicke eines Fingernagels. Ist es also möglich, das Wachstum von Hornhaut, Linse und Augapfel so zu programmieren, daß das Bild immer fokussiert bleibt? Unwahrscheinlich. Und doch vermag das Auge sogar beim Wachsen Bilder scharf abzubilden. Wie?

Mit einer Reihe von Experimenten versuchten Wissenschaftler verschiedener Laboratorien den Mechanismen auf die Spur zu kommen, die zur Kurzsichtigkeit führen.[19] Zuerst beobachtete man, daß ein Auge mit getrübter Sehfähigkeit stärker wächst als ein normales Auge, und zwar unabhängig davon, ob die getrübte Sicht durch eine Erbkrankheit, durch eine Verletzung oder durch das Tragen trüber Gläser zustande kommt. Das trifft für Hühner, Hasen, einige Affen, ein paar andere Tierarten und den Menschen zu. Als zweites durchtrennte man den Nerv, der die Informationen vom Auge zum Gehirn übermittelt, und stellte fest, daß dies bei manchen Arten das Augenwachstum unterbindet. Man begann zu spekulieren, daß das Gehirn immer dann, wenn ein unscharfes Bild auf die Retina fällt, eine Botschaft in Gestalt eines Wachstumsfaktors zurücksendet, der die Ausdehnung des Augapfels anregt. Der Haken dabei: Wenn nur ein Teil des Gesichtsfeldes trübe wird, so wächst nur dieser eine Teil des Auges. Ein solch asymmetrisches Wachstum resultiert in einem sogenannten *Astigmatismus*.

Dennoch ist dieser Mechanismus ebenso notwendig wie elegant. Um eine koordinierte Entwicklung der einzelnen Bestandteile des Auges sicherzustellen, verarbeitet das Gehirn ein Signal von der Retina, erkennt Unschärfen, und sendet ein Signal zurück, das das Wachstum an dieser bestimmten Stelle fördert, an der es gebraucht wird. Hat das Wachstum ein ausreichendes Maß erreicht, hört der Stimulus und damit das Wachstum auf – bei manchen Leuten allerdings nicht. Bei 25 Prozent von uns veranlaßt irgend etwas am Lesen und an anderer augenbelastender Tätigkeit das Auge weiterzuwachsen. Vielleicht sind das verschwommene Kanten von Buchstaben oder die Fokusebene eines dicht vor die Augen gehaltenen Buchs, das lauter entfernte Gegenstände abbildet. Es scheint möglich, daß Kinderbücher mit besonders großen, sehr scharf umrissenen Buchstaben auf übergroßen Seiten einen Teil der Kurzsichtigkeit verhindern.

Kurzsichtigkeit ist ein klassisches Beispiel für eine Störung, die gleichzeitig in hohem Maße genetisch bedingt und umweltbedingt ist. Um kurzsichtig zu werden, muß jemand sowohl das entsprechende Gen erben als auch frühzeitig mit dem Lesen und anderer augenbelastender Arbeit konfrontiert werden. Noch viele andere Krankheiten resultieren aus dem komplexen Zusammenspiel von Genen und Umgebung. So können zum Beispiel manche Menschen so viel Fett essen wie sie wollen, ohne jemals herzkrank zu werden, während andere, die dieselben Fettmengen verzehren, mit vierzig tot umfallen. Genauso nehmen manche Menschen alle möglichen Verluste hin, ohne jemals wirklich deprimiert zu werden, bei anderen kann der Tod eines Haustiers eine schwere Melancholie auslösen. Bedenken Sie in diesem Zusammenhang die Wechselwirkung zwischen Gen und Umwelt im Falle der Phenylketonurie. Bei solchen Erkrankungen ist es falsch zu fragen, welcher Teil ist genetisch bedingt und welcher Teil ist auf Umweltbedingungen zurückzuführen. Sie sind zu gleichen Teilen vollständig genetisch bedingt und vollständig umweltbedingt.

Kann ein Zustand wie Kurzsichtigkeit und verstopfte Arterien auf Gendefekte zurückgeführt werden? In unserer heutigen Umgebung können die diesen Krankheiten zugrundeliegenden Gene sicher einen Nachteil bedeuten, aber in unserer ursprünglichen Umgebung haben viele von ihnen vielleicht überhaupt keine Probleme, sondern unter Umständen vielleicht sogar ein paar echte Vorteile mit sich gebracht. Vielleicht konnten Jäger und Sammler mit dem Gen für Kurzsichtigkeit während ihrer Kindheit besser sehen. Ein Verlangen nach fettreicher Nahrung war möglicherweise eine vorteilhafte Anpassung in einer Umgebung, in der solche Nahrungsmittel selten waren. Aus diesem Grunde wollen wir solche Gene nicht als Fehler, sondern als «Laune» der Genetik bezeichnen. Solange jemand keinen neuartigen Umweltbedingungen ausgesetzt ist, haben sie keine nachteiligen Wirkungen. Noch ein Beispiel in diesem Zusammenhang ist möglicherweise die *Dyslexie* – für Jäger und Sammler waren Leseschwächen kein Problem.

Auch die Anfälligkeit für eine Drogen- oder Alkoholabhängigkeit hat mit historisch gewachsenen Bedingungen zu tun. Es gibt starke genetische Einflüsse, die für die Anfälligkeit gegenüber Alkohol verantwortlich sind,[20] aber ihr Einfluß war relativ gering, solange Getränke mit wenigstens einigen Prozent Alkohol nicht frei verfügbar waren. Vor dem Aufschwung der Landwirtschaft und bevor Winzer und Braumeister

Hefen gezüchtet hatten, die hohen Alkoholkonzentrationen gegenüber tolerant waren, stellten solche Gene vermutlich überhaupt kein Problem dar. Es mag sich als müßig erweisen, ein «Alkoholismus-Gen» suchen zu wollen. Vielleicht gibt es viele Gene auf vielen Chromosomen, die jemanden für die Abhängigkeit vom Alkohol anfällig machen können. Viele dieser Gene haben vermutlich auch positive Wirkungen – die Neigung beispielsweise, allen Schwierigkeiten zum Trotz am Ball zu bleiben, oder den Hang, auf die Stimulation bestimmter Hirnbereiche mit starken Gefühlen von Selbstbestärkung zu reagieren. Es mag zwar verlockend sein, bei Menschen, die Drogen mißbrauchen, einen genetischen Defekt vorauszusetzen, doch wir sind der Ansicht, daß die genetischen Faktoren, die den Drogengebrauch beeinflussen, sich vermutlich als eine Vielfalt von genetischen Launen erweisen wird.

Gibt es überhaupt so etwas wie ein normales menschliches Genom? Bestimmt ist kein DNA-Strang ideal in dem Sinne, daß alle Abweichungen von ihm als abnormal zu bezeichnen sind. Wir Menschen haben zwar eine Menge gemeinsam, doch unsere Gene sind höchst unterschiedlich. Es gibt keinen einzig und allein vertretbaren Idealtyp, sondern nur zahllose unterschiedliche Phänotypen, die die Vielfalt menschlicher Gene repräsentieren und die allesamt unter variierenden Umweltbedingungen darum wetteifern, Kopien ihrer selbst in die nächste Generation hineinzuhieven.

6. Keine Angst vor den eigenen Genen

Genetische Einflüsse auf menschliche Krankheiten und auf menschliches Verhalten werden in einem hohen Maße mit tiefen, obschon völlig ungerechtfertigten Ängsten und mit heftigem Pessimismus betrachtet. Begleitet wird dies von einem tiefverwurzelten Mißtrauen den Wissenschaftlern gegenüber, die diese Einflüsse erkennen und untersuchen. Bis zu einem gewissen Grad reflektieren solche «anti-Gen»-Ressentiments eine breitere ablehnende Haltung seitens der Sozialwissenschaften, der allgemeinen Öffentlichkeit und sogar manch eines medizinischen Spezialisten biologischen, insbesondere evolutionsbiologischen Erklärungen gegenüber. Viele Menschen sind der Überzeugung, daß menschliches Verhalten und jeder Aspekt menschlicher Erkrankungen, der sich aus der menschlichen Natur herleitet, Dinge sind, die man nur auf der Ebene der Religion und des soziopolitischen Handelns angehen kann, nicht aber im Sinne einer Suche nach den biologischen Ursachen und deren Behandlung. Sobald jemand jedoch an Krebs oder einem Herzleiden erkrankt, verlieren sich diese Abstraktionen in vielen Fällen.

Ist der Versuch sinnlos, einen biologisch ererbten Zustand ändern zu wollen? Aus irgendeinem Grund scheint diese Annahme weitverbreitet zu sein. Vor kurzem wurde in einer Diskussion um Kurzsichtigkeit eine «Gebrauch-Mißbrauch-Theorie», derzufolge der Zustand sich verhindern lassen müsse, einer Theorie des «genetisch bedingt» gegenübergestellt, derzufolge Prävention in diesem Falle unmöglich sei. Glücklicherweise gelangte man in der anschließenden Diskussion zu derselben Vorstellung, die wir auch in diesem Kapitel vertreten haben, daß nämlich Kurzsichtigkeit in der Tat genetisch bedingt und trotzdem zweifelsohne zu verhindern ist. Im Grunde sollte man die Erkenntnis, daß ein pathologischer Zustand genetisch bedingt ist, eher als gute Nachricht sehen. Genetisch programmierte Entwicklung ist ein sehr materieller Vorgang und demzufolge auch materiell manipulierbar. Erst durch die Untersuchung der genetischen Ursachen der Phenylketonurie gelangte man zu der Erkenntnis, daß man ihre Auswirkungen durch eine phenylalaninfreie Diät verhindern kann. Untersuchungen zur Wirkungsweise – und zum gelegentlichen Versagen – von Genen tragen bereits heute zur Prävention und Heilung vieler Krankheiten bei. Wie Melvin Konner im Jahre 1983 feststellte: «Die Entdeckung einer genetischen Ursache für eine Erkrankung berechtigt womöglich zu den größten Hoffnungen auf eine Behandlung von außen.»[21] Viele andere sind inzwischen zu demselben Schluß gekommen.

Untersuchungen zur genetischen Grundlage von Krankheiten verdienen jede nur mögliche Unterstützung, und die klinische Medizin nutzt die aus solchen Studien gewonnenen Informationen nur zu bereitwillig. Wenn ein Gen den Interessen des Patienten zuwider ist, dann sollte der Arzt seine Bemühungen gegen das Gen richten. Wie der Oxfordbiologe Richard Dawkins es ausdrückt, sollten wir «gegen die Tyrannei der egoistischen Replikatoren rebellieren».[22]

VIII.
Altern als Jungbrunnen

Laßt uns nicht wehleidig jammern
Laßt Rotz und Wasser uns heulen
Und vergeßt nicht, wenn lange ihr lebt
Wird der Tod euch nur eher ereilen.

Aus einer alten irischen Ballade[1]

Man schrieb das Jahr 1970. Die Maschine stand in der gleißenden Junisonne auf der Rollbahn von Minneapolis, die Luft im Inneren war zum Schneiden stickig. Eine weißhaarige Dame von etwa siebzig Jahren wandte sich dem jungen Mann zu ihrer Linken zu.

«Sind Sie Student?» fragte sie.

«Ich bin gerade mit dem College fertig und fange jetzt mit dem Medizinstudium an.»

«Wie schön, Sie werden Gelegenheit haben, Menschen das Leben zu retten. Sie freuen sich wohl sehr darauf?»

«Nun, äh, ja.»

Die Maschine hob ab, frische Luft entströmte den Düsen über den Sitzen, und es entspann sich die typische Flugzeugunterhaltung – Heimatstadt, Allgemeinplätze, das Wetter. Die Frau machte eine Pause, wandte sich dem jungen Mann zu und sagte traurig:

«Wissen Sie, daß es eine Krankheit gibt, gegen die wir wirklich dringend ein Mittel bräuchten, eine Krankheit, die schlimmer ist als alles andere, eine Krankheit, die jeder von uns bekommt? Wissen Sie, was ich meine?»

«Ähm, nein. Was?»

«Was wir wirklich brauchen, wonach auch Sie hoffentlich suchen werden, ist die Heilung von der allerschlimmsten Krankheit: vom Altern. Es ist so schrecklich, ich fühle mich völlig hilflos, und keiner kennt ein Mittel dagegen. Bitte, bitte, versuchen Sie, ein Mittel zu finden.» Sie wandte sich ab und starrte still aus dem Fenster.

1. Das Mysterium des Alterns[2]

Von allen Lasten der Fähigkeit zur Selbsterkenntnis wiegt das Bewußtsein der eigenen Sterblichkeit am schwersten. Die Möglichkeit, zur Unzeit zu sterben, ist beängstigend, doch die Unausweichlichkeit von Altern und Tod überschattet das menschliche Leben wohl am unerbittlichsten. Selbst jenseits aller religiösen Doktrin sind die Versuche der Menschheit, das Altern zu besiegen, von einer erstaunlichen Beharrlichkeit. Von Ponce de León, der die Wildnis von Florida auf der Suche nach dem Jungbrunnen durchkämmte, bis zu den Reportern des *Life*-Magazins, die in der früheren Sowjetunion Georgier aufsuchten, die von sich behaupten, 150 Jahre alt zu sein – menschliche Hoffnung ist unsterblich. Wir selbst allerdings nicht. Bis zum Alter von 80 Jahren ist die Hälfte von uns tot, im Alter von 100 Jahren sind es 99 Prozent und bis zum Alter von 115 Jahren lebt von uns keiner mehr – allen bahnbrechenden medizinischen Erfolgen, allen hoffnungsvollen Nachrichtenmeldungen zum Trotz.

Im Laufe der vergangenen paar hundert Jahre hat sich die *durchschnittliche* Lebensdauer (Lebenserwartung) in modernen Gesellschaften stetig erhöht, aber die maximale Lebensdauer (Lebensspanne) ist gleichgeblieben. Bereits vor Jahrhunderten hat es einige Menschen gegeben, die vielleicht 115 Jahre alt geworden sind, heutzutage ist das Maximum immer noch ungefähr dasselbe. Alle Wunder der Medizin, alle Fortschritte im öffentlichen Gesundheitswesen haben die maximale Lebensdauer nicht merklich erhöhen können. Falls Altern eine Krankheit sein sollte, so ist diese offenbar unheilbar.

Genaugenommen reden wir hier eigentlich weniger vom Älterwerden, jenem Prozeß, der mit der Geburt beginnt, sondern vom Altwerden oder Vergreisen, dem Prozeß körperlichen Verfalls in den späteren Lebensjahren. Es handelt sich dabei nicht um einen einzelnen Prozeß, sondern Altern manifestiert sich in einer erhöhten Anfälligkeit für zahlreiche Krankheiten und durch eine verminderte Fähigkeit zur Reparatur von Schäden. In den Vereinigten Staaten ist die Todesrate im Alter zwischen zehn und zwölf Jahren ausgesprochen gering und liegt bei eins zu fünftausend. Bis zum Alter von dreißig Jahren nimmt die Sterberate allmählich auf 1,35 pro Tausend zu, steigt dann exponentiell an und verdoppelt sich alle acht Jahre.[3] Aus Abbildung 3 ist zu ersehen, daß die Sterberate im Alter von 90 Jahren bei 169 pro Tausend liegt. Für jemanden im Alter von 100 Jahren besteht nur eine Chance von 1:3 auf ein weiteres Jahr. Die Sterblichkeitskurve wird mit jedem Jahr steiler, und ein gewisses Alter erreicht kein Mensch mehr.

Stellen Sie sich eine Welt vor, in der alle Ursachen für einen frühzeitigen Tod beseitigt würden, so daß alle Menschen aus Altersgründen sterben. Wir alle führten ein munteres, gesundes Leben, bis wir innerhalb einer kurzen Zeitspanne um die 85 herum nahezu alle stürben. Und nun stellen wir uns umgekehrt eine Welt vor, in der das Altern abgeschafft wäre, so daß die Sterberaten sich nicht mit zunehmendem Alter erhöhten, sondern das ganze Leben lang auf dem Niveau von achtzehnjährigen blieben, das würde bedeuten bei etwa einem pro Tausend jährlich. Auf jeder Altersstufe würden einige Menschen sterben, aber die Hälfte der Bevölkerung erreichte ein Alter von 693 Jahren und über 13 Prozent erreichten ihr 2000stes Lebensjahr (s. Abb. 4)! Sogar wenn die Sterberaten sehr viel höher lägen, sagen wir bei den zehn pro Tausend, die man schätzungsweise um die Jahrhundertwende bei jungen Erwachsenen in Indien zu verzeichnen hatte, dann brächte die Abschaffung des Alterns noch immer beträchtliche Vorteile, und manche Leute würden 300 Jahre alt. Aus der Perspektive des Evolutionswissenschaftlers hätte jemand, der nicht altert – vorsichtig ausgedrückt –, einen gelinden Reproduktionsvorteil.

Das bringt uns zu dem Mysterium. Wenn Altern unsere Fitneß der-

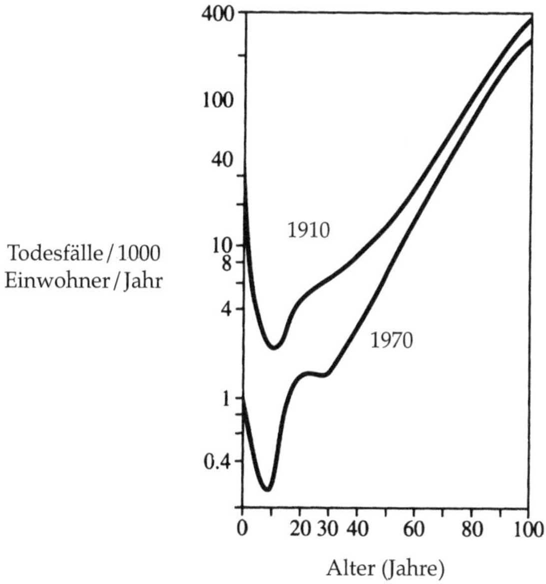

Abb. 3: Sterblichkeit verschiedener Altersstufen, dargestellt als Todesfälle pro Tausend Einwohner der Vereinigten Staaten (1910 bis 1970)

maßen untergräbt, warum hat die natürliche Selektion dann nicht längst dagegen entschieden? Diese Möglichkeit erscheint nur deshalb so lächerlich, weil Altern ein so unverrückbarer Bestandteil unseres Erfahrungsbereichs ist. Denken Sie an das Wunder der Entwicklung: Aus einer einzigen Zelle mit sechsundvierzig Chromosomen formt sich allmählich ein Körper, bei dem zehn Billionen Zellen am richtigen Platz sitzen, mit Geweben und Organen, die zum Wohle des Ganzen zusammenarbeiten. So ein Körper läßt sich doch mit Sicherheit leichter erhalten als neu formen!

Hinzu kommt, daß unser Körper über bemerkenswerte Selbsterhaltungsfähigkeiten verfügt. Haut- und Blutzellen werden alle paar Wochen erneuert. Unsere Zähne werden einmal ausgetauscht – aber warum nicht sechsmal wie bei Elefanten? Geschädigtes Lebergewebe kann rasch ersetzt werden. Die meisten Wunden heilen in kurzer Zeit, gebrochene Knochen wachsen zusammen. Fehlende Stücke von Haut, Knochen und Leber können wir ersetzen, manche Gewebe aber wie Herz und Gehirn regenerieren nicht. In diesem Zusammenhang gibt es tiefgreifende Unterschiede zwischen verschiedenen Spezies. Manchen Eidechsenarten wächst für einen abgeworfenen Schwanz sofort ein neuer. Unser Körper verfügt über dieselben Fertigkeiten zur Reparatur von Schäden und zum Ersatz abgenutzter Teile, nur ist seine Kapazität eingeschränkt. Der Körper kann sich selbst nicht unbegrenzt erhalten. Warum nicht?

2. *Was ist Altern?*

Bei den meisten von uns gibt es Mitte Vierzig einen Moment, an dem einem plötzlich klar wird, daß man ein Buch nur noch auf Armeslänge lesen kann. Ja, unser Haar ist auch grau geworden oder gar ausgefallen, und in unseren Gesichtern zeigen sich Falten. All das aber läßt sich sehr viel leichter ignorieren als das Gewicht eines mit ausgestreckten Armen gehaltenen Buchs. Geburtstagsparties zum fünfzigsten sind in der Regel kränkliche Angelegenheiten, bei denen sich frischgebackene Mineralwasseranhänger unbehagliche Witze über Gedächtnislücken, Hitzewallungen und Impotenz erzählen. Wir alle wissen nur zu gut, was uns erwartet, aber den wenigsten ist klar, daß das Altern bereits sehr, sehr viel früher begonnen hat. Die Vergreisung setzt nicht mit vierzig oder fünfzig ein, sondern sie beginnt mit sehr viel subtileren Veränderungen gleich nach der Pubertät.

Im Sport muß man nicht alt sein, um seinen Zenit überschritten zu haben. Betrachten wir einmal Abbildung 5 (s. S. 139), in der für jede Altersgruppe die besten Zeiten im Marathonlauf verzeichnet sind. Die

Kurve ähnelt in bemerkenswerter Weise der Sterblichkeitskurve in Abbildung 3. Am besten sind die Leistungen im jungen Erwachsenenalter, danach lassen sie mit steigender Geschwindigkeit nach. Dieses Nachlassen ist Zeichen der Vergreisung. Natürlich können manche Menschen noch mit vierzig schnell laufen, aber sie sind nicht mehr ganz so schnell, wie sie mit dreißig waren. Wollten sie eine Antilope jagen oder einem Tiger entfliehen, so wären sie jüngeren gegenüber ein kleines bißchen im Nachteil, und was zählt, ist dieser *relative* Nachteil. Es gibt einen Witz über zwei Männer, die vor einem Tiger davonlaufen.[5] Der eine bleibt stehen und zieht sich Laufschuhe an.

«Was soll das?» fragt der andere, «auch mit Laufschuhen bist du nicht schneller als ein Tiger.»

«Nein», antwortet der andere, «aber ich bin schneller als du.»

3. *Die einspännige Kutsche*

Der «Einspänner» aus dem Gedicht von Oliver Wendell Holmes[6] ist die klassische Metapher für die bemerkenswerte Koordination der Effekte des Alterns. Jener Einspänner ...

«Ging zu Bruch auf einen Schlag
auf einen Schlag, nicht Stück um Stück,
berstenden Seifenblasen gleich,
von denen nichts mehr bleibt zurück».

Auch unser Organsystem scheint sich im Durchschnitt rundum mit

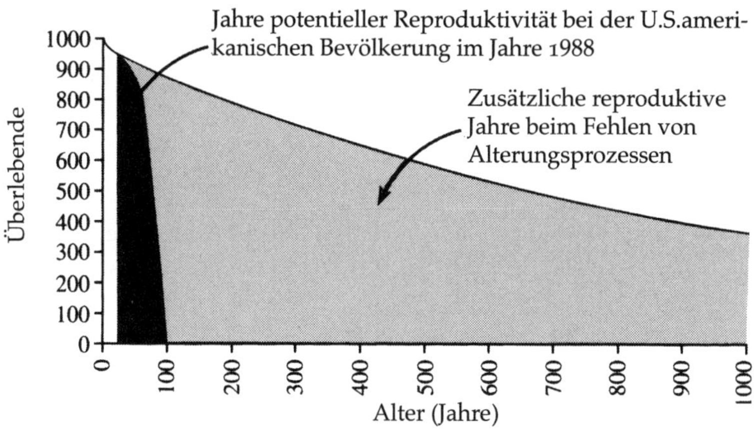

Abb. 4: Aktuelle Reproduktivität und Reproduktivitätsvorteil beim Fehlen von Alterungsprozessen[7]

etwa gleicher Geschwindigkeit abzunutzen. Die Wissenschaftler Strehler und Mildvan bestimmten die Reservekapazitäten von Herz, Lungen, Nieren, Neuronen und anderen Körpersystemen zu verschiedenen Altersstufen und stellten fest, daß diese verschiedenen Körpersysteme mit bemerkenswert gleicher Geschwindigkeit abbauen. Bis zum Alter von 100 Jahren hat jedes dieser Systeme nahezu alle Fähigkeit verloren, sich steigenden Anforderungen anzupassen, so daß selbst die geringste Beanspruchung eines Systems dessen tödliches Versagen zur Folge haben kann. Altern ist keine Krankheit im eigentlichen Sinne, sondern das Ergebnis einer stetigen Abnahme jeder einzelnen körperlichen Fähigkeit, so daß wir für Myriaden von Krankheiten – nicht nur für Krebs und Schlaganfälle, sondern auch für Infektionen, Autoimmunkrankheiten und sogar für Unfälle – immer anfälliger werden.

4. Warum altern wir?

Altern ist ein evolutionsbiologisches Rätsel ersten Ranges. Jede Erklärung muß den soeben erwähnten Phänomenen Rechnung tragen. Einige Hinweise ergeben sich aus der Betrachtung anderer Arten. An einem warmen Sommerabend traf sich einer von uns Autoren mit Freunden zu einem Picknick am Westufer von Beaver Island in den nördlichen Regionen des Michigansees. Im Licht der letzten Sonnenstrahlen bestiegen wir die Düne oberhalb des Sees. Wir blieben stehen und betrachteten mit angehaltenem Atem den Anblick von Millionen schillernder Flügel, die in der untergehenden Sonne glitzerten. Eintagsfliegen bildeten eine goldene Wolke, die über der Brandung schwebte. Sie warteten auf die Gelegenheit zur Paarung, nach der sie ihre Eier ablegen und sterben würden – am selben Tag, an dem sie geboren und herangereift waren. Es scheint eine solche Verschwendung. Und doch teilen viele andere Arten das Schicksal der Eintagsfliegen. Lachse ziehen im Herbst die Flüsse hinauf, legen ihre Eier ab und sterben, die faulenden Kadaver treiben zurück in den großen See. Das ist Altern pur. Wie läßt sich so etwas verstehen?

Viele Leute haben angenommen, daß Altern der Art zugute kommen muß. Als das Thema Altern einen von uns, Nesse, zum ersten Mal zu faszinieren begann, war er Student im zweiten Jahr. Er ging jeder nur möglichen Erklärung nach und kam zu dem Schluß, daß Altern notwendig sein müsse, um Platz für neue Individuen zu schaffen, so daß die Evolution eine Art den sich ständig verändernden ökologischen Bedingungen gemäß auf dem neuesten Stand halten kann. Das war nur einen Schritt entfernt von dem Standpunkt des Darwinisten August Weismann, der im Jahre 1881 schrieb:[8] «Die Individuen nutzen sich äusserlich ab durch die Berührung mit der Aussenwelt und schon allein deshalb ist es unerlässlich, dass sie fortwährend wieder durch neue, vollkommene Individuen ersetzt werden, auch wenn sie innerlich die Fähigkeit besässen, ewig weiter zu leben.

Es erhebt sich daraus die Nothwendigkeit der Fortpflanzung, andererseits aber auch die Zweckmässigkeit des Todes, denn abgenutzte Individuen sind werthlos für die Art, ja sogar schädlich, indem sie besseren den Platz wegnehmen. Nach dem Selectionsprincip muss sich deshalb das Leben der Individuen – angenommen ihre ursprüngliche Unsterblichkeit – um so viel verkürzt haben, als davon für die Art nutzlos war, es muß sich auf diejenige Länge reduziert haben, welche die günstigste Aussicht für die möglichst große gleichzeitige Existenz lebenskräftiger Individuen bot.»

Als Nesse gewahr wurde, daß die natürliche Selektion nicht zum Wohle der Art wirkt, sondern normalerweise zum Wohle des einzelnen, packten ihn quälende Zweifel ob seiner Theorie. Es mußte noch eine andere Erklärung geben. Als er den Kollegen im Evolution and Human Behavior Programm der University of Michigan seine Überlegungen zur evolutionsbiologischen Erklärung von Alterungsprozessen vortrug, lachte man und fragte, wie es möglich sei, daß irgend jemand den Artikel des Biologen George Williams aus dem Jahre 1957[9] nicht kannte.

Williams' Artikel bezieht sich auf Erkenntnisse der Biologen J. B. S. Haldane[10] und Peter Medawar und zeigt, wie die natürliche Selektion tatsächlich zugunsten von Genen arbeiten kann, die Alterungsprozesse auslösen. Haldane war im Jahre 1942 klargeworden, daß es keine Selektion gegen Gene geben könne, deren schädliche Wirkungen sich erst nach dem Ende des reproduktiven Alters bemerkbar machen. Das war zwar ein bedeutender Fortschritt, aber es erklärte noch nicht, weshalb die Reproduktionsfähigkeit überhaupt vollständig zum Erliegen kommen kann. Im Jahre 1946 ging Medawar einen Schritt weiter und demonstrierte, daß die Kraft der Selektion in fortgeschrittenen Lebensstadien nachläßt, wenn viele Individuen bereits durch andere Einflüsse außer dem Altern ums Leben gekommen sind: «Man kann sich ohne jede Schwierigkeit ein genetisches System vorstellen, in dem junge Tiere stets auf Kosten der älteren begünstigt werden; oder genauer, zu ihren eigenen Lasten – die sich dann ergeben, wenn sie selbst älter werden. Ein Gen oder eine Genkombination, die diesen *status quo* begünstigt, wird sich unter bestimmten numerisch definierbaren Bedingungen allein deshalb in der Population ausbreiten, weil die jüngeren Tiere, die dadurch bevorzugt werden, als Gruppe einen relativ großen Anteil der Vorfahren der kommenden Population stellen.»

Williams weitete diese Überlegungen zur *pleiotropen Theorie* des Alterns aus (man bezeichnet Gene als pleiotrop, wenn sie mehr als eine Art von Effekt haben). Stellen wir uns vor, ein Gen verändert den Calciumstoffwechsel, so daß Knochen rascher heilen. Dasselbe Gen aber verursacht auch eine langsame und stetige Calciumablagerung in den Arterien. Ein solches Gen könnte durch die Selektion durchaus begünstigt werden, denn viele werden in jungen Jahren von seinen Vorteilen profitieren, wenige aber werden lange genug leben, um der Nachteile der Arterienverkalkung im hohen Alter gewahr zu werden. Selbst wenn das Gen dazu führte, daß jeder bis zum Alter von 100 Jahren stürbe, so würde es sich dennoch ausbreiten, wenn es im Jugendalter auch nur den geringsten Vorteil böte. Diese Überlegung setzt die Existenz von Alterungsprozessen nicht *a priori* voraus. Andere Todesursachen – Unfälle, Lungenentzündung und was es sonst noch alles gibt – reichen hin, die Population in höheren Altersstufen zu reduzieren. Die Theorie basiert im Gegensatz zu Haldanes Überlegung auch nicht auf einer Beendigung der Reproduktion.

Eng mit diesen Vorgängen hängt das Rätsel der Menopause zusammen. Warum ist sie durch natürliche Selektion nicht eliminiert worden? Es ist unwahrscheinlich, daß die Menopause einfach Resultat des Alterungsprozesses ist, denn erstens dauern bei den meisten Arten die Fortpflanzungszyklen auch im hohen Alter noch an, und zweitens hören menschliche Menstruationszyklen gleichbleibend innerhalb weniger Jahre um die Fünfzig auf und lassen nicht wie die übrigen Organfunktionen mit zunehmendem Alter allmählich nach. In seinem Artikel aus dem Jahre 1957 wartet Williams mit einer plausiblen Erklärung für die Existenz der Menopause auf. Eine Frau investiert in jedes Kind Beträchtliches, und diese «Investition» lohnt sich genetisch betrachtet nur dann, wenn das Kind gesund das Erwachsenenalter erreicht. Bekommt eine Mutter immer weiter Kinder (mit allen dazugehörigen Risiken), auch wenn die Gebrechen des Alters zuzunehmen beginnen, dann kann sie möglicherweise für diese Kinder nicht mehr in ausreichendem Maße sorgen, und sie riskiert die künftigen Chancen bereits vorhandener Kinder. Wenn sie aber statt dessen aufhört, zusätzliche Kinder zu bekommen und ihre Bemühungen darauf konzentriert, den Kindern zu helfen, die sie bereits hat, dann hat sie unter Umständen mehr Nachkommen, die es schaffen, sich ihrerseits fortzupflanzen. Die kürzlich publizierten Arbeiten der beiden Anthropologen Kim Hill und Alan Rogers bezweifeln zwar diese Erklärung für die Menopause, dennoch ist diese Hypothese ein gutes Beispiel dafür, wie sich scheinbar nutzlose Merkmale mit Hilfe der Verwandtenselektion erklären lassen.[11]

Nicht alle Gene, die mit Alterungsprozessen in Zusammenhang stehen, müssen notwendigerweise einen frühen Vorteil mit sich bringen. Manche waren der Selektion einfach nie ausgesetzt, weil in unserer urtümlichen Umgebung zu wenige Menschen lange genug lebten, als daß sich das Gen nachteilig hätte auswirken können. Dem bemerkenswerten Biologen Alex Comfort, einem weiten Leserkreis gleichermaßen bekannt für seine klassischen Texte *The Biology of Senescence* und *The Joy of Sex*, schien diese Erklärung ausreichend.[12] Hätte Comfort recht, so dürften Tiere in freier Wildbahn so gut wie nie an Alterserscheinungen sterben. Ihm war aufgefallen, daß in der Natur gebrechliche Tiere kaum vorkommen, und er schloß daraus, daß Altern in Wildpopulationen kein nennenswerter Faktor sei. Aber vergessen Sie die Sportberichte nicht. Wenn alternde Tiere auch nur ein bißchen langsamer rennen, so werden sie von Räubern eher erlegt als ihre jüngeren Konkurrenten, und damit sterben sie an den Auswirkungen von Alterungsprozessen bereits lange bevor wir an ihnen Zeichen der Gebrechlichkeit bemerken können.

Eine Möglichkeit, diese Situation zu analysieren, besteht darin, den auf eine freilebende Population wirkenden Selektionsdruck zu errechnen, indem man zwei Überlebenskurven erstellt und miteinander vergleicht: die Kurve der freilebenden Population und die einer imaginären Population, die der ersten bis auf die Tatsache gleicht, daß ihre Sterblichkeit mit dem Alter nicht ansteigt. Das Verhältnis der Flächen unterhalb der Kurven ist ein Maß dafür, wie stark die Fitneß durch Alterungsprozesse beeinträchtigt wird (Abbildung 5 liefert ein Beispiel hierfür). Bei vielen freilebenden Tieren stellt Altern einen wichtigen negativen Selektionsdruck dar, und die meisten der für Alterungsprozesse verantwortlichen Gene befinden sich somit in Reichweite der natürlichen Selektion. Daß sie erhalten bleiben, läßt sich vermutlich mit Vorteilen in den jungen Jahren erklären.

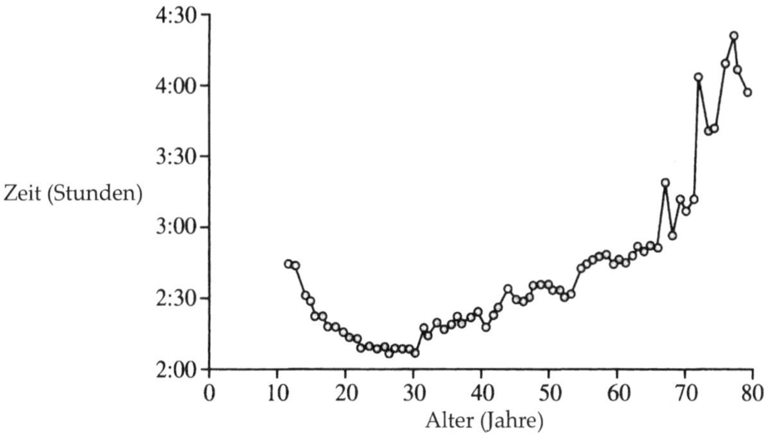

Abb. 5: Marathonweltrekorde der Männer im Alter zwischen 10 und 79 Jahren (Daten aus Runner's World, 1980)

Der scharfsinnige Leser wird nunmehr darauf brennen, ein paar Beispiele für solche Gene kennenzulernen, die Alterungsprozesse auslösen, in jungen Jahren jedoch vorteilhaft sind. Man kennt viele Gene mit multiplen Effekten: Das für Phenylketonurie verantwortliche Gen beispielsweise verursacht nicht nur geistige Defekte, sondern verleiht darüber hinaus auch blondes Haar. An dieser Stelle aber sollen uns Gene interessieren, die eine Wirkung haben, die in jungen Jahren von Vorteil ist, und eine weitere, die sich mit zunehmendem Alter nachteilig auswirkt. In einem Artikel aus dem Jahre 1988 führt der Arzt Roger Albin von der University of Michigan verschiedene Krankheiten an, die möglicherweise durch solche Gene zustande kommen.[13] Ein Kandidat in diesem Zusammenhang ist die Hämochromatose,[14] eine Krankheit, bei der es zu einer übermäßigen Absorption von Eisen kommt und an der die Patienten in mittleren Jahren sterben, weil die daraus resultierenden Eisenablagerungen die Leber zerstören. Früh im Leben haben Menschen mit dieser Krankheit vielleicht durch ihre Fähigkeit, mehr Eisen zu absorbieren (und so einer Eisenmangelanämie zu entgehen), einen Vorteil, der den späteren Nachteil aufwiegt. Albin gibt zu bedenken, daß die Häufigkeit, mit der dieses Gen auftritt (es findet sich bei etwa zehn Prozent der Bevölkerung), auch durch einen Heterozygotenvorteil erklärbar wäre. Vielleicht handelt es sich aber auch um ein Gen, das durch sexuell antagonistische Selektion erhalten wird. Es könnte für Frauen von Vorteil sein, die das Eisen brauchen, um das bei der Menstruation verlorene Eisen zu ersetzen, für Männer mittleren Alters aber, die das überschüssige Eisen nur ansammeln, könnte es schädlich sein.

In einem anderen von Albin zitierten Beispiel geht es um ein Gen, das zur Überproduktion eines Magenhormons namens Pepsinogen I führt. Die betroffenen Patienten bekommen mit größerer Wahrscheinlichkeit Magengeschwüre als andere, und sie sterben mit zunehmendem Alter häufiger daran. Ihr Leben lang aber haben diese Menschen einen hohen Magensäurespiegel, der ihnen möglicherweise einen zusätzlichen Schutz vor Infektionen verleiht. Soweit wir wissen, hat bisher niemand den von Albin vorgeschlagenen Test unternommen, mit dem sich herausfinden ließe, ob ein hoher Pepsinogen-I-Spiegel Menschen vor gastrointestinalen Infektionen wie Tuberkulose und Cholera schützt.

Paul Turke, Evolutionsanthropologe und Geriatriker, der die medizinische Hochschule absolvierte, um darwinistisch orientierter Arzt zu werden, erinnert daran, daß das gesamte Immunsystem das Alter benachteiligt. Es setzt unser Leben lang schädigende Chemikalien frei, die uns vor Infektionen schützen; dieselben Substanzen aber schädigen unweigerlich unsere Gewebe und führen schlußendlich zu Alterungsprozessen oder Krebs.

Auch diejenigen Gene, die für die Alzheimersche Krankheit prädisponieren, sind unter Umständen ihrer Vorzüge in jungen Jahren wegen selektioniert worden.[15] Von dieser häufigsten Ursache für schwersten geistigen Abbau sind bis zum Alter von fünfundsechzig Jahren fünf Prozent aller Menschen betroffen, im Alter von achtzig Jahren sind es zwanzig Prozent. Man weiß seit langem, daß diese Krankheit von genetischen Faktoren beeinflußt wird, denn es gibt viele familiäre Häufungen, und Menschen mit drei Kopien des Chromosoms Nummer 21 sind besonders häufig davon betroffen. Im Jahre 1993 stellten Wissenschaftler vom Neurologischen Institut der Duke University fest, daß ein Gen auf dem Chromosom Nummer 19 ein Protein namens *Apoplipoprotein E4* kodiert, das bei Patienten, die an Alzheimer erkrankt sind, besonders häufig vorkommt. Bei Menschen, die für dieses Gen heterozygot sind, besteht eine Chance von 40 Prozent, bis zum Alter von achtzig Jahren an Alzheimer zu erkranken. Soweit wir wissen, hat bis heute noch niemand danach gefragt, ob dieses Gen Menschen, die später an Alzheimer erkranken, irgendeinen Vorteil in jungen Jahren verschafft. Nun, da man das Gen kennt, sollte es möglich sein, diese Frage anzugehen. S. I. Rapoport vom National Institute of Aging wartet mit einer ähnlichen Erklärung auf.[16] Er stellt fest, daß die Alzheimersche Krankheit Gehirnregionen betrifft, die sich erst in jüngerer Vergangenheit entwickelt haben, und daß die Krankheit bei anderen Primaten nicht vorkommt. Dieser Umstand veranlaßte ihn zu der Annahme, daß die genetischen Veränderungen, die zu der raschen Zunahme unserer Gehirngröße im Laufe der vergangenen vier Millionen Jahre geführt haben, entweder bei manchen Menschen Alzheimer entstehen lassen oder aber Nebenwirkungen mit sich bringen, die durch andere genetische Veränderungen nicht vermittelt werden. Es wäre in diesem Zusammenhang interessant zu wissen, ob bei Menschen, die das Gen tragen, das sie für die Alzheimersche Krankheit prädisponiert, in jungen Jahren ein höherer Intelligenzgrad vorliegt oder ob ihr Gehirn möglicherweise vergrößert ist.

Dafür, daß Gene, die an Alterungsprozessen beteiligt sind, früh im Leben Vorteile gewähren, gibt es aus Laborbefunden einige Hinweise. Der Populationsbiologe Robert Sokal züchtete Mehlkäfer und selektionierte auf Tiere, die sich früh in ihrem Lebenszyklus fortpflanzten.[17] Nach vierzig Generationen produzierten die selektionierten Käfer zwar in den früheren Lebensabschnitten beträchtlich größere Mengen an Nachwuchs, aber sie alterten auch früher, und sie starben eher – möglicherweise eine Wirkung von Genen, die trotz aller Nachteile im späteren Leben ihrer Vorzüge in jungen Jahren halber selektioniert wurden. Die Biologen Michael Rose und Brian Charlesworth gingen den umgekehrten Weg und selektionierten auf Taufliegen, die sich später im Leben fortpflanzten. Die Fliegen bekamen schließlich nicht nur ihre Nachkommen vermehrt in späteren Lebensabschnitten, sondern sie lebten auch länger und hatten weniger Nachkommen insgesamt. Das entspricht genau dem, was man erwarten würde, wenn durch die künstliche Selektion Gene eliminiert worden wären, die früh im Leben Vorteile haben, im späteren Leben jedoch mit Nachteilen verbunden sind.

Mehr und mehr Hinweise lassen darauf schließen, daß solche Gene auch bei Tieren in freier Wildbahn zu Alterungsprozessen beitragen. Über Jahre hinweg hatten Gerontologen Alex Comforts irrtümliche Schlußfolgerung akzeptiert, der zufolge Altern bei freilebenden Tieren keine Rolle spielt. In geradezu klassischer Weise sahen viele Wissenschaftler in diesen Fällen immer nur das, was sie erwartet hatten, und machten sich dabei nicht einmal die Mühe, bei ihren Untersuchungen an wilden Populationen nachzuprüfen, ob die ältesten Tiere eine erhöhte Sterblichkeit aufwiesen. Sie gingen einfach davon aus, daß die Sterblichkeit über die gesamte Lebensdauer gleich bleibt. Nun aber, da man genauer hinzusehen begonnen hat, finden sich Hinweise zuhauf. Bei vielen Arten nimmt der Fortpflanzungserfolg durch das zunehmende Alter mehr ab als durch alle anderen Selektionskräfte zusammen. Das beweist zwar nicht, daß pleiotrope Gene beim Alterungsprozeß eine Rolle spielen, aber es spricht mit Sicherheit gegen die Hypothese, daß die natürliche Selektion einfach keine Gelegenheit gehabt hat, Gene zu eliminieren, die mit Alterungsprozessen in Zusammenhang stehen.

Die Beweise für das Vorliegen von Alterungsprozessen bei Tieren in freier Wildbahn stützen unsere *Kompromiß-Theorie des Alterns*, es lassen sich aber auch Beweise dafür anführen, daß es ohne große Schwierigkeiten möglich ist, die Lebensspanne zu verlängern. Schränkt man die Nahrungsaufnahme bei Ratten und Mäusen stark ein, so erhöht sich deren Lebensspanne um 30 Prozent oder mehr. Das scheint einigermaßen rätselhaft, denn wenn so etwas Simples wie eine eingeschränkte Kalorienzufuhr eine außergewöhnliche Verlängerung der Lebensspanne bewirken kann, so läßt sich das nicht mit unserer zuvor geäußerten Vermutung vereinbaren, daß Altern durch das Zusammenwirken vieler Gene zustande kommt. Warum also fressen Ratten und Mäuse nicht weniger und leben dafür länger? Vielleicht sind sie im Labor in der Regel überfüttert und altern daher frühzeitig. Vielleicht ist ihr Körper für eine weniger üppige Ernährung angelegt, so daß die Hungerversuche nicht die Lebensspanne verlängerten, sondern schlicht die nachteilige Wirkung überschüssiger Nahrung verminderten. Das aber scheint nicht der Fall zu sein. Ratten und Mäuse, die fressen können, soviel sie wollen, sind nicht schwerer als ihre wilden Verwandten, und unterernährte Ratten leben sogar länger als freilebende Tiere, die man vor Räubern und Giften geschützt hat.

Der Harvardbiologe Steven Austad sah Hunderte von Untersuchungen zur Einschränkung der Nahrungszufuhr durch und fand die Lösung in einer entscheidenden Tatsache, die nur in einigen wenigen Studien Erwähnung fand.[18] Die weniger gut ernährten Ratten lebten vielleicht länger, aber sie hatten keinen Nachwuchs. Sie paarten sich nicht einmal! Sie schienen auf einer präreproduktiven Entwicklungsstufe stehengeblieben zu sein und auf eine angemessene Nahrungszufuhr zu warten. Die Mechanismen, mit denen sich die ernährungsbedingte Langlebigkeit erklären läßt, sind nach wie vor interessant, vom Standpunkt der Evolutionsbiologie aber ist eine lebensverlängernde Einschränkung der Ernährung, durch die der Fortpflanzungserfolg beeinträchtigt wird, kein Segen, sondern beinahe genauso schlimm wie ein frühzeitiger Tod.

5. Mechanismen des Alterns

Welche unmittelbaren Mechanismen sind für das Altern und für eine begrenzte Lebensdauer verantwortlich? Die jüngste Forschung hat hierauf einige Antworten gefunden. Freie Radikale beispielsweise sind reaktive Moleküle, die jedes Gewebe schädigen, mit dem sie in Kontakt kommen. Unser Körper hat eine Reihe von Abwehrmechanismen entwickelt.[19] Hier ist in erster Linie ein Enzym zu nennen, das man als *Superoxiddismutase* (SOD) bezeichnet und das freie Radikale neutralisiert, bevor sie größeren Schaden anrichten können. Ein Mangel an normaler SOD kann zu *amyotropher Lateralsklerose* (auch bekannt unter dem Namen *Lou Gehrig Syndrom*) führen, einer tödlichen Erkrankung des Nervensystems, die sich unter anderem in stetigem Muskelschwund äußert. Bei verschiedenen Arten steht der SOD-Spiegel in einer direkten Beziehung zu deren Lebensspanne. Das zeigt einerseits, daß eine Schädigung durch freie Radikale in der Tat eine unmittelbare Ursache für Alterungsprozesse ist, auf der anderen Seite demonstriert es aber auch, daß die natürliche Selektion einen Abwehrmechanismus genau auf das benötigte Niveau einstellt.

Auch die Harnsäurekonzentration im Blut steht in enger Beziehung zur Lebensspanne einer Art – Harnsäure ist ein weiteres Antioxidans. Wir Menschen haben die Fähigkeit zum Abbau von Harnsäure verloren, über die die meisten Säugerarten verfügen. Da Harnsäurekristalle in der Gelenkflüssigkeit ausfallen und Gicht verursachen, wird der Verlust dieser Fähigkeit in vielen Lehrbüchern der Medizin als Unzulänglichkeit der menschlichen Biochemie behandelt, aber, wie im folgenden Auszug aus einem Biochemielehrbuch bemerkt wird, vielleicht handelt es sich dabei auch um einen Vorteil, der zur Verlängerung unserer

Lebensspanne beiträgt: «Welchen selektiven Vorteil bringt ein Uratspiegel, der so hoch ist, daß es bei vielen Menschen fast zur Gicht kommt? Wie sich herausstellt, besitzt Urat eine ausgesprochen nützliche Funktion. Es ist ein wirksamer Zerstörer von hochreaktiven und schädlichen Sauerstoff-Formen – wie Hydroxylradikalen, dem Superoxidanion, dem Singulettsauerstoff und oxygenierten Hämzwischenstufen mit Fe in hohen Valenzzuständen (+4 und +5). Tatsächlich ist Urat ungefähr genauso wirksam wie Ascorbinsäure. Der im Vergleich mit Halbaffen und anderen niederen Primaten erhöhte Uratspiegel beim Menschen trägt möglicherweise deutlich zur längeren Lebenserwartung des Menschen und der geringeren Krebshäufigkeit bei.»[20]

Der stechende Schmerz in einem Gichtknoten ist unter Umständen der Preis für ein Gen, das die Selektion begünstigt hat, weil es dazu beiträgt, den Alterungsprozeß zu verzögern. Dieses Gen hat Wirkungen, die den bereits beschriebenen genau entgegengesetzt sind, hier verschafft das Gen, indem es das Altern verlangsamt, seinem Träger einen Vorteil in späteren Lebensabschnitten, wobei es seine Unkosten im Erwachsenenalter geltend macht. Es wäre überaus interessant zu wissen, ob Menschen mit Gicht langsamer altern.

Auch die Konzentration eines Enzyms, das DNA-Anomalien repariert, ist bei langlebigen Arten erhöht. Das bedeutet nichts anderes, als daß DNA-Schäden auch einen Selektionsdruck darstellen, ebenso daß, wie im Falle von SOD und Harnsäure, die Natur eine Lösung für das Problem gefunden hat. Betrachtet man die natürliche Selektion als beiläufige Kraft, dann sieht man freie Radikale und DNA-Schäden als Ursachen des Alterns. Trägt man aber der Macht der natürlichen Selektion Rechnung, dann wird man sehr viel bereitwilliger die Möglichkeit akzeptieren, daß Schädigungen durch freie Radikale und fehlerhafte DNA durch in der Evolution gewachsene Mechanismen eingeschränkt werden und daß die Effizienz dieser Mechanismen genau so angelegt ist, daß sie den Reproduktionserfolg erhöhen.

Wie Austad ausführt, unterscheiden sich die Mechanismen des Alterns vermutlich von einer Art zur anderen.[21] Ratten und Mäuse, die in weiten Bereichen der Altersforschung als Versuchsobjekte herangezogen werden, sind vom Menschen weit entfernt – nicht nur in phylogenetischer Hinsicht, sondern auch im Hinblick auf das Muster ihrer Alterungsprozesse. Austad fordert daher ausführliche artübergreifende Altersstudien, aus denen sich allgemeine Muster ableiten lassen. Er begann seine Studien auf einer Insel vor der Küste von Georgia, auf der über einige Jahrtausende hinweg Opossums ohne Räuber gelebt hatten, und seine Voraussage lautete, daß diese eine längere Lebensspanne entwickelt haben müßten. Die Feldstudien – die darin bestanden, Opossums auf dem Festland und auf der Insel zu fangen und deren Alter zu bestimmen – nahmen mehrere Jahre in Anspruch.[22] (Das Unterfangen gestaltete sich mit den Inselopossums übrigens weitaus einfacher, denn diese schlafen ungeschützt auf der Erde und haben ihre Fähigkeit verloren, sich in tiefen Bauten zu verstecken, eine auf dem Festland lebenswichtige Fertigkeit.) Die Ergebnisse der Untersuchung? Die Inselopossums leben nicht nur länger als ihre entfernten Cousins an Land, sie altern auch langsamer, wie sich an einer Reihe von Indikatoren ablesen läßt. Der Preis für diese Veränderung jedoch besteht in kleineren Würfen und einer Verschiebung der Geschlechtsreife (des Alters der ersten Fortpflanzung). Die Geschwindigkeit des Alterungsprozesses ist also, das wird hieraus klar, genau wie andere Merkmale der Lebensgeschichte durch die natürliche Selektion geformt.

6. Geschlechtsspezifische Unterschiede bei Alterungsprozessen

Zurück zu uns Menschen. In den Vereinigten Staaten geborene Jungen haben im Durchschnitt eine Lebenserwartung, die sieben Jahre unter der von Mädchen liegt, und man hat in anderen Ländern und zu anderen Zeiten einen ähnlichen Unterschied festgestellt. Warum sind Frauen den Männern gegenüber derart im Vorteil? Der wichtigste Anhaltspunkt dafür, weshalb Frauen länger leben als Männer, ergibt sich aus einem artübergreifenden Vergleich. Bei Arten, bei denen die Männchen um ihre Partnerinnen konkurrieren müssen, leben die männlichen Tiere weniger lange als die Weibchen. Ein Teil der erhöhten Sterblichkeit ergibt sich aus männlichen Konkurrenzkämpfen um Weibchen, aber sogar Männchen, die allein im Käfig leben, sterben früher als Weibchen.

Warum ist das männliche Geschlecht das verwundbarere? Der Reproduktionserfolg eines Männchens hängt so sehr von seiner Überlegenheit im Konkurrenzkampf ab, daß die männliche Physiologie eher im Dienste eben dieses Konkurrenzkampfs steht und weniger zur Erhaltung des Körpers angelegt ist. Bei ihrem Spiel des Lebens geht es um einen hohen Einsatz. Wenn außergewöhnlich «fitte» Männchen eine große Zahl an Nachkommen zeugen können, während mittelmäßige Männchen in der Regel nicht zum Zuge kommen, dann muß das Streben nach hoher Fitneß von großen Opfern begleitet sein. Zu den dabei geopferten Eigenschaften gehören möglicherweise auch solche, die im Dienste der Langlebigkeit stehen.

7. Medizinische Konsequenzen

Die Forschung zum Thema Altern scheint den Wert einer evolutionsbiologischen Betrachtungsweise mehr und mehr für sich zu entdecken. Die Gerontologen erkennen, daß die den Alterungsprozessen zugrundeliegenden Prozesse vielleicht keine Fehler, sondern durch die natürliche Selektion sorgfältig abgewogene Kompromisse sind. Ein evolutionsbiologischer Standpunkt geht davon aus, daß am Altern mehr als nur einige wenige Gene beteiligt sind und daß einige davon Funktionen haben, die entscheidend zur Erhaltung von Leben beitragen. Diese Gene äußern ihre vielfältigen Auswirkungen in einem offenbar wohlkoordinierten Zusammenspiel eskalierender Signale, denn jedes Gen, dessen zerstörerische Wirkung sich früher zeigt als die der anderen, wird der Selektion am ehesten zum Opfer fallen. Die Selektion wird sich seiner und anderer Gene so lange annehmen, um deren Effekte herauszuzögern, bis sie mit denen anderer Gene synchron verlaufen. Dieser Vorgang erklärt den Einspännereffekt, das zeitliche Zusammentreffen vieler Alterssymptome, auch ohne das Vorhandensein einer inneren Uhr, die den Alterungsprozess koordiniert.

Diese Sicht der Dinge macht allerdings die Hoffnung der Dame im Flugzeug zunichte, Altern könne eine Krankheit sein, die man eines Tages zu heilen imstande sein wird. Hoffnungsvolle Spekulationen über lebensverlängernde bahnbrechende Forschungsergebnisse bleiben eben genau das, was sie sind: hoffnungsvolle Spekulationen. Was die gerontologische Forschung bieten kann und was einen beträchtlichen Aufwand bei der Untersuchung von Alterungsmechanismen rechtfertigt, ist die realistische Chance, daß sich viele Alterserkrankungen aufschieben oder verhindern lassen, so daß wir als Erwachsene vitaler und erfüllter werden leben können. Allem Pessimismus hinsichtlich einer merklichen Verlängerung der Lebensspanne zum Trotz müssen wir aber auch zugeben, daß die Geschichte der Wissenschaft immer voll selbstbewußter Theoretiker war, die auf schlagende Weise die Unmöglichkeit eines Unterfangens bewiesen, das nur wenige Jahre später Routine werden sollte. Und wir alle sind uns dessen bewußt, daß die natürliche Selektion unsere Lebensspanne innerhalb weniger Millionen Jahre um ein Beachtliches verlängert hat. Wir fordern die Gerontologen daher also nicht auf, ihre Bestrebungen zur Verlängerung menschlichen Lebens aufzugeben, sondern nur dazu, diese unter Berücksichtigung der Evolution zu betreiben.

Wir sollten an dieser Stelle hinzufügen, daß eine pessimistische Einschätzung dessen, was Wissenschaft zu leisten vermag, nicht selten von beträchtlichem Nutzen gewesen ist. Sie bildet das, was der Philosoph E. T. Whittaker als *Postulat der Unfähigkeit* bezeichnet.[23] Auf der Basis eines solchen Pessimismus haben Ingenieure aufgehört, ein *perpetuum mobile* erfinden zu wollen, und Chemiker haben von ihren Versuchen Abstand genommen, Gold zu synthetisieren. Wenn Gerontologen aufhören würden, den Jungbrunnen in einer einzigen faßbaren Ursache für das Altern finden zu wollen, würden sich ihre Bestrebungen vielleicht als sehr viel furchtbarer für das menschliche Wohlergehen erweisen.

Den Kliniker plagen sehr viel näherliegende Sorgen. Der Anteil der Menschen über 85 Jahren wächst sechsmal so schnell wie die Gesamtbevölkerung. Allein in den vergangenen drei Jahrzehnten nahm die Lebenserwartung in den Vereinigten Staaten von 69,7 auf 75,23 Jahre zu. Mehr als ein Viertel von jedem Dollar im Gesundheitswesen wird inzwischen für die Betreuung von Patienten im letzten Lebensjahr aufgewendet, und der Bedarf an Pflegeheimbetten wird sich den Erwartungen zufolge in den kommenden zwanzig Jahren vervierfachen. Die Medizin hat ihr Hauptaugenmerk von den akuten Krankheiten des Kindes- und des frühen Erwachsenenalters abgewandt und den chronischen Erkrankungen älterer Menschen gewidmet. Ärzte, die sich vorgestellt hatten, sie würden ihr Leben damit verbringen, Antibiotika gegen Lungenentzündungen zu verordnen und heroische chirurgische Maßnahmen zu ergreifen, um Menschen zu heilen, sehen ihre Tage verstreichen mit Blutdruckmessungen, der Diagnose von Gedächtnisstörungen und der Behandlung von Symptomen chronischer Herzerkrankungen. Viele Ärzte und viele Patienten sehen Altern noch immer als Krankheit. Wir sind sicher, daß das Wissen um die evolutionsbiologischen Ursprünge des Alterns wichtige Beiträge leisten kann, die sich in ihrer Reichweite kaum abschätzen lassen.

Diese Perspektive verändert vielleicht auch unsere Sichtweise des eigenen Lebens. Der eine oder andere findet es vielleicht tröstlich zu wissen, daß Altern der Preis ist, den wir für unsere Kraft im Jugendalter zahlen müssen. Die Erkenntnis, daß kein medizinischer Fortschritt vermutlich je in der Lage sein wird, unsere Lebensspanne dramatisch zu verlängern, ist in gleichem Maße von Enttäuschung und Erleichterung begleitet. Die Suche nach einer Pille, einem Trainingsprogramm oder einer Diät, die uns vor dem Altern wirklich bewahrt, wird vielleicht verdrängt werden durch eine realistische Betrachtung des Lebens wie es ist, auf jeder Altersstufe von vitaler Funktion. Das Begehren, unsterblich zu sein, wird vermutlich irgendwann dem Wunsch Platz machen, so erfüllt wie möglich zu leben – solange es denn geht.

IX.
Evolutionäres Erbe[1]

Vergangenheit – der dunkle, bodenlose Rückblick!
Der schwangere Abgrund – die Schläfer und Schatten!
Vergangenheit – die grenzenlose Größe des Einst!
Denn was ist Gegenwart anderes als ein Sproß aus Vergangenheit?

Walt Whitman, «Passage to India»
(übersetzt von Hans Reisiger)

Phil, jener arme Fernsehmeteorologe, der in dem Film *Und täglich grüßt das Murmeltier* denselben Tag wieder und wieder erleben muß, betritt ein Restaurant genau in dem Augenblick, in dem sich einer der Anwesenden an einem Bissen seines Mittagmahls verschluckt. Phil, der die Szene bereits viele Male zuvor beobachtet hat, tritt ruhig hinter den röchelnden Mann, legt seine Arme um dessen Oberbauch und drückt dann plötzlich heftig zu. Der Bissen fliegt aus der Speiseröhre des Gastes, und er kann wieder atmen. Phil und der Heimlich-Handgriff haben sein Leben gerettet.

Jährlich erstickt einer von hunderttausend Menschen an einem verschluckten Fremdkörper. Verglichen mit den Todesfällen durch Autounfälle mag diese Zahl zwar gering erscheinen, aber Ersticken war nicht nur die gesamte menschliche Evolution hindurch, sondern sogar während der ganzen Vertebratenevolution stets eine mögliche Todesursache, denn alle Vertebraten (Wirbeltiere) teilen den gleichen Designfehler: Unser Mundraum befindet sich vor und unterhalb unseres Nasenraums, unsere nahrungsführende Speiseröhre aber verläuft hinter der luftführenden Röhre in unserer Brust, so daß die beiden Tuben in der Kehle zusammentreffen müssen. Wird diese «Kreuzung» durch Nahrung blockiert, dann gelangt in unsere Lungen keine Luft mehr. Wenn wir schlucken, versiegeln Reflexmechanismen unsere Luftröhrenöffnung, so daß keine Nahrung hineingelangen kann. Leider ist im richtigen Leben kein Apparat perfekt. Manchmal hakt der Reflex, und «wir bekommen etwas in den falschen Hals». Für diesen Fall verfügen wir über einen Defensivmechanismus, den Würgereflex. Ein präzise koordinierter Vorgang aus Muskelkontraktionen und Atemwegsverengungen, der dazu führt, daß der fehlgeleitete Nahrungsbrocken mit einem

Stoß ausgeatmeter Luft heftig herausgeschleudert wird. Versagt dieser Sicherheitsmechanismus, und wird ein Hindernis, das unsere Atemwege blockiert, nicht entfernt, dann sterben wir – es sei denn, jemand wie Phil ist zufällig in der Nähe.

Doch warum brauchen wir Vorsichtsmaßnahmen wie Verkehrsregelungen und einen Sicherheitswürgereflex? Es wäre weitaus einfacher und sicherer, wenn unser Atemweg getrennt vom speiseführenden Weg verliefe. Welche funktionelle Begründung gibt es für diese Verflechtungen? Die Antwort ist einfach – überhaupt keine. Es gibt eine historische Erklärung, aber keine funktionelle. Vertebraten vom Fisch bis zum Säuger sind allesamt mit dem Zusammentreffen dieser beiden Wege geschlagen. Andere Tiergruppen wie Insekten und Mollusken verfügen über das sinnvollere Arrangement einer kompletten Trennung von Atem- und Verdauungswegen.

Unser Luft-Speise-Verkehrsproblem nahm seinen Lauf mit einem entfernten Vorfahren, einem winzigen wurmähnlichen Tier, das sich von Mikroorganismen ernährte, die es über eine siebähnliche Einrichtung, die sich unmittelbar hinter seiner Mundöffnung befand, aus dem Wasser filterte. Das Tier war so klein, daß es noch keine Atemwege brauchte. Die passive Diffusion gelöster Gase zwischen seinem Inneren und dem umgebenden Wasser erfüllte seine respiratorischen Bedürfnisse problemlos. Später, als die Organismen im Laufe der Evolution an Körpergröße zunahmen, reichte diese passive Diffusion immer weniger aus, und es bildete sich ein Atmungssystem.

Schritte die Evolution mittels vernünftiger Planung vorwärts, dann wäre das neue System der Atemwege genau das geworden und nichts anderes: ein neues System, von Grund auf frisch konstruiert. Aber die Evolution betreibt keine vernünftige Planung. Sie schreitet voran, indem sie das, was sie bereits hat, ein ganz kleines bißchen verändert. Der Nahrungsfilter am Vorderende des Verdauungssystems hielt der fließenden Strömung bereits eine große Oberfläche entgegen. Ohne weitere Modifikationen fungierte er damit als Kiemen, indem er einen Großteil des benötigten Gasaustauschs zwischen den inneren Geweben und der Umgebung übernahm. Zusätzliche respiratorische Fähigkeiten erwuchsen den Organismen durch allmähliche Modifikationen dieses Nahrungsfilters. Seltene, geringfügige Mutationen, die ihn jeweils ein ganz kleines bißchen effizienter beim Atmen werden ließen, sammelten sich im Laufe evolutionärer Zeiträume allmählich an. Ein Teil unseres Verdauungssystems wurde dadurch zur Erfüllung einer neuen Funktion – zur Atmung – auserkoren, und es bestand wirklich keine Möglichkeit vorauszusehen, daß dieses eines schönen Tages – zu Lichtmeß – in einem Restaurant in Pennsylvania zu großer Panik führen würde. Heute finden wir das nahrungsfilternde Stadium unserer ehemals wurmhaften Existenz noch bei den nächsten Invertebratenverwandten (wirbellosen Tieren) der modernen Vertebraten, bei denen, wie in Abbildung 6 dargestellt, Atem- und Verdauungssystem kombiniert sind.

Sehr viel später vermittelte die Evolution der Luftatmung noch einige andere evolutionäre Veränderungen, die zu bereuen wir heute allen Grund haben. Als ein Teil des respiratorischen Systems zur Lunge umgeformt wurde, bildete sich an der Unterseite der Speiseröhre eine Abzweigung, die zum Magen führt. Zusätzliche Öffnungen zum Luftatmen an der Wasseroberfläche entwickelten sich – verständlicherweise – aus den bereits verfügbaren Riechorganen (Nüstern) auf der Oberseite des Mauls und nicht an Kinn oder Kehle. Damit befand sich die Öffnung für den Luftweg oberhalb der Mundöffnung und sie führte zum vorderen Teil des Verdauungsapparats. Die Luft wurde dann durch Mund und Kehlkopf dorthin zurückgeführt, wo die Luftröhre abzweigte, und

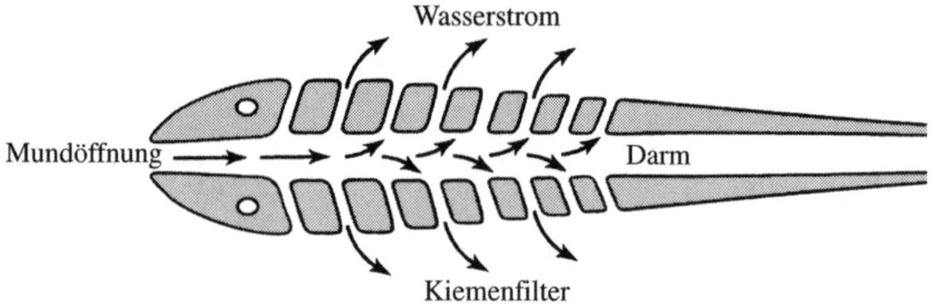

Abb. 6: Atemwege und Verdauungstrakt bei einer Tunikatenlarve, deren Bauplan dem ausgestorbenen Vorläufer aller Vertebraten vergleichbar ist. Horizontalschnitt durch das Vorderende des Körpers.

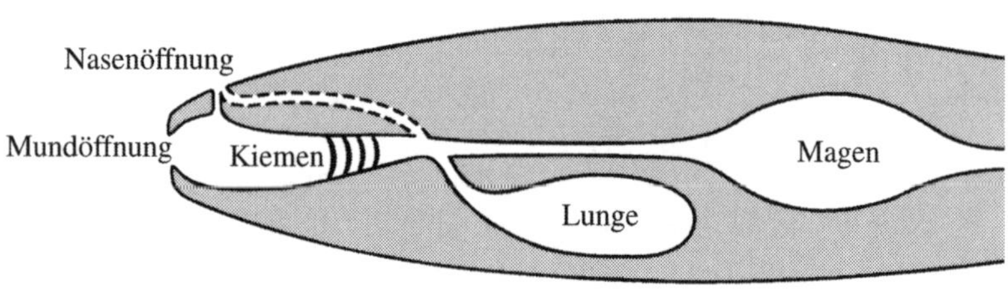

Abb. 7: Das Lungenfischstadium in der Evolution von Atem- und Verdauungssystem bei höheren Vertebraten. Vertikalschnitt nahe der Mittellinie. Die gepunkteten Linien illustrieren die spätere Verlagerung der Verbindung zur Nasenöffnung an die Stelle im Kehlkopfbereich, wie man sie bei den heutigen Säugetieren findet.

gelangte dann in die Lungen. Damit sind wir beim Lungenfischstadium (s. Abb. 7).

Im Verlauf der weiteren Evolution wanderte die Verbindung von den Nasenöffnungen zur Kehle zurück, so daß der Luftweg nun vom Verdauungssystem vollständig getrennt verlief, wie dies ohne eine Umstrukturierung von Kopf und Kehle möglich war. Eine lange Passage mit einer Doppelfunktion wurde somit allmählich verkürzt, bis nur eine einzige Kreuzung übrigblieb, aber die haben wir und alle anderen höheren Vertebraten nunmehr buchstäblich am Hals. Vertebraten verfügen somit über die wenig beneidenswerte Fähigkeit, an ihrer Nahrung ersticken zu können. Darwin gab schon 1859 zu bedenken, wie schwierig es aus einer rein funktionalen Perspektive ist, «die merkwürdige Tatsache (zu) begreifen, warum jedes Teilchen von Speise und Trank, das wir genießen, mit einiger Gefahr, in die Lunge zu fallen, über die Mündung der Luftröhre hinweg muß, ungeachtet der sinnreichen Einrichtung, die die Stimmritze schließt.»[2]

Im Grunde sind wir noch schlechter dran als andere Säugetiere, denn die Verkehrsregelung in unserer Kehle wird noch weiter erschwert durch zahlreiche Modifikationen, die das Sprechen erleichtern.[3] Haben Sie jemals einem Pferd beim Trinken zugeschaut? Es hält sein Maul ins Wasser und trinkt, ohne seine Atmung zu unterbrechen. Das kann es, weil sich seine Nasenöffnung mit der Luftröhrenöffnung auf eine Höhe bringen läßt. Der Atemweg bildet eine Art Brücke über den Verdauungstrakt, so daß das Pferd beim Schlucken jeweils den Raum rechts und links zur Verfügung hat. Zu unserem Pech ist bei uns die Luftröhrenöffnung weiter nach hinten in die Kehle gerutscht, so daß wir keine solche Brücke herstellen können, zumindest nicht als Erwachsene. Babys können in den ersten Monaten, wie die meisten anderen Säuger, gleichzeitig Flüssigkeiten schlucken und atmen. Sobald sie – als Vorstufe zur menschlichen Sprache – zu brabbeln beginnen, können sie allerdings nicht mehr wie ein Pferd trinken. Die menschliche Fähigkeit, sich zu verschlucken, bildet ein uraltes, nachteiliges Erbe, das durch einen sehr viel später eingegangenen Kompromiß zusätzlich verschlechtert wird.

1. *Andere nachteilige Eigenarten unseres Designs*

Viele andere schwere Designfehler machen uns für medizinische Probleme anfällig. Das in diesem Sinne vielleicht häufigste Problem ist das unserer «umgestülpten» Retina. Das Auge der Vertebraten nahm seinen Anfang als lichtempfindliche Zelle unter der Haut eines winzigen durchsichtigen Vorfahren. Die Blutgefäße und Nerven, die im Dienste dieser lichtsensitiven Zelle standen, kamen von außen, bei einem durchsichtigen Tier ist das genauso gut wie alles andere. Heute, Hunderte von Jahrmillionen danach, muß das Licht noch immer durch diese Nerven und Blutgefäße auf der Oberfläche der Retina hindurch, bevor es die Stäbchen und Zapfen erreicht, die auf das Licht reagieren. Die Nervenfasern der Retina laufen zu einem Bündel, dem optischen Nerv, zusammen, der, um das Gehirn zu erreichen, aus dem Auge austreten muß. An der Stelle, an der der Nerv aus der Retina austritt, kann es keine Stäbchen und Zapfen geben, weshalb unsere Retina dort ihren blinden Fleck hat. Um ihn zu demonstrieren, brauchen Sie nur Ihr linkes Auge zu schließen und das rechte Auge starr auf das Radiergummiende Ihres Bleistifts zu richten. Bewegen Sie nun den Bleistift nach rechts und folgen Sie ihm nicht mit den Augen. Sein Ende wird an einem Punkt verschwinden, der etwa zwanzig Grad von Ihrer Blickrichtung entfernt liegt. Das linke Auge ist zwanzig Grad links von seiner Mittellinie ebenso blind.

Die Blutgefäße auf der Retina sind ein weiteres Problem. Sie werfen Schatten, die ein Netz aus blinden Flecken entstehen lassen. Um dieses auszugleichen, bewegen sich unsere Augen ständig durch winzige Zukkungen, so daß sie in jedem Sekundenbruchteil einen etwas anderen Bereich abdecken. Die so entstehende Informationsfülle wird vom Gehirn verarbeitet, das sie zu einem kohärenten Bild zusammensetzt. Uns wird vorgetäuscht, wir sähen etwas kontinuierlich mit beiden Augen, während wir es in Wirklichkeit nur mit beständigen Unterbrechungen und vielleicht auf nur einem Auge sehen. Dennoch sind die Schatten genau wie der blinde Fleck immer vorhanden. Um sich diese nützliche Selbst-

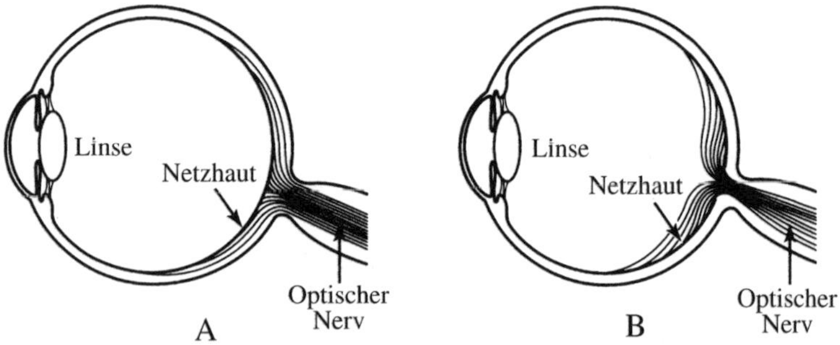

Abb. 8: A. Das menschliche Auge, wie es sein sollte, das heißt mit einer Netzhautlage wie beim Tintenfisch. B. Das menschliche Auge, wie es tatsächlich ist, das heißt, Nerven und Gefäße kreuzen sich auf der Innenseite der Retina.

täuschung vor Augen zu führen, gehen Sie einmal in ein dunkles Zimmer und drücken Sie das leuchtende Ende einer kleinen Taschenlampe seitlich an Ihr geschlossenes Augenlid. Schalten Sie sie ein, und bewegen Sie sie sacht hin und her. Wenn Sie die richtige Stellung gefunden haben, werden Sie einen Schatten des fein verästelten Systems aus Venolen und Arteriolen sehen, die die Retina versorgen.

Die umgekehrte Retina ist ein universaler Konstruktionsfehler bei allen Vertebraten, der keinen funktionalen Sinn ergibt. Genau wie bei der unglückseligen Überschneidung der Wege für Nahrung und Luft gibt es auch hier nur eine historische Erklärung, und diese gilt nur für Vertebraten. Im funktionell analogen Auge des Tintenfischs ist die Retina vernünftiger orientiert, und Nerven und Blutgefäße kommen von hinten. Das Tintenfischauge benötigt ebensowenig irgendwelche sekundären Erfindungen, mit denen sich die Designfehler minimieren lassen, unter denen die Vertebraten zu leiden haben, wie der Tintenfisch sich Sorgen darum machen muß, daß Essen und Atmen bei ihm in Konflikt geraten könnten. Der Tintenfisch und andere Mollusken haben dagegen ihr ganz eigenes Päckchen schlecht angepaßter historischer Hinterlassenschaften zu tragen.

Unsere umgekehrte Retina ist nicht nur für eine leichte Beeinträchtigung unserer Sehfähigkeit verantwortlich, sondern auch für ein paar ganz spezielle medizinische Probleme. Jede Blutung und jede geringfügige Veränderung der Durchblutung in der Retina wirft einen Schatten, der die Sehfähigkeit ernsthaft beeinträchtigen kann. Noch schwerer wiegt die Tatsache, daß sich die lichtempfindlichen Oberflächenstrukturen (Stäbchen und Zapfen) ungemein leicht vom darunterliegenden Augapfel ablösen können. Wenn es zu diesem Zustand einer beginnenden Netzhautablösung kommt, dann ist Eile geboten, denn unbehandelt kann er zur Blindheit führen. Der bessere Entwurf des Tintenfischauges sieht im Gegensatz dazu vor, daß die Netzhaut von unten durch mehrere Nervenfasern sicher verankert wird, so daß sie sich nicht ablösen kann.

Zusätzlich zu diesen Fehlern, die alle Vertebraten oder alle Säugetiere betreffen, gibt es noch einige, die nur den Menschen beziehungsweise den Menschen und seine nächsten Primatenverwandtschaft betreffen. Ein Beispiel hierfür ist der Blinddarm. Kein Mensch, dem der Blinddarm entfernt wurde, scheint durch den Verlust dieses Körperteils irgendwelche Nachteile zu haben. Die einzige funktionelle Bedeutung des Blinddarms ist, soweit wir wissen, die Möglichkeit, eine Blinddarmentzündung zu bekommen. Der Blinddarm ist Überbleibsel des Caecums, eines Verdauungsorgans unserer frühen Säugervorfahren, das an der Verdauung von Pflanzenmaterial von niedrigem Nährwert beteiligt gewesen ist. Bei Hasen und vielen anderen Säugern dient das Caecum dieser Funktion noch immer. Mit der Umstellung auf eine Ernährung aus konzentrierten Nährstoffen wie Obst und Insekten im Laufe der Primatenevolution degenerierte das Caecum, denn es gab keinen Selektionsdruck, der auf seine Erhaltung hätte hinwirken können. Leider ist es nicht ganz verschwunden, und der verbleibende Rest macht uns anfällig für Blinddarmentzündungen.

Warum also bleibt der Blinddarm überhaupt erhalten? Er liefert einen geringfügigen – aber keinesfalls wichtigen – Beitrag zum Immunsystem. Und wir fragen uns, ob er – so paradox es klingt – nicht durch die Blinddarmentzündung erhalten bleibt. Seine lange dünne Gestalt macht ihn besonders anfällig, wenn ein entzündungsbedingtes Anschwellen die Arterie zum Blinddarm und damit seine Blutzufuhr abschneidet. Ein nicht durchbluteter, bakteriengefüllter Blinddarm aber hat keine Möglichkeit, sich zu verteidigen. Die Bakterien vermehren sich rasch und bringen den Blinddarm schließlich zum Platzen, so daß sich die Infektion und die entsprechenden Toxine in der gesamten Bauchhöhle ausbreiten können. Eine milde Entzündung und ein geringfügiges Anschwellen wird die Blutzufuhr eines großen Blinddarms vermutlich weniger leicht unterbrechen wie die eines langen dünnen. Die natürliche Selektion hat die Größe des nutzlosen Blinddarms allmählich schrumpfen lassen, aber unterhalb eines bestimmten Durchmessers wird er anfälliger für die Entstehung einer Entzündung. Der Tod durch Blinddarmentzündung selektioniert also unter Umständen paradoxerweise zugunsten eines leicht vergrößerten Blinddarms und erhält somit dieses mehr als nutzlose Merkmal. Mit an Sicherheit grenzender Wahrscheinlichkeit läßt die Selektion den Blinddarm ganz allmählich auch kürzer werden, in der Zwischenzeit aber bleibt er durch die Kurzsichtigkeit der natürlichen Selektion erhalten. Bleibt die Frage, ob auch andere rudimentäre Merkmale erhalten geblieben sind, weil eine weitere Verkleinerung die Anfälligkeit für Krankheiten erhöht hätte.

Viele Primaten und die meisten anderen Säuger produzieren das von ihnen benötigte Vitamin C selbst, wir Menschen aber sind dazu nicht in der Lage. Unsere urzeitliche Ernährungsumstellung auf einen obst- und gemüsereichen Speiseplan mit viel Vitamin C führte nebenbei auch dazu, daß der biochemische Apparat zur Herstellung dieses Vitamins im Laufe von vierzig Millionen Jahren allmählich degenerieren konnte. Unsere sparsamen nächsten Verwandten teilen unser Bedürfnis nach Vitamin C. Alle Tiere müssen mit ihrer Nahrung bestimmte organische Verbindungen (Vitamine) aufnehmen, die verschiedenen Gruppen haben jedoch einen unterschiedlichen Bedarf.

Auch ein Teil unserer Verwundbarkeit durch mechanische Belastungen läßt sich verschiedenen evolutionären Entwicklungen der Vergangenheit anlasten. Ein harter seitlicher Schlag an den Kopf kann beim

Menschen einen Schädelbruch und Hirnschäden zur Folge haben, tödlich sein oder zumindest zu permanenten Beeinträchtigungen führen. Derselbe Schlag auf einen Affenschädel führt unter Umständen nur zu einem blauen Fleck im Bereich des Temporalismuskels und beeinträchtigt vorübergehend das Kauen. Zurückzuführen ist dieser Unterschied auf die Größenzunahme des menschlichen Gehirns und auf ein Schrumpfen der Kiefermuskulatur, durch das die ursprüngliche Polsterung des Schädels verlorenging. Die Sturzhelme der Bauarbeiter und Radler sind der technische Ausgleich dieser biologischen Schwäche. Sollten Bauarbeiter und Radfahrer nachlässig zu werden beginnen und auf Sturzhelme verzichten, dann haben wir in einer weiteren Million Jahre vielleicht wieder eine dickes Gewebepolster unter der Kopfhaut, das die Gefahr von Hirnverletzungen vermindert.

Dieselbe Zunahme der Schädelgröße hatte zur Folge, daß der fetale Schädel nur noch unter großen Schwierigkeiten durch das weibliche Becken paßt. Die Beckenstruktur bei Frauen unterscheidet sich ein wenig von der des Mannes, so daß ein großer Geburtskanal entstehen kann, und kurz vor der Geburt lockern sich Schambeinsymphyse (Symphysendehnung) und Beckenring, um dem Kind die Passage zu erleichtern. Dennoch ist die Geburt eines Kindes noch immer sehr viel schwieriger als sie es wäre, wenn die Vagina sich am Unterleib außerhalb des massiven Beckenrings, oberhalb des Schambeins vielleicht, öffnen könnte. Die Lage der Vagina innerhalb des Beckengürtels bildet eine massive historische Einschränkung für die weitere Zunahme der Kopfgröße im Laufe der Evolution. Der Umstand, daß ein übergroßer Kopf den Beckenring passieren können muß, ist die Ursache dafür, daß Menschenbabys – verglichen mit Affen beispielsweise – in einem so frühen und verwundbaren Entwicklungsstadium geboren werden.

Daß es eine ganze Reihe schlecht angepaßter Eigenarten am menschlichen Körper gibt, ist schon sehr lange bekannt. Ein 1941 erschienenes Buch von George Estabrooks trägt den Titel *Man, The Mechanical Misfit*[4] und beschreibt viele der Strukturdefekte und -kompromisse in der menschlichen Anatomie, insbesondere jene, die dadurch entstehen, daß ein mehr als anderthalb Meter großes vierbeiniges Tier aus der Horizontalen in eine aufrechte, zweibeinige Position gebracht wurde. Das Gewicht der oberen Körperhälfte läßt die Wirbel der unteren Wirbelsäule unter der Belastung stark komprimieren, und die aufrechte Haltung verlangt sehr viel mehr Muskeleinsatz als eine horizontale Position. Das Becken war ursprünglich dazu da, der Schwerkraft in Rücken-Bauch-Richtung zu widerstehen und nicht jener senkrechten Belastung, der das unsere heute ausgesetzt ist, solange wir aufrecht stehen oder sitzen. Elaine Morgans kürzlich erschienenes Buch *The Scars of Evolution* gibt eine gut lesbare Übersicht über dieses schlecht angepaßte Erbe.

Eine lange Liste medizinischer Probleme, deren Schweregrad von leichtem Unwohlsein bis zu schweren Beeinträchtigungen reicht, entsteht durch die mechanische Unzulänglichkeit einer aufrechten Haltung und der zweibeinigen Fortbewegung. Am wichtigsten ist in diesem Zusammenhang vielleicht der gelegentliche Schmerz im unteren Rücken, unter dem viele Menschen leiden. Auch unsere Knie, Knöchel und Füße sind extrem verletzlich. Wie häufig hören wir, daß ein Athlet seinen Wettkampf aufgrund einer Knie- oder Knöchelverletzung absagen mußte? Einer von uns beiden sprang einst bei einem Volleyballspiel sehr hoch, beim Landen fand allerdings nur sein linker Fuß den Boden, der rechte traf den Fuß eines Mannschaftskameraden und drehte sich dabei scharf nach innen, wobei die verletzlichen Knöchelbänder – der Teil des Knöchels, der in der Regel versagt, wenn es zum Knöchelbruch kommt – stark überdehnt wurden. Er kam in den folgenden Wochen auf Krücken zum Unterricht und war im übrigen froh, daß er nicht Mitglied einer Horde war, die durch die paläolithische Savanne streunte. Außerdem empfand er herbes Mißfallen ob der Tatsache, daß der menschliche Knöchel nicht besser konstruiert ist.

Die Eingeweide des Bauchraums sind bei Säugetieren von Gewebehüllen umschlossen, mittels derer sie von der oberen Bauchhöhlenwand herabhängen können. Für ein Tier auf vier Beinen ist daran nichts auszusetzen, bei einem Tier in aufrechter Haltung hängen die Eingeweide vertikal von einer horizontalen Halterung, ein überaus unpraktisches Arrangement, das so verschiedenartige Probleme entstehen läßt wie Blockaden des Verdauungssystems, Eingeweideverwachsungen, Hämorrhoiden und Leistenbrüche. Auch das Kreislaufsystem der Säugetiere wird durch die aufrechte Haltung beeinträchtigt. Bei Hund oder Schaf funktioniert es problemlos, unsere aufrechte Haltung erhöht jedoch den hydrostatischen Druck in den unteren Extremitäten und kann zu Krampfadern und geschwollenen Knöcheln führen. Der gegenteilige Effekt, ein Nachlassen des Blutdrucks im Gehirn, führt häufig zu Schwindel oder zu einem momentanen Blackout, wenn wir uns rasch aus liegender Haltung erheben.

Manchmal reagiert der Körper auf Probleme mit dem Gegenteil dessen, was als adaptiv gelten könnte. Wenn der Herzmuskel zu schwach ist, um alles Blut weiterzupumpen, das er empfängt, dann gibt es einen Blutrückstau in Lunge und Beinen, es kommt zu Kurzatmigkeit, geschwollenen Knöcheln und anderen Symptomen einer Stauungsinsuffizienz. Man würde vielleicht erwarten, daß dieses zum Ausscheiden überschüssiger Flüssigkeit führt, aber bei Patienten mit Herzversagen werden Flüssigkeit und Salze zurückgehalten, und das solchermaßen erhöhte Blutvolumen verschlimmert das Problem zusätzlich. Diese Reaktion ist zwar eine Fehlanpassung bei Herzpatienten, aber, wie die Internistin Jennifer Weil feststellt, diese Antwort des Körpers ist für ein ganz anderes Problem angelegt. In natürlicher Umgebung kommt mangelnder Bluttransport in den meisten Fällen durch starke Blutungen oder Flüssigkeitsmangel zustande – und in solchen Fällen ist das Zurückhalten von Flüssigkeit nur allzu sinnvoll! Zum Herzversagen kommt es in erster Linie in fortgeschrittenem Alter, und Mechanismen zur Erhaltung der Körperflüssigkeit können das ganze Leben hindurch nützlich sein. Damit ist dieses System ein weiteres gutes Beispiel für einen Alterungsprozeß, der erhalten bleibt, weil der zugrundeliegende Mechanismus in jungen Jahren von Vorteil war.

Wir haben hier über grundsätzliche Mängel bei der prinzipiellen Anlage unseres Körpers gesprochen. Man sollte diese aber nicht mit reinen Unzulänglichkeiten in der Ausführung oder mit statistischen Abweichungen von optimalen Werten verwechseln. Generell gilt für jedes meßbare körperliche Kriterium, daß es sich auszahlt, irgendwo dazwischen zu liegen – wir hatten ähnliches schon früher demonstriert, und zwar anhand der Vögel mit überdurchschnittlich langen beziehungsweise kurzen Flügeln, die bei einem Unwetter besonders leicht ums Leben kamen. Ungewöhnlich große oder ungewöhnlich kleine Menschen leben oft nicht so lange oder so gesund, wie Menschen von durchschnittlicher Größe. Babys von durchschnittlichem Körpergewicht sind in der Regel besser dran als sehr viel leichtere oder sehr viel schwerere. Jeder weiß, daß zu hoher oder zu niedriger Blutdruck weniger gut ist als ein normaler Blutdruck. Ein hohes Maß an adaptiven Leistungen setzt zumeist voraus, daß viele quantitative Merkmale den optimalen Werten sehr nahe kommen. Zwar ist niemand vollkommen, doch die verschiedenen Parameter addieren sich gelegentlich zu bemerkenswerter Qualität. Und doch gibt es auch hart an der Perfektion noch beträchtliche Unterschiede – wie alle Basketballstars wissen, die bisher gegen Michael Jordan zu spielen hatten.

Viele Merkmale sind nicht unbedingt schlecht angepaßt, aber funktionell betrachtet sind sie überflüssig und können somit nur als historisches Erbe erklärt werden. Bei Säugern pumpt die rechte Herzseite Blut zu den Lungen, die linke hingegen in den Rest des Körpers. Bei Vögeln ist das genau umgekehrt, und zwar aus keinem anderen Grund als dem, daß Vögel und Säuger von verschiedenen Reptilienvorfahren abstammen, die willkürlich verschiedene Wege zur Herzspezialisierung gegangen sind. Das eine funktioniert so gut wie das andere. Manche zufällig entstandenen Merkmale lassen sich vorteilhaft ausnutzen. Viele der heute lebenden Menschen wären längst tot, besäße nicht zufällig jeder zwei Nieren. Versagt die eine, oder wird sie gespendet, dann kann die andere doppelte Leistung erbringen. Um in der Logik zu bleiben – viele Menschen sterben, weil sie nur ein Herz haben. Das ist pures historisches Erbe und hat nichts damit zu tun, daß es vorteilhaft wäre, von einem Organ zwei Exemplare zu besitzen, während es nachteilig ist, vom anderen nur eines zu haben.

Wir sind jetzt lange darauf herumgeritten, was am menschlichen Körper falsch oder willkürlich angelegt ist, denn diese Designfehler können viele medizinische Probleme nach sich ziehen. Wir hoffen dennoch, daß unseren Lesern gleichzeitig aber auch bewußt ist, daß ein Großteil davon gut und richtig ist. Unser übergroßes Gehirn mag verletzungsanfällig sein und die Geburt von Kindern erschweren, es macht uns aber gleichzeitig durch seine kognitiven Fähigkeiten und alle sozialen und technologischen Fortschritte, die es ermöglicht, zu den unangefochtenen Führern des Tierreichs. Keine andere Art hat in der Geschichte unseres Planeten seine Umgebung jemals in demselben Maße kontrolliert, wie wir dies seit der Erfindung von Ackerbau und Landwirtschaft tun. Auch unsere Langlebigkeit ist in Relation zu der jedes anderen Tiers überaus eindrucksvoll zu nennen – einige wenige Arten, beispielsweise Elefanten, ausgenommen, die sehr viel größer sind als wir. Wir können etwa anderthalbmal so alt werden wie jeder andere Primat.

Hinzu kommt, daß viele unserer Adaptationen denen anderer Säuger gleich oder überlegen sind. Unser Immunsystem ist hervorragend. Trotz augenfälliger Designfehler und einzelner Unvollkommenheiten verkörpern unsere Augen und die zugehörigen Gehirnstrukturen Schicht um Schicht wahre Wunder der Informationsverarbeitung, die visuellen Reizen die maximale Menge an nützlicher Information zu entlocken vermögen. Falken verfügen über eine weit höhere Sehschärfe als wir Menschen, doch diese Überlegenheit muß auf der anderen Seite wieder mit einem Kompromiß erkauft werden. Tiere, die im Dunkeln besser sehen als wir, sind dafür im Licht benachteiligt. Die normale menschliche Sehfähigkeit liegt über ein weites Spektrum von Situationen nahe am theoretischen Maximum von Empfindlichkeit und Unterscheidungsfähigkeit. Wir fangen erst jetzt an zu verstehen, warum ein Gesicht, das aus einer bestimmten Entfernung unter einem bestimmten Winkel betrachtet wird, später aus anderer Entfernung und unter einem anderen Winkel sofort wiedererkannt wird. Kein moderner Computer kann sich damit messen. Unser Gehör ist in bestimmten Frequenzbereichen von unglaublicher Sensibilität, wäre es noch empfindlicher, könnten wir gar nicht mehr so gut hören: Informative Geräusche gingen in dem Hintergrundlärm der zufällig auf unser Trommelfell auftreffenden Luftmoleküle unter.

2. *Der letzte Schliff*

Bislang haben wir uns vor allem mit Eigenschaften beschäftigt, die wir mit anderen Vertebraten, anderen Säugern oder anderen Primaten gemeinsam haben. Unsere Diskussion der Problematik unserer aufrechten Haltung bezieht sich auch auf ausgestorbene Mitglieder unserer Gattung *Homo*. Wir wollen uns nunmehr ausgesprochen menschlichem Erbe zuwenden, wobei wir unsere besondere Aufmerksamkeit den evolutionären Entwicklungen in dem Zeitraum von vor hunderttausend Jahren bis vor etwa zehntausend Jahren schenken wollen. Wohl hat uns die natürliche Selektion in den vergangenen zehntausend Jahren in kleinen Schritten auf vielfältige Art und Weise geformt, in evolutionären Zeiträumen entspricht dies aber nur einem Augenblick. Unsere Vorfahren von vor zehn- oder vielleicht sogar vor fünfzigtausend Jahren sind, was ihr Aussehen und Handeln betrifft, bereits als moderne Menschen anzusehen. Wenn wir durch Zauberkraft Babys aus dieser Zeit holen und in modernen Familien großziehen könnten, so würden aus ihnen vollkommen normale Rechtsanwälte, Landwirte, Athleten oder Kokainsüchtige.

Die Kernaussage des verbleibenden Kapitels und des nächstfolgenden lautet, daß wir vor allem an Steinzeitbedingungen angepaßt sind. Diese Bedingungen endeten vor ein paar tausend Jahren, aber die Evolution hatte seither noch keine Zeit, uns an eine dicht bevölkerte Welt mit modernen sozioökonomischen Verhältnissen, einem geringen Grad an körperlicher Aktivität und den zahllosen anderen Aspekten moderner Umgebungen anzupassen. Wir beziehen uns dabei nicht nur auf die Welt der Büros, Klassenräume und Schnellimbißrestaurants. Auf jeder primitiven Farm oder in jedem beliebigen Dorf der dritten Welt spielt sich heute ein Leben ab, das Menschen, deren Körper für die steinzeitliche Welt der Jäger und Sammler angelegt ist, überaus fremd sein muß.

Noch genauer: Wir sind offenbar den ökologischen und sozioökonomischen Bedingungen angepaßt, denen die Stämme Afrikas in den halbdürren Gebieten um die Sahara einst gegenüberstanden. Hier hat unsere Art mit großer Wahrscheinlichkeit ihre Ursprünge, hier lebten wir über Zehntausende von Jahren und hier verbrachten wir circa 90 Prozent unserer Geschichte seit dem Zeitpunkt, ab dem man uns als eindeutig menschlich und als die Art, wie wir sie heute kennen, bezeichnen kann. Vordem hatte eine sehr viel längere Evolutionsperiode in Afrika stattgefunden, in deren Verlauf unsere Vorfahren Skelettmerkmale entwickelten, die die Wissenschaftler zu Namen wie *Homo erectus* und *Homo habilis* anregten. Auch diese entfernteren Vorfahren gingen aufrecht und benutzen ihre Hände, um Werkzeuge herzustellen und zu verwenden. Über viele Aspekte ihrer Biologie können wir nur Vermutungen anstellen. Sprachliche Fähigkeiten und Eigenheiten der sozialen Organisation lassen sich aus Stein- und Fossilienfunden nicht ablesen, aber es gibt keinen Anlaß anzunehmen, daß ihre Art zu leben sich sehr von der moderner Jäger-und-Sammler-Gesellschaften unterschieden hat.

Technologische Fortschritte erlaubten es unseren Vorfahren später, andere Habitate und Regionen wie Wüsten, Dschungel und Wälder zu besiedeln. Vor ungefähr einhunderttausend Jahren begannen sie, sich von Afrika aus über Teile Eurasiens auszubreiten, unter anderem in Regionen mit Kälteperioden, die sie durch Fortschritte bei der Herstellung von Kleidung, Wohnraum, Nahrungsbeschaffung und -lagerung bewohnbar machten. Trotz aller geographischen und klimatischen Vielfalt lebten die Menschen aber unverändert in kleinen Stammesgruppen mit einer Jäger-und-Sammler-Ökonomie. Der Getreideanbau mit seiner revolutionären Veränderung sowohl der menschlichen Ernährungszusammensetzung als auch des sozioökonomischen Systems wurde zum erstenmal vor etwa achttausend Jahren in Südwestasien praktiziert, bald danach auch in Ägypten, Indien und China. Es dauerte weitere tausend Jahre, bis er sich auch nach Zentral- und Westeuropa und ins tropische Afrika ausbreitete, beziehungsweise unabhängig davon in Lateinamerika entwickelt wurde. Die meisten unserer Vorfahren von vor ein paar tausend Jahren lebten noch immer in Jäger-Sammler-Trupps. Wir sind, um es mit den Worten eines berühmten amerikanischen Anthropologen auszudrücken, «Steinzeitler auf der Überholspur».[5]

3. Tod in der Steinzeit

Stellen Sie sich vor, wie es in diesem idyllischen Zeitalter zugegangen sein mag. Sie wurden in einen Nomadentrupp von vierzig bis hundert Leuten hineingeboren. Egal wie groß er war, er bildete eine stabile soziale Gemeinschaft. Sie wuchsen unter der Obhut verschiedener naher Verwandter heran. Auch wenn die Gruppe, der Sie angehörten, mehr als hundert Leute gezählt haben mag, so waren doch etliche davon Ihre entfernten Cousins. Sie kannten sie alle, und Sie wußten um deren genetische und verwandtschaftliche Beziehungen zu Ihrer Person. Manche von ihnen liebten Sie aufrichtig, und sie liebten Sie ebenso innig. Wenn es welche gab, die Sie nicht mochten, so wußten Sie zumindest, was Sie von ihnen zu erwarten hatten, und was die anderen von Ihnen erwarteten. Wenn Sie gelegentlich einem Fremden begegneten, so dort, wo man Handel trieb, und Sie wußten auch bei diesen, was Sie von ihnen zu erwarten hatten. In einer spärlich besiedelten Welt waren die lebensnotwendigen Dinge – pflanzliche und tierische Lebensmittel, die damals noch frei von Pestiziden waren – für jedermann zu haben. In jenem vorindustriellen Garten Eden atmeten Sie reine Luft und tranken sauberes Wasser.

Nach diesem imaginären Ausflug in eine idyllische Vergangenheit fordern wir Sie nunmehr auf, ein bißchen realistischer zu werden. Gleich anderen Legenden über Goldene Zeitalter wie das Rittertum oder jene bezaubernde Vorkriegswelt, in die Scarlett O'Hara hineingeboren wurde, ist auch diese ein Mythos. Freuen Sie sich in Ihrer Phantasie oder in einer Erzählung daran, aber lassen Sie sich davon nicht zu ernsthaften Gedanken zur Medizin oder menschlichen Evolution verleiten. Die unbequeme Tatsache ist, daß unsere Jäger-und-Sammler-Vorfahren unter enormen Schwierigkeiten und Härten lebten. Einfachste Rechnungen zu Sterbe- und Fortpflanzungsraten machen diesen Schluß unausweichlich. Tod und Geburtenrate wogen einander auf, obwohl die Reproduktionsrate beinahe an ihrem Maximum lag.

In den meisten primitiven Lebensgemeinschaften beginnen die Frauen schwanger zu werden, sobald sie dazu in der Lage sind, wobei dies durch ernährungsbedingte Faktoren häufig erst mit neunzehn Jahren der Fall ist. Schwangerschaft und Geburt werden von einer zwei- bis dreijährigen Stillzeit gefolgt, durch die die Ovulation unterbunden wird. Danach wird die Mutter sehr bald wieder schwanger, ob dies nun medizinisch ratsam ist oder nicht. In dem unwahrscheinlichen Falle, daß sie bis zur Menopause überlebt und voll fruchtbar bleibt, wird sie etwa fünf Kinder bekommen. Wären es mehr, so müßte sich die Stillzeit verkürzen. Das aber ist bei den sehr begrenzten Ernährungsmöglichkeiten für Babys in präagrarischen Gesellschaften eher unwahrscheinlich.

Doch selbst wenn die Jäger-und-Sammler-Frau im Durchschnitt nur vier Kinder hatte, bevor sie steril wurde oder starb, so konnte nur die Hälfte ihrer Kinder die Geschlechtsreife erreicht haben. Andernfalls hätte die menschliche Population stetig zunehmen müssen, und das war offensichtlich nicht der Fall. Ein Anstieg von nur einem Prozent pro Jahrhundert hätte eine Population in weniger als siebzigtausend Jahren tausendmal so zahlreich werden lassen, doch bis zur Einführung des Ackerbaus blieb die Bevölkerungsdichte extrem spärlich.[6] Damit wird die Schlußfolgerung unausweichlich, daß sich nahezu die gesamte Menschheitsgeschichte hindurch Todesfälle und Geburten ungefähr die Waage hielten. Die in den letzten paar Jahrhunderten, insbesondere in den letzten paar Jahrzehnten, außerordentlich herabgesetzten Sterberaten westlicher Nationen zeigen, daß wir in Zeiten von nie zuvor gekannter Sicherheit und bis dahin unerreichten Wohlstands leben. Ohne Zweifel wird es für die meisten Leser dieses Buchs schwer sein, sich die Härten und Unwägbarkeiten menschlichen Lebens unter natürlichen Bedingungen vorzustellen.

In der Steinzeit waren ebenso wie heute die Sterberaten im Säuglingsalter besonders hoch und nahmen im Verlauf der Kindheit ab. In manchen Gruppen war Kindesmord die Ursache vieler früher Todesfälle,[7] wobei die wirtschaftliche Situation der Eltern oder aber die Weisungen eines Patriarchen das Motiv hierzu bildeten. Darstellungen von Steinzeitbedingungen in Literatur und Film übertreiben vermutlich die Opfer, die Räuber und andere Angriffe wilder Tiere forderten, maßlos, doch Löwen, Hyänen und Giftschlangen waren allgegenwärtige Gefahren und forderten unablässig ihren Tribut, wobei Kinder hier besonders betroffen waren. Todesfälle durch Vergiftungen und Unfälle waren sehr viel häufiger als sie es heute sind.

Die Infektionskrankheiten, vermutlich die bedeutsamste Todesursache in allen Altersgruppen, waren nicht dieselben bakteriellen und viralen Krankheiten, die uns heute zu schaffen machen. Die meisten Infektionskrankheiten unserer Tage hängen von Personenkontakten ab, die mit einer Häufigkeit stattfinden müssen, wie sie nur in ungewöhnlich dichten Populationen möglich sind. Seinerzeit waren durch einen Überträger vermittelte Protozoen und Würmer eine häufige Ursache für längere Erkrankungen und Tod. Viele dieser Krankheiten sind nicht nur tödlich, sondern sie sind es zudem auf eine besonders unangenehme Weise.[8] Der eine oder andere Leser wird aufgrund persönlicher Erfahrung, oder weil er jemanden mit dieser Krankheit kennt, wissen, wie unangenehm Malaria sein kann. Sie ist ein Kinderspiel im Vergleich zu anderen durch Protozoen verursachten Krankheiten wie Kala-Azar, bei der Leber und andere Eingeweide allmählich zerstört werden, zu Parasiten wie Lungenwürmern, bei denen es zum Tod durch Ersticken kommen kann, Hakenwürmern, die zwar selten tödlich sind, aber dazu führen können, daß ein Kind zu einem körperlich oder geistig zurückgebliebenen Erwachsenen heranwächst, und Filarien, die unter anderem Elephantiasis verursachen können. Dieser Name leitet sich davon ab, daß Gliedmaßen und Skrotum zu gigantischen Ausmaßen anschwellen, weil die Parasiten die Lymphgefäße blockieren.

Oft mag für die Jäger und Sammler Nahrung im Überfluß vorhanden gewesen sein, doch die Erinnerung an reiche Fruchternten oder einen gelegentlichen großen Fang wird während der regelmäßigen Hungersnöte nur ein schwacher Trost gewesen sein. Klimaschwankungen machten auch die Verfügbarkeit von Ressourcen äußerst unwägbar. Auch im stabilsten Klima kommt es aufgrund von Pflanzen- und Tierkrankheiten zu Schwankungen im Nahrungsangebot. Vor der Erfindung verläßlicher Techniken zur Haltbarmachung konnte man einen zeitweiligen Nahrungsüberschuß nicht für schlechtere Zeiten aufbewahren. Sogar getrocknete oder geräucherte Nahrungsmittel können von Schädlingen befallen werden, die auch die sorgsamste Planung für künftige Notfälle zunichte machen.

Engpässe bei der Befriedigung vitaler Bedürfnisse waren nicht nur eine Belastung an sich, sondern sie führten auch zu Streitigkeiten. Stellen Sie sich vor, daß ein Bergstamm unter Eiweißmangel zu leiden hatte, während Stämme in den Tälern sich an den reichlichen Fischgründen ihres Sees ergötzten. Die Bergbewohner würden zweifellos darauf bestehen, daß ihre Anführer sie zu diesem See brächten – wie lautstark die Talbewohner ihre exklusiven Fischereirechte auch für sich reklamieren mochten. Falls es zum Fischfang gehören sollte, zunächst die Fischer zu töten und sich deren Gerätschaften anzueignen, werden sich die Bergbewohner unter Umständen dafür entscheiden, genau das zu tun. Sogar ohne zwingende ökonomische Notwendigkeit findet die menschliche Natur nur allzu häufig einen Vorwand zu bewaffnetem Raub und wenn nötig zum Mord. Zum Segen der frühen Stammesgemeinschaften fehlten ihnen jene Transport- und Kommunikationstechnologien, die Raubzüge der Größenordnung zuließen, wie sie später Dschingis Khan oder Alexander von Mazedonien erreichen sollten.

Natürlich hat die menschliche Natur auch ihre edleren Aspekte. Es gibt Dinge wie Liebe, Nächstenliebe und Ehrlichkeit. Leider haben die evolutionären Ursprünge solcher Qualitäten ihre Wurzeln in den Vorteilen, den sie im Rahmen enger Stammesverhältnisse boten. Die natürliche Selektion begünstigt – der gemeinsamen Gene wegen – eindeutig das Wohlverhalten gegenüber nahen Verwandten. Sie begünstigt es auch, wenn man dafür bekannt ist, Versprechen einzulösen und andere Mitglieder der eigenen Gruppe oder vertraute Handelspartner in anderen Gruppen nicht zu hintergehen. Außer diesen lokalen Bezügen allerdings hat Altruismus niemals irgendeinen Vorteil gehabt. Menschenrechte von globaler Gültigkeit sind eine neumodische Forderung, für die es in der Steinzeit keine Lobby gab. Als Plato seine Schüler drängte, sich als Griechen und nicht nur als Athener zu fühlen, stieß er mit seiner Idee auf Widerstand. Auch heute noch steht humanistischen Idealen eine beachtliche Opposition aus Provinzialität und Bigotterie entgegen. Im Grunde werden diese destruktiven Tendenzen sogar verschärft durch das, was wir vorhin als «edle» Aspekte der menschlichen Natur bezeichnet haben. Der Biologe Richard Alexander aus Michigan drückt dieses höchst treffend aus, wenn er sagt, daß das zentrale ethische Problem unserer Tage in «gruppeninternem Einvernehmen im Dienste der Feindseligkeit gegenüber fremden Gruppierungen» besteht.

4. Leben in der Steinzeit

Die menschliche Natur wurde durch das geformt, was man unter Anthropologen (einem Vorschlag des Psychiaters John Bowlby aus dem Jahre 1966 zufolge) als «Umfeld evolutionärer Anpassung» (*environment of evolutionary adaptedness*), kurz EEA bezeichnet. Obwohl sich die Anthropologen häufig auf dieses EEA berufen, gehen die Meinungen darüber, wie dieses genau ausgesehen haben mag, weit auseinander. Sie können nicht direkt beobachten, wie unsere Vorfahren vor Zehntausenden von Jahren gelebt haben oder welche Auswirkungen verschiedene Umweltbedingungen auf die genetische Ausstattung des Menschen gehabt haben, sondern sie müssen ihre Schlußfolgerungen auf indirekte Beweise gründen: Knochenfunde, Steinwerkzeuge, Höhlenmalereien und Informationen über moderne Gruppen mit augenscheinlich primitiver Ökonomie und Sozialstruktur.

Die Informationsknappheit ist ein ernstes Problem. Was sind die historisch als normal anzusehenden Geburtsbedingungen beim Menschen? Das ist nur eine von vielen grundlegenden Fragen, auf die es keine sichere Antwort gibt. Wir vermuten, daß die richtige Antwort auf viele dieser Fragen lautet: «*Ganz unterschiedliche*». Die Haltung gegenüber dem Geburtsvorgang unterscheidet sich heutzutage zwischen verschiedenen Kulturen enorm, und es gibt keinen Anlaß zu vermuten, dies sei vor hunderttausend Jahren anders gewesen. Auch innerhalb sozialer Schichten war sie vermutlich sehr unterschiedlich. Die Fürsorge, die der Frau eines Häuptlings widerfuhr, war zweifellos sehr verschieden von der, die man einer von einem feindlichen Stamm geraubten Konkubine angedeihen ließ. In einer geschlossenen Siedlung zu Zeiten des Überflusses zu gebären, war sicher etwas anderes, als sein Kind in schlechten Zeiten oder auf der Reise zu einem neuen Ort zu bekommen.

Wir sind der Ansicht, daß auch auf andere Fragen die richtige Antwort heißt: «Ganz unterschiedlich». Welcher Lohn wurde begnadeten Dichtern, Künstlern oder anderen Personen von hohem intellektuellem Niveau im Vergleich zu denen zuteil, die gute Jäger oder Krieger waren? Welcher Schichtung – aufgrund familiärer Verbindungen oder aufgrund von Verdiensten – waren die sozioökonomischen Verhältnisse unterworfen? War das Erbschaftsrecht matriarchalisch oder patriarchalisch organisiert? Nach welchen Bräuchen wurden Kinder erzogen? Worin bestanden die religiösen Doktrinen und Beschränkungen, und wie stark war der Faktor Religion? In verschiedenen Lebensgemeinschaften des EEA muß es auf diese Fragen sehr verschiedene Antworten gegeben haben. Es gibt keine «natürliche» menschliche Lebensweise.

Trotz aller Variabilität der menschlichen Anpassungen an eine Vielfalt von EEA-Bedingungen lassen die vorhandenen Indizien einige Verallgemeinerungen zu. Soziale Systeme waren eingeschränkt durch ihre Ökonomie und ihre Demographie. In der Steinzeit waren keine sauber geschichteten Lebensgemeinschaften mit vererbbaren Klassenstrukturen möglich, denn einzelne Gruppen, die ihre Nahrung im Umkreis von wenigen Tagesmärschen beschaffen müssen, können nicht sehr groß sein. Ebenso kann kein Häuptling eines Nomadentrupps Dutzende von Frauen haben, wenn der Trupp nur ein paar Dutzend Leute umfaßt. Vor der Einführung des Ackerbaus konnte kein Häuptling genug Land, Wohlstand und Menschen unter seine Kontrolle bringen, um Kathedralen oder Pyramiden zu erbauen.

Den Sozialsystemen waren außerdem Beschränkungen auferlegt durch die physiologischen und strukturellen Unterschiede zwischen den Geschlechtern. Die physiologischen Unkosten für Reproduktion, Schwangerschaft und Stillzeit werden ausschließlich von den Frauen getragen. Durch welche Regelungen wurden die wirtschaftlichen Kosten der Reproduktion umgelegt? Auch hier gibt es, so nehmen wir an, *verschiedene* Lösungen. Aufgrund dessen, was wir über derzeitige menschliche Lebensgemeinschaften wissen, ist anzunehmen, daß in den meisten Kulturen die Ehemänner einen beträchtlichen Beitrag leisteten, in anderen aber leisten die Brüder der Mutter und andere nahe Anverwandte einen größeren Beitrag. Hinzu kommt, daß die auffälligen physischen Unterschiede zwischen den Geschlechtern auch Verhaltensunterschiede nach sich ziehen. Die Tatsache, daß Männer im Durchschnitt größer und kräftiger als Frauen sind, läßt den Rückschluß zu, daß diese Attribute einen bedeutenden Wettbewerbsvorteil mit sich gebracht haben müssen, vor allem was die Konkurrenz bei der Partnerfindung betrifft. Wir werden diesen Punkt und seine Konsequenzen in Kapitel 13 diskutieren.

Die wirtschaftlichen Notwendigkeiten setzten oftmals voraus, daß Erwachsene und ältere Kinder beider Geschlechter einen großen Teil ihrer Zeit mit der Nahrungssuche und -zubereitung verbrachten. Es wird allgemein angenommen, daß in Jäger-und-Sammler-Kulturen die Männer jagten und die Frauen sammelten, wenn auch Alter und Bedeutung der Großwildjagd in literarischen Darstellungen des Steinzeitlebens immer wieder übertrieben werden. Pfeil und Bogen und andere Waffen, mit denen sich Tiere wie Hirsche erlegen ließen, wurden erst spät in der Steinzeit erfunden. Hunde, die bei vielen Jagdtechniken eine wichtige Rolle spielen können, waren bis vor fünfzehntausend Jahren kaum jemals als Begleiter des Menschen anzutreffen.[9] Fleisch oder Häute großer Tiere erhielt man vielleicht oftmals gar nicht durch die Jagd, sondern dadurch, daß man sie von bereits verstorbenen Tieren nahm oder anderen Räubern stahl.

Die Hauptnahrungsmittel der Steinzeit erschienen uns heute ungenießbar oder zu zeit- und energieaufwendig. Den Großteil des erlegten Wilds fänden wir zu zäh oder zu streng im Geschmack. Die meisten von uns haben wenig für das geduldige Säubern und Aufbereiten übrig, das aus dem Kadaver eines wilden Tiers eine Fleischmahlzeit macht. Viele Wildfrüchte sind sogar in voller Reife für unseren Geschmack sauer und andere Pflanzenprodukte sind bitter oder riechen stark. Dank unserer in Kapitel 6 diskutierten Anpassung, die uns dazu bringt, Toxine zu meiden, empfinden wir sie als unangenehm. Die meisten natürlichen Nahrungsmittel des Menschen erforderten, was Zubereitung und Zerkauen betrifft, einen weit größeren Aufwand als die Nahrung, die wir heute essen. Domestizierte Tiere und Pflanzen wurden künstlich dahingehend selektioniert, daß sie zart, ungiftig und leicht aufzuarbeiten zu sein hatten.

Trotz der im EEA über einen Großteil der Zeit hinweg vorhandenen Fülle an Nahrungsmitteln würden sich die Dorfältesten an manche schwere Hungersnot erinnern können. Wirkliches Verhungern mag selten gewesen sein, aber Todesfälle aufgrund der kombinierten Belastung durch Krankheit, Unterernährung und Vergiftung durch den übermäßigen Genuß nur eingeschränkt eßbarer Pflanzen waren vermutlich an der Tagesordnung. Dieselben Belastungen hatten auch Fehlgeburten, Einschränkungen der Milchproduktion, verminderte Fruchtbarkeit und Handlungen wie Kindesmord und das Verlassen Alter oder Behinderter zur Folge.

Neben den feindlichen Auseinandersetzungen mit anderen Gruppen, dem sozialen Unfrieden innerhalb der eigenen Gruppe, neben Hungersnöten und toxischen Nahrungsmitteln gab es noch viele andere umweltbedingte Belastungen. Unsere Fähigkeit, die Luftverschmutzung moderner Städte tolerieren zu können, verdanken wir möglicherweise unserer vieltausendjährigen Belastung durch Rauchtoxine aus Hölzern und anderen Brennstoffen. Stellen Sie sich vor, wie es sich in einer Hütte mit einer Feuerstelle auf dem Boden und einem nur kleinen Loch im Dach lebt. Im EEA gab es zwar andere Arten der Luftverschmutzung als heute, aber sie war zweifellos vorhanden, und zwar in beträchtlichem Maße. Wir fänden die Gerüche einer Steinzeitsiedlung höchst unangenehm. Es gab weder Seifen noch Deodorantien, weder Toiletten mit Wasserspülung noch leicht zu reinigende Nachttöpfe oder irgendeine andere Installation, die die Bezeichnung Latrine verdient hätte. Abfälle aller Art wurden bis zu einer gewissen Entfernung weggetragen, weiter nicht. Andere Abfälle häuften sich einfach dort an, wo sie entstanden. Der Durchschnitts-Steinzeitler lebte auf einer Müllhalde und zog weiter, wenn die Zustände wirklich übel wurden.

Kinder wuchsen heran und Erwachsene lebten ihr Leben in der steten Furcht vor schlimmen Erkrankungen, schmerzhaften Verletzungen, körperlichen Beeinträchtigungen, Verlassenwerden und Tod, der früher oder später die entsprechend eigene Erfahrung folgte. Es gab keine Antibiotika, keine Tetanusspritzen oder Anästhetika, keine Gipsverbände, Kontaktlinsen oder Prothesen, keine sterile Chirurgie und keine falschen Zähne. Unsere frühen Vorfahren hatten wenig Löcher in den Zähnen, aber jede Menge anderer Zahnprobleme. Zähne konnten bei Unfällen beschädigt werden oder verlorengehen, und sie konnten im wahrsten Sinne des Wortes abgenutzt sein, bevor man das Alter erreichte, das wir heute als «mittlere Jahre» bezeichnen. Hartes pflanzliches Material kann Backenzähne bis auf den Gaumen abschleifen, wie man an einigen fossilen Schädelfunden und sogar bei manchen zeitgenössischen Lebensgemeinschaften feststellen konnte.

Damit unsere Betrachtung des EEA nicht zu einer reinen Kollektion von Themen für einen Katalog des Schreckens gerät, sollten wir betonen, daß wir hier über komplett menschliche Vorfahren sprechen, die über eine komplett menschliche Fähigkeit zu Freude und Schmerz ebenso verfügten wie über einen komplett menschlichen Verstand. Die Bindungen durch Familie und Freundschaft konnten stark sein und eine Quelle höchster Zufriedenheit und Sicherheit bilden. In Zeiten der Fülle gab es jede Menge Zeit für Unterhaltsames: Spiele, Musik und Tanz, Zeit zum Geschichtenerzählen und um Dichtungen zu überliefern, für intellektuelle und theologische Streitgespräche und zur Erschaffung dekorativer Künste. Die vor etwa 25 000 Jahren bemalten Höhlen von Lascaux in Frankreich beschrieb der Anthropologe Melvin Konner als «Sixtinische Kapelle der Steinzeit», die einen sensiblen Beobachter, «sei er nun religiös oder nicht, sei er Experte oder Laie, mit einem starken Gefühl für das Heiligste» erfüllt.[10] Und unsere Vorfahren hatten auch die Fähigkeit, sich in Zeiten der Not das Gute herauszupicken und Gründe zum Lachen zu finden. Mark Twains Held Sir Boss in *Ein Yankee aus Connecticut an König Arthurs Hof* lamentiert darüber, daß er sich an einem Lagerfeuer des sechzehnten Jahrhunderts dieselben Witze anhören muß, die er bereits im neunzehnten Jahrhundert als ermüdend empfunden hat. Wir nehmen an, daß er, wäre er in die Steinzeit zurückgegangen, bei vielen derselben Witze hätte gähnen können.

X.
Zivilisationskrankheiten

Sie haben jetzt etliche Stunden damit verbracht, dieses Buch zu lesen. Ist Ihnen klar, in welchem Maße Sie Ihre Augen bei diesem Kunststück in absolut unangemessener Weise beansprucht haben? War Ihre Lichtquelle die Sonne mit ihrem normalen Farbenspektrum? Vermutlich nicht oder zumindest nicht nur. Wieviel Muskeleinsatz haben Sie diese Stunden des Lesens gekostet? Wie konnten Sie so lange Zeit so inaktiv sein ohne Ihr Wohlbefinden, vielleicht sogar Ihr Leben zu gefährden, denn Sie haben dadurch viel zu wenig Zeit und Anstrengung in die Wachsamkeit vor dem Feind und in die Beschaffung von Nahrung investiert! Sie sind aber dennoch wohlgenährt? Wieviel Zeit haben Sie zum Pflücken, Graben, Jagen oder Angeln Ihrer letzten Mahlzeit gebraucht? Wie lange haben Sie geschält, gemahlen und zerlegt? Falls das Essen gekocht war – wie lange haben Sie gebraucht, bis Sie das Brennmaterial gesammelt und das Feuer entzündet hatten? Wie oft haben Sie in den letzten vierundzwanzig Stunden geschwitzt oder gefroren? Was soll das heißen: thermostatreguliertes Heizen und Klimaanlage? So etwas Verrücktes! Und welche Konsequenzen hat eine solche Unterforderung auf die eingebauten Temperaturregulierungsmechanismen Ihres Körpers?

Wie das letzte Kapitel (so hoffen wir) klargemacht hat, würde nur ein heillos Uninformierter oder ein irrationaler Romantiker der Ansicht sein, daß wir einst besser dran waren als heute. Rousseaus edler Wilder und die fröhlichen Kapriolen der Feuersteins sind hübsche, wirklichkeitsfremde Märchen. Die Realität war im Vergleich zu unserem heutigen Leben oder auch nur im Vergleich zu dem Leben, das wir führen konnten, nachdem der Ackerbau unser Nomadendasein abgelöst hatte, schmerzhaft und traurig. Aus dem Ackerbau entwickelte sich die städtische Zivilisation mit all ihrer dauerhaften Architektur, den mit ihr assoziierten feinen Künsten sowie den nautischen und sonstigen technologischen Fortschritten, die die Erkundung fremder Länder möglich machten. Die Domestikation von Huftieren versetzte einen einzelnen Arbeiter in die Lage, Arbeiten zu übernehmen, die man zuvor nur zu mehreren hatte bewältigen können. Sie trug außerdem zu revolutionären Fortschritten bei den Transporttechniken bei. Zusammen mit anderen Neuerungen erreichte sie eine immer größere Befreiung von Not-

und Mangelsituationen und eine größere Bewegungsfreiheit für eine immer größer werdende Anzahl von Menschen.

Die langfristigen Konsequenzen der sanften und friedvollen Lebensweise, wie wir sie heute genießen, sind zum großen Teil vorteilhaft oder harmlos, doch viele der Vorzüge, die uns heute zuteil werden, haben zwei Seiten. Jeder Vorteil hat seinen Preis, und auch der wertvollste Vorteil kann auf Kosten unserer Gesundheit gehen. Ein gutes Beispiel bietet sich schon, wenn wir nur die Auswirkungen der gesunkenen Sterberaten in der frühen Kindheit betrachten. Da weniger Menschen in jungen Jahren an Pocken, Blinddarmentzündung, Komplikationen bei der Geburt und Jagdunfällen sterben, sind die Sterberaten bei den Leiden des fortgeschrittenen Alters wie Krebs und Herzversagen heute sehr viel höher als noch vor wenigen Generationen. Und das ist großenteils deshalb der Fall, weil ein größerer Teil von uns bis zu einem Alter überlebt, in dem der Körper für diese Krankheiten besonders anfällig wird. Der Preis dafür, daß man nicht mit zehn oder dreißig Jahren einem Löwen zum Opfer fällt, ist unter Umständen ein Herzinfarkt mit achtzig. Die modernen Techniken der Lebensmittelproduktion, der Medizin und des öffentlichen Gesundheitswesens, der Sicherheit in Industrie und Haushalt haben unsere Aussichten, ein hohes Alter zu erreichen, dramatisch verbessert. Leider stehen die Alterserscheinungen nicht allein als negative Aspekte des Wohllebens.

Neuartige Umgebungen interagieren häufig mit zunächst unsichtbaren genetischen Merkmalen zu einer höheren Variabilität des Phänotyps, wobei sich auch manches außerhalb des Normalen entwickeln kann. Wie bereits früher im Kapitel über Genetik erwähnt, entstehen solche Anomalien immer dann, wenn ein anfälliger Genotyp auf neuartige Umweltbedingungen trifft. Neue physikalische, chemische, biologische und soziale Einflüsse werden für manche Menschen zu einem Problem, für andere hingegen nicht. Sie können, je nach genetischer Ausstattung, auf verschiedene Individuen unterschiedliche Wirkung haben. Wir haben bereits ein paar menschliche Beispiele diskutiert: Die genetischen Bedingungen beispielsweise, durch die es zur Entstehung von Kurzsichtigkeit kommt, sind in «belesenen» Gesellschaften ein Problem, für unsere Vorfahren hatten sie keinerlei nachteilige Konsequenzen.

Unsere Art des Nahrungserwerbs hat unsere Umwelt auf eine Weise verändert, die wiederum neue Probleme schuf. Vor Tausenden von Jahren jagten unsere Ahnen wilde Ziegen oder Rinder. Stundenlang folgten die Jäger den Herden in der Hoffnung, eines der Tiere seiner Häute, des Fleischs oder anderer Rohstoffe wegen zu erlegen. Vielleicht fanden sie manchmal am Morgen dieselbe Herde vor, der sie tags zuvor gefolgt waren. Wenn man Tieren zwei Tage lang folgen konnte, warum dann nicht drei Tage, eine Woche, einen Monat lang? Wie lange mochte das so dauern, bis die Jäger eine Herde als die ihre betrachteten und anfingen, Wölfe, rivalisierende Jägertrupps oder andere Räuber zu verjagen und verirrte Tiere wieder zurückzutreiben, um die Herde groß zu halten? Durch diese Entwicklung wurden aus Jägern allmählich nomadische Hirten.

Andere Vorfahren lebten eher vegetarisch und stellten fest, daß manche Pflanzen sehr viel mehr Nahrung produzieren konnten, wenn man sie zwecks späterer Ernte geplant pflanzte. Pflügen, Jäten, Düngen und die Selektion der ertragreichsten Varianten gehörten rasch zur Standardtechnologie und führten zu einer stetig zunehmenden und immer verläßlicher werdenden Nahrungsmittelproduktion.[1] Man hat vermutet, daß eine lokale Zunahme der Bevölkerungsdichte die Erfindung des Ackerbaus oder dessen Übernahme von benachbarten Völkern begünstigt habe. Ob das nun stimmt oder nicht, auf jeden Fall erlaubte der Akkerbau die Versorgung sehr viel dichterer und seßhafterer Populationen, die unter Umständen durch Praktiken der Jäger und Sammler unterstützt wurde. Die zunehmende Bevölkerungsdichte ihrerseits wurde zur Ursache für andere Probleme, von denen wir einige in diesem und in den folgenden Kapiteln besprechen wollen.

1. Unzulänglichkeiten der modernen Ernährung

Paradoxerweise führte die durch Viehhaltung und Ackerbau möglich gewordene Erhöhung der Nahrungsmittelproduktion zu Mangelerscheinungen. Ein Scheffel Weizen enthält mehr Kalorien und Proteine als eine Handvoll wilder Beeren, die Beeren aber enthalten mehr Vitamin C. Sobald Weizen zur Hauptkalorien- und Proteinquelle einer Bauerngemeinschaft wird, besteht eine höhere Wahrscheinlichkeit für die Entstehung verschiedener Vitamin- oder Spurenelement-Mangelerscheinungen als bei der vielfältigeren Ernährung der Jäger und Sammler. Werden Weizen oder andere landwirtschaftliche Produkte gleichzeitig zur Fütterung der domestizierten Tiere verwendet, aus denen man Fleisch, Milch und Eier gewinnt, dann verbessert sich die Ernährung der Bauern zwar, doch manche Mangelerscheinungen – insbesondere der Mangel an Vitamin C – bleiben eine stete Gefahr.

Island ist ein gutes Beispiel für ein Land mit problematischer Vitamin-C-Versorgung, dessen Schwierigkeiten bis in unser Jahrhundert anhielten. Die isländischen Landwirte züchteten vor allem Schafe, die sich von wilden Gräsern ernährten. Etwas wohlhabendere Familien hatten vielleicht eine Milchkuh, doch der größte Teil der Ernährung bestand aus Hammelfleisch. Wolle bildete das Hauptexportprodukt und wurde vor allem an die Dänen verkauft. Das Geld, das die Farmer auf diese Weise verdienten, investierten sie in den Import von Mehl und in Luxusgüter wie Kaffee und Zucker. Bis hierher enthält nichts auf ihrer Speisekarte Vitamin C – das findet sich in erster Linie in Heidelbeeren und anderen Wildpflanzen. Unglücklicherweise ist die Versorgung mit solchen Rohstoffen strikt saisonabhängig. Im Winter und im Frühling, wenn die Ernährung merklich ärmer an Vitamin C wurde, bekam so mancher scheinbar robuste und gesunde Islandfarmer Zahnfleischbluten, wurde lethargisch und depressiv – die Symptome des Skorbut. Manche Familienmitglieder kränkelten, andere nicht, die Ausprägung von Skorbut variiert sehr stark.

Denjenigen, die den Winter skorbutkrank überlebten, kam die überlieferte Weisheit der Isländer zugute.[2] Sobald die Sümpfe und Moore zu tauen begannen, konnten die Menschen *Angelica*-Wurzeln ausgraben, eine ergiebige Vitamin-C-Quelle. Zur selben Zeit begann oft das Löffelkraut zu sprießen, das man als Alternative zu sich nehmen konnte. Die Beobachtung, daß man mit diesen Wildpflanzen Skorbut heilen kann, ist sehr viel älter als die Praxis, Seeleuten auf lange Reisen Zitrusfrüchte mitzugeben, um dieser Krankheit vorzubeugen. Skorbut ist eine Zivilisationskrankheit. Bevor die Menschheit sich von domestizierten Pflanzen und Tieren so sehr abhängig gemacht hatte, war sie nie mit solch abartigen Ernährungszusammensetzungen wie der von Islandfarmern im Winter oder der von Seeleuten, die monatelang unterwegs sind, konfrontiert worden.

Lange bevor es überhaupt Ozeanreisen gab, wie die der ersten Engländer oder wie jene, die die ersten Siedler nach Island brachten, litten die Menschen bereits an anderen ernährungsbedingten Mangelerscheinungen, die sich durch die Einführung des Ackerbaus ergeben hatten.

Vor etwa fünfzehntausend Jahren gaben einige Eingeborenenstämme im Süden der Vereinigten Staaten ihre Jäger-und-Sammler-Kultur auf und begannen Mais und Bohnen anzupflanzen. Dieser Umbruch läßt sich an Knochenfunden eindeutig ablesen. Im Vergleich zu älteren Skeletten waren die Knochen der Farmer im Durchschnitt weniger robust und wiesen oftmals Auswirkungen eines Mangels an B-Vitaminen und vielleicht auch an Proteinen auf.[3] Trotz dieser Unzulänglichkeiten liefen diese Farmer eine sehr viel geringere Gefahr zu verhungern als ihre Vorfahren. Vielleicht waren sie sogar fruchtbarer als diese, denn Maismehl und Bohnen können das Abstillen beschleunigen. Nichtsdestotrotz waren sie in vieler Hinsicht nicht ebenso gesund.

Zivilisationskrankheiten gab es also dort, wo sich heute Tennessee und Alabama befinden, bereits vor fünfzehntausend Jahren, lange bevor sie in den früh landwirtschaftlich genutzten Regionen anderer Kontinente auftraten. Unter denselben ernährungsbedingten Mangelerscheinungen leiden heute noch viele der ärmsten Völker der Dritten Welt. Unsere Steinzeitahnen hatten es zweifellos oft mit Ernährungsengpässen zu tun, aber wenn es ihnen gelang, genügend Kalorien zu sich zu nehmen, dann bekamen sie vermutlich auch genügend Vitamine und andere Spurenelemente. Der Mangel an bestimmten Vitaminen und Mineralien entstand erst in den letzten zehntausend Jahren.

Heute wissen wir um unseren Bedarf an Vitaminen und Mineralien, und wir nehmen mit einer modernen vielfältigen Ernährung sehr viel mehr davon zu uns als so mancher frühe Landwirt. Entgegen aller Verkaufspolitik der pharmazeutischen Industrie benötigen die wenigsten Menschen unserer Zeit zusätzliche Vitamingaben. Wenn wir ein breites Spektrum an Obst und Gemüsen zu uns nehmen, einiges davon vorzugsweise ungekocht, und wenn wir uns darüber hinaus noch mit reichlich Protein aus Körnern, Hülsenfrüchten und tierischen Produkten versorgen, dann bekommen wir sämtliche Vitamine, Mineralien und andere Nährstoffe, die wir brauchen. Die gegenwärtige Gefahr für die meisten von uns besteht weniger in dem Mangel, unter dem unsere Vorfahren zu leiden hatte, als vielmehr in einem Überschuß an Nahrung.

2. *Moderner Ernährungsüberfluß*

Ein weiser Mann bemerkte einst, daß es nicht sehr sinnvoll ist, sich um die viele Esserei in der festlichen Woche zwischen Weihnachten und Neujahr Gedanken zu machen. Sehr viel sinnvoller sei es, sich Gedanken darüber zu machen, was wir zwischen Neujahr und Weihnachten so alles essen. Natürlich kann man sich innerhalb einer Woche überessen. Das kann man sogar bei einer einzigen Mahlzeit, aber diese Gefahr gab es in der Steinzeit genauso, und wir sind mit Instinkten ausgestattet, die uns helfen, dieses zu vermeiden. Es kommt der Augenblick, in dem man sich vollgestopft und kein bißchen hungrig mehr fühlt – auch nicht angesichts des köstlichsten Weihnachtsschinkens. Normalerweise endet die Mahlzeit damit, und das bewahrt uns – ebenso wie einst unsere Vorfahren – davor, unseren Apparat zur Verdauung, Entgiftung und Nutzbarmachung von Nährstoffen zu überlasten. Die moderne Überfütterung ist hauptsächlich das Ergebnis der Gewohnheit, auf lange Sicht unablässig zuviel zu essen.

In der Steinzeit war es ein durchaus gut angepaßtes Verhalten, die süßeste erreichbare Frucht zu pflücken. Was passiert, wenn man Leute mit dieser Adaptation in eine Welt voller Überraschungseier und Schokoladentorten verpflanzt? So mancher wird die modernen Delikatessen einem gleichermaßen zur Verfügung stehenden Pfirsich vorziehen, der seinerseits bereits süßer ist als jede in der Steinzeit verfügbare Frucht.

Überraschungseier und Schokoladentorte repräsentieren jenen *supranormalen Stimulus*,[4] von dem die Verhaltensforscher berichten. Das klassische Beispiel kommt aus Beobachtungen an Gänsen. Rollt ein Ei aus dem Nest, dann wird es eine brütende Gans mit dem Schnabel ins Nest zurückrollen. Ihr adaptives Programm lautet: «Befindet sich in meiner Nähe ein eiähnliches Objekt, dann muß ich es ins Nest zurückholen.» Was passiert, wenn Sie in die Nähe des Nests ein Ei und einen Tennisball legen? Sie wird den Tennisball bevorzugen. In ihren Augen ist er eiähnlicher als das Ei. Jedes Wahrnehmungssystem hat seine supranormalen Stimuli. Das nächste Mal, wenn Sie statt nach einem Apfel nach einem Stück Apfelkuchen greifen, dann denken Sie an die Gans, die offenbar glaubt, einen Tennisball ausbrüten zu müssen. Unsere Ernährungsprobleme entstehen durch die Kluft zwischen einem für Steinzeitbedingungen geformten Geschmack und dessen Konsequenzen in unserer Zeit. Fette, Zucker und Salze waren nahezu die gesamte Evolution hindurch äußerst rar. Nahezu jeder wäre die meiste Zeit besser dran gewesen, hätte er mehr davon ergattern können, und demzufolge war es eine vorteilhafte Adaptation, wenn es einen nach mehr gelüstete und wenn man versuchte, dieses auch zu bekommen. Heutzutage können es sich die meisten von uns leisten, mehr Fett, Zucker und Salz zu essen als biologisch angebracht wäre – und weit mehr als unseren Vorfahren vor ein paar tausend Jahren jemals zur Verfügung gestanden hatte. Abbildung 9 versucht, die Beziehung zwischen der Fettaufnahme und ihren Auswirkungen auf die Gesundheit deutlich zu machen, und zeichnet den Unterschied nach zwischen einem steinzeitlichen Stammesangehörigen und einem gutverdienenden Gast in einem Feinschmeckerlokal.

Unglaublich viele vermeidbare Krankheiten in modernen Gesellschaften entstehen durch die verheerenden Auswirkungen einer fettreichen Ernährung.[5] Schlaganfälle und Herzinfarkte, in einigen sozialen Schichten die häufigsten Ursachen für einen frühen Tod, entstehen, weil Arterien durch arteriosklerotische Ablagerungen verstopft werden.

Krebshäufigkeiten werden durch eine fettreiche Ernährung ebenfalls um ein Beträchtliches erhöht. Ein Großteil der Diabetesfälle geht auf das Konto eines durch übermäßigen Fettkonsum erworbenen Übergewichts. Vierzig Prozent der Kalorien in der Ernährung eines Durchschnittsamerikaners stammen aus Fetten, während die Zahl bei einem durchschnittlichen Jäger und Sammler weniger als 20 Prozent beträgt. Einige unserer Vorfahren nahmen große Mengen Fleisch zu sich, aber der Fettgehalt von Wild liegt nur bei etwa 15 Prozent. Das einzige, was wirklich die meisten Menschen tun können, um ihre Gesundheit zu verbessern, ist die Einschränkung des Fettgehalts ihrer Ernährung.[6]

Einer von uns traf sich vor einiger Zeit frühmorgens mit drei anderen

Kollegen auf dem Weg zu einer Anhörung, bei der es um die Sorge ging, daß der Einsatz von Pestiziden in der Landwirtschaft die Gesundheit der umliegenden Vorstadtbewohner gefährden könnte. Die Frühstückspause in einem Schnellrestaurant blieb ihm in lebhafter Erinnerung. Einer der drei Frühstückenden beklagte die hohe Wahrscheinlichkeit, mit der Eier und Weizen in seinen Pfannkuchen mit synthetischen Pestiziden und Antibiotika verunreinigt seien, durch die er in zehn oder zwanzig Jahren möglicherweise an Krebs erkranken würde. Das mag stimmen, aber diese Toxine bildeten eine nur geringe Gefahr für seine künftige Gesundheit, wenn man sie in Relation sah zu dem überaus unnatürlichen Fettgehalt seiner Würstchen und Pfannkuchen, von den Kalorienmassen des Sirups, in dem alles übrige schwamm, gar nicht zu reden. Sicher ist die Wahrscheinlichkeit, daß der kumulative Effekt einer solchen Ernährung künftige Gesundheitsprobleme verursacht, größer als die Chance, an den Spuren exotischer Chemikalien zu erkranken.

Manche Menschen sind gegen diese Art der Überdosierung weniger gefeit als andere, wie man an der augenfälligen Variabilität entlang des Spektrums vom Untergewicht zum Übergewicht unschwer erkennen kann. Übergewichtige leiden mit erhöhter Wahrscheinlichkeit an den mit einer zu üppigen Ernährung verknüpften Erkrankungen der Herzkranzgefäße und an verschiedenen Krebsarten. Dieser zunächst oberflächliche Eindruck wird durch Studien aus jüngster Zeit bestätigt. Der Genetiker James Neel von der University of Michigan und sein Mitarbeiter stellten fest, daß die Bestrebungen, die chronische Unterernährung der Pima-Indianer Arizonas zu lindern, nebenbei zu einem epide-

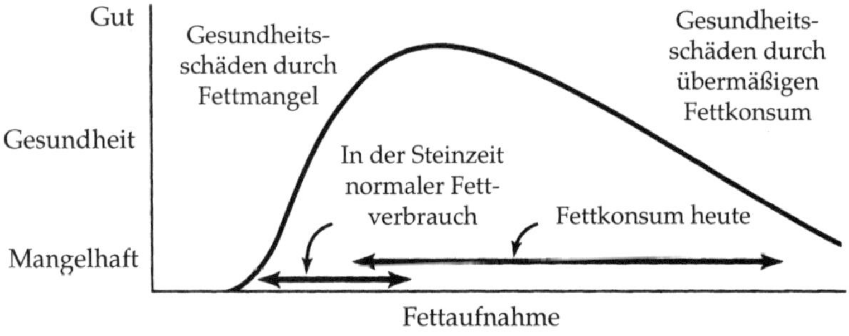

Abb. 9: Unsere Sicht des Zusammenhangs zwischen Gesundheit und der Verfügbarkeit von Ressourcen, beispielsweise der Fettaufnahme pro Monat. Unserer Ansicht nach überschritt die Fettaufnahme in der Steinzeit selten den angegebenen Bereich. Heutzutage kann das ursprünglich adaptive Bedürfnis nach fetthaltiger Ernährung zu einem Fettkonsum führen, der weit jenseits der rechten Begrenzung der Kurve liegt.

mieartigen Auftreten von Übergewicht und Diabetes geführt haben. Seiner Ansicht nach zeichnet die Betroffenen aus, was er als «sparsamen Genotyp»[7] bezeichnen würde: eine genetisch bedingte Fähigkeit, die Energie aus der Nahrung mit ungewöhnlicher Effizienz nutzbar zu machen und zu speichern. Mit dem, was uns als ganz normale Ernährung erscheinen würde, erhöhen die Pima-Indianer allmählich ihr eingelagertes Körperfett. In einer ständig von Hungersnöten bedrohten Welt mag diese Anpassung günstig sein. Diejenigen, die sich üppige Fettreserven zugelegt haben, überstehen längere Ernährungsengpässe vielleicht eher, während ihre weniger effizienten Stammesbrüder verhungern. In einer Welt aber, in der es niemals zu Lebensmittelengpässen kommt, ist ein sparsamer Genotyp nicht vorteilhaft. Wer einer Hungersnot optimal angepaßt ist, wird unter solchen Umständen allenfalls immer dicker, bis es zu medizinischen Problemen oder anderen Zwischenfällen kommt.

Eine Ernährung im Überfluß ist keine leicht zu korrigierende Bedrohung der Gesundheit, und so manche naheliegende Lösung schadet eher, als daß sie nützt. Freiwilliges Einschränken der Nahrungsaufnahme kann der regulatorische Apparat des Körpers unter Umständen auch als Nahrungsmittelengpaß interpretieren.[8] Infolgedessen stellt er vielleicht seinen Grundstoffwechsel neu ein, so daß vorhandene Kalorien effizienter ausgenutzt und weitere Fettreserven angesammelt werden. Eine weitere Konsequenz der Nahrungseinschränkung besteht in der Intensivierung des Hungergefühls, dem dann regelrechte Eßanfälle folgen. Aus Untersuchungen zu künstlichen Süßstoffen läßt sich keinesfalls entnehmen, daß die Leute durch diese Substanzen abnehmen, wie man dies vielleicht erwartet hätte.[9] Süße im Mund war die gesamte Evolution hindurch sicherer Vorbote von Zucker im Magen und damit im Blut. Es überrascht daher nicht, daß der süße Geschmack im Mund die metabolischen Prozesse rasch neu einstellt, und die Umwandlung von Fett- und Kohlenstoffreserven in Blutzucker einschränkt. Diese Anpassung wäre nur dann in Ordnung, wenn der Mageninhalt eine Veränderung rasch kompensieren könnte. Wenn aber das Zuckersignal Betrug ist, dann könnte es rasch zu einem Absinken des Blutzuckers und damit zu einem verstärkten Hungergefühl kommen – vor allem zu Hunger auf leicht verwertbare Energielieferanten wie Süßigkeiten.[10] Diesen Nebenwirkungen künstlicher Süßstoffe ist bislang wenig Rechnung getragen worden. Eine ähnliche Gefahr läßt sich möglicherweise für nährstofffreie Fettersatzstoffe voraussehen. Es gibt inzwischen Desserts, die wie Eiscreme aussehen und genauso schmecken, die aber nicht nur wenig Zucker enthalten, sondern darüber hinaus fettfrei sind. Was für Signale mögen sie den regulatorischen Systemen des Stoffwechsels übermitteln?[11]

Löcher in den Zähnen gab es vor der Einführung des Ackerbaus selten. Hätten sich die Zahntechniker die notwendigen Anpassungen der Steinzeit vergegenwärtigt, wären sie schon vor langer Zeit zu dem Schluß gekommen, daß die Kariesepidemien des zwanzigsten Jahrhunderts auf irgendeine umweltbedingte Neuerung zurückzuführen sein müssen – heute wissen wir, daß dies der häufige und langanhaltende Kontakt mit Zucker ist. Zucker nährt Bakterien auf den Zähnen, und diese lassen Säuren entstehen, die den Zahnschmelz angreifen. Auch hier gibt es prähistorische Hinweise auf die schädlichen Wirkungen von Zucker. Mehr als tausend Jahre alte Knochenfunde aus den Küstengebieten des heutigen Georgia (USA) weisen nur wenige Zahnschäden auf. Häufiger wurden diese mit der Einführung der Maiskultivierung und der dadurch möglichen Herstellung von Maissirup um etwa dieselbe Zeit. Noch häufiger wurden sie, als die europäischen Siedler andere Zuckerformen einführten.[12]

Rein technisch sind Löcher in den Zähnen eigentlich kein Ernährungsproblem, doch sie haben mit der Art der Ernährung zu tun, und sie sind in jedem Falle eine Zivilisationserscheinung. Die gute Nachricht ist, daß man sich um sie immer weniger Sorgen zu machen braucht. Sie waren eine wahre Geißel für Heranwachsende und junge Erwachsene, die vor 1940 in Amerika geboren wurden. Die Fortschritte der präventiven Zahnmedizin und die Behandlung mit Fluor trugen zur Lösung des Problems bei, doch bevor diese Fortschritte erreicht werden konnten, war es entscheidend, daß man Zucker überhaupt als den Schuldigen erkannte.

Einfache Regeln und Diagramme wie die Abbildung 9 gründen sich immer auf Vereinfachungen und die Annahme, daß alles andere übereinstimmt. Eine Ernährung, die für den einen zu kalorien- und fettreich ist, mag aber für den anderen ideal sein. Vieles hängt von Alter, Größe, Geschlecht, Fortpflanzungserfolg, genetischen Faktoren und insbesondere vom Aktivitätsniveau des einzelnen ab. Die frühen, allein auf die Landwirtschaft angewiesenen Farmer unterhielten vielleicht das, was man aus evolutionsbiologischer Perspektive als ein normales Aktivitätsniveau ansehen könnte. Abgesehen von professionellen Athleten, Tänzern, Cowboys und ein paar anderen Berufszweigen haben die meisten Menschen in einer modernen Industriegesellschaft aber einen ungewöhnlich geringen Energieaufwand. Angestellte sitzen auf Drehstühlen oder fahren auf Autositzen, selbst Leute, die Staubsauger oder elektrisch betriebene Rasenmäher vor sich her schieben, sind ausgesprochen träge, und ihre Freizeit gestaltet sich unter Umständen sogar noch träger.

Beinahe während der ganzen menschlichen Evolution war es angebracht, Energie zu sparen, indem man so faul war, wie die Umstände es erlaubten. Energie war eine lebenswichtige Ressource und durfte nicht verschwendet werden. Diese «Laß Dir's gutgehen»-Adaptation bringt uns in unserer Zeit möglicherweise dazu, ein Tennisspiel im Fernsehen anzuschauen, obwohl es uns besser bekäme, wenn wir selber spielten. So etwas kann die Auswirkungen übermäßiger Ernährung nur verschlimmern. Der Durchschnittsangestellte in einem Büro wäre sehr viel gesünder, verbrächte er seine Tage damit, nach Muscheln zu tauchen oder Früchte auf hohen Bäumen zu ernten. Was hätte wohl einer unserer Vorfahren vor ein paar tausend Jahren von dem komplizierten und teuren Trainingsgerät im Keller des Angestellten gehalten – insbesondere wenn dieser es tatsächlich benutzte?

3. Suchtverhalten

Aus historischen und anthropologischen Zeugnissen geht hervor, daß während der gesamten Menschheitsgeschichte Opium und andere psychotrope Drogen verfügbar waren, wobei es in nahezu jeder bewohnten Region eine oder mehrere potentiell zur Abhängigkeit führende Substanzen gegeben hat.[13] Die meisten suchtbildenden Substanzen werden von Pflanzen produziert, und zwar als Mittel zur Abwehr von Schädlingen und Weidetieren. Viele von ihnen wirken auf das Nervensystem, und ein paar davon verschaffen zufällig Menschen ein angenehmes Gefühl. Alkohol ist in jeder reifen Frucht vorhanden, und die Gärung von Fruchtsaft ergibt Getränke mit einem Alkoholgehalt von mehreren Prozent. Durch die technologischen Neuerungen der vergangenen paar Jahrhunderte beziehungsweise Jahrtausende ist der Mißbrauch von suchtbildenden Substanzen heute ein größeres Problem als in vorindustrieller Zeit. Als jeder Haushalt seinen Wein und andere vergorene Getränke noch selbst in kleinen Gefäßen und mit einfachsten Gerätschaften herstellen mußte, bestand kaum jemals die Chance, daß jemand genug davon haben würde, um sich täglich damit zu betrinken. In städtischen Zivilisationen mit ihren professionellen Winzern und Braumeistern war es sehr viel leichter, die Mengen an alkoholischen Getränken herzustellen, die es wohlhabenderen Klassen ermöglichte, beliebig viel davon zu kaufen. Verbesserte Lager- und Transportmöglichkeiten, die es britischen Stammesangehörigen erlaubten, sich an römischem Wein zu betrinken, waren ein weiterer Faktor beim Fortschreiten des Alkoholismus.

Einen weiteren Beitrag hierzu leistete die Erfindung von Destillationsmethoden. Leicht herzustellende Getränke mit einem Alkoholgehalt von wenigen Prozent ließen sich so zu Getränken von hoher Alkoholkonzentration destillieren. Durch den ständigen Genuß von Gin fällt man dem Alkoholismus möglicherweise rascher anheim, als wenn man Wein oder Bier konsumiert. Neuere Erfindungen erleichterten die Heroinherstellung aus Opium und die Crackproduktion aus Kokain – konzentrierte Substanzen, die sehr viel rascher abhängig machen als die natürlichen Substanzen. Auch die Erfindung von Injektionsnadeln ist Teil dieser Geschichte. Ganz ähnlich führte die Massenproduktion von Zigaretten aus neu entwickelten Tabaksorten, durch die die Schleimhäute nur relativ wenig gereizt werden, zur Zunahme der Nikotinabhängigkeit. Obwohl die Möglichkeiten zur Suchtentwicklung also uralt sind, ist das moderne Problem des Drogenmißbrauchs im großen und ganzen das Produkt unserer abnormen Umgebung.

Natürlich ist Sucht, wie jeder Leser von Zeitungsüberschriften weiß, eine ererbte Krankheit. Wir sind nicht sicher, was sich der Durchschnittsschreiber oder -leser solcher Überschriften darunter vorstellt. Was wir darunter verstehen, haben wir in Kapitel sieben als genetische Anhängsel besprochen.[14] Manche Menschen können häufig ihren abendlichen Cocktail, Wein oder ihr Bier zum Essen trinken, sich an Wochenenden gelegentlich betrinken und zeigen nicht das geringste Zeichen von Alkoholabhängigkeit. Jemand mit der richtigen genetischen Ausstattung wird bei demselben Alkoholkonsum eine allmähliche Steigerung seines Verbrauchs verzeichnen, bis er gezwungen ist, ein Vermögen für seine sich ständig verschlimmernde Sucht auszugeben, und immer weniger in der Lage sein wird, zu arbeiten und seine sozialen Beziehungen zu unterhalten. Vor zivilisatorischen Errungenschaften wie Destillen und Bierkästen waren die Konsequenzen der zugrundeliegenden genetischen Disposition minimal. Alkoholismus läßt sich mit so manchem anderen Drogenmißbrauch zu Recht in die Reihe der Zivilisationserkrankungen einreihen.

4. Entwicklungsphysiologische Probleme durch neuartige Umwelteinflüsse

Es steht zu erwarten, daß ein Mangel an angemessenem Training andere Probleme nach sich zieht als jene, die mit Übergewicht und fetthaltiger Ernährung in Zusammenhang zu bringen sind. So ergibt es beispielsweise keinen evolutionsbiologischen Sinn, daß bei einem Großteil der menschlichen Bevölkerung die Schneidezähne in ungünstiger Position stehen beziehungsweise daß es zu massiven Problemen mit den Weisheitszähnen kommt. Wenn ein großer Teil unserer Kinder eine Zahnregulierung benötigt und später viele noch eine schmerzhafte und teure Operation über sich ergehen lassen müssen, dann ist anzunehmen, daß mit den sie umgebenden Einflüssen etwas nicht stimmt.

Eine mögliche Erklärung fände sich vielleicht in mangelnder Beanspruchung des Kiefers. Kein Zehnjähriger der Steinzeit wird sich mit Lebensmitteln von der zarten Fragilität moderner Kartoffelchips, Hamburger und Nudeln ernährt haben. Ihre Mahlzeiten setzten sicher sehr viel gründlicheres und kraftvolleres Kauen voraus als man es von einem modernen Kind je erwarten würde. Wir fragen uns, ob die mangelnde Beanspruchung der Kiefermuskulatur im frühen Kindesalter vielleicht dazu führen könnte, daß diese verkümmert und damit die assoziierten Knochen indirekt schwächer und kleiner werden läßt. Die Zahnentwicklung beim Menschen verläuft eher autonom, sie setzt jedoch eine Kieferstruktur von bestimmter Größe und Form voraus, die möglicherweise nicht entstehen kann, wenn die Beanspruchung im Laufe der Entwicklung unzureichend ist. Zu eng oder falsch stehende Schneidezähne sowie unvollständig durchgebrochene Weisheitszähne sind möglicherweise Zivilisationserscheinungen. Vielleicht würde man viele Zahnprobleme verhindern, betrachtete man gründliches, kraftvolles Kauen als wertvolle sportliche Betätigung bei Kindern. Vielleicht sollte man das Kaugummikauen in der Schule fördern!

Auch andere abnorme Verhaltensweisen im Kindesalter könnten eine gestörte körperliche Entwicklung zur Folge haben. Über Stunden hinweg auf Stühlen oder Bänken in Klassenzimmern zu sitzen, ist unnatürlich, dergleichen hätte man von einem Steinzeitkind nie erwartet. Wenn sie ruhten, dann hockten diese Kinder und saßen nicht. Steinzeitler mußten zudem in der Lage sein, vom Hocken zum Knien, Gehen, Rennen oder anderen Aktivitäten rasch zu wechseln. Könnte es nicht sein, daß viele derjenigen, die heute unter Rückenschmerzen im Lendenwirbelbereich leiden, ihre Beschwerden der ihnen in zahllosen Stunden in den Klassenzimmern aufgezwungenen ungesunden Haltung verdanken? Vielleicht hätten sich die späteren Probleme verhindern lassen, hätte man die Kinder dazu angehalten, mehr zu hocken als zu sitzen, ihnen zwischen den Stunden mehr Pausen zum Turnen oder zum Herumrennen gewährt.

Alan Weder, Arzt an der University of Michigan, und sein Kollege Nicholas Schork haben versucht, hohen Blutdruck als Zivilisationskrankheit zu verstehen.[15] Statt den hohen Salzgehalt unserer Ernährung dafür verantwortlich zu machen, stellen sie sich allerdings auf den Standpunkt, daß der Blutdruck höher werden muß, um den Bedürfnissen eines größeren Körpers gerecht zu werden, und daß es einen Mechanismus gibt, der den Blutdruck während der Wachstumsschübe im Jugendalter reguliert. In der Frühzeit, so argumentieren sie, hatte dieser Mechanismus nur in kleineren Körpern wirksam werden müssen. Heutzutage fördert unsere nährstoffreiche Ernährung ein rasches Wachstum und Körpergrößen, wie es sie in der Vergangenheit nur selten gab. Der blutdruckregulierende Mechanismus, nunmehr gezwungen, das System außerhalb des ursprünglich angelegten Rahmens zu regulieren, schießt dabei häufig übers Ziel hinaus und verursacht damit einen erhöhten Blutdruck.

Kurzsichtigkeit ist nicht die einzige Augenanomalie, die sich aus unseren neuartigen Umweltbedingungen im frühen Kindesalter ergeben kann. Die Medizin ist erst in jüngster Zeit darauf aufmerksam geworden, auf welche Weise die Beanspruchung der Augen in den ersten Wochen und Monaten nach der Geburt an der normalen Entwicklung der Sehkraft beteiligt sein könnte. Bevorzugtes Sehen auf einem Auge, welche Ursache auch immer es haben mag, führt unter Umständen zu einer Veränderung der Zuordnung von Gehirnregionen und Sehfunktionen, so daß das Kind unter Umständen später nicht in der Lage ist, die Informationen beider Augen zu kombinieren, um räumliche Tiefe wahrzunehmen. Die vierundzwanzig Stunden Beleuchtung, mit der man manchmal die Neugeborenengelbsucht behandelt, kann zu Störungen des Farbensehens führen, die man meist erst sehr viel später entdeckt. Wäre es eine Überraschung, wenn sich herausstellen sollte, daß die konstante Belastung durch laute Geräusche – insbesondere die unveränderlichen Geräusche moderner Maschinen – bei manchen Babys zu Hörschäden führen kann?

5. Andere Krankheiten, die sich aus einer modernen Umwelt ergeben

Kälte läßt sich als neuartiger Umweltfaktor betrachten. Die Ausbreitung der menschlichen Bevölkerung auf Gegenden mit saisonalen Kälteperioden wurde durch technologische Neuerungen wie Kleidung und Feuer möglich, die uns erst vor einigen zehntausend Jahren gelangen. Noch heute brauchen wir auf dem größten Teil der derzeit bewohnten Erdoberfläche diese künstlichen Hilfsmittel beziehungsweise ihre modernen Äquivalente, um im Winter überleben zu können. Technologien kompensieren die biologische menschliche Unzulänglichkeit in der Auseinandersetzung mit so neuartigen Gefahren wie Frostbeulen und Unterkühlung.

Niedrige Temperaturen sind jedoch nicht die einzige Belastung in höheren Breiten. Kleidung und Unterkunft, die uns in die Lage versetzen, an Orten wie Montreal und Moskau zu überleben, bringen ihre eigenen Gesundheitsprobleme mit sich. Unsere Vitamin-D-Synthese ist von der Sonneneinstrahlung auf unsere Haut abhängig. Wenn wir einen großen Teil des Tages drinnen verbringen und uns, sobald wir nach draußen gehen, größtenteils mit Kleidungsstücken bedecken, dann synthetisieren wir nur einen Bruchteil der Vitamin-D-Menge, die ein unbekleideter

Jäger in der afrikanischen Savanne produziert, und das könnte, gemessen an unserem metabolischen Bedarf, viel zu wenig sein. Zum Glück sind unsere Photosynthesequalitäten nicht die einzige Vitamin-D-Quelle. Wir können unseren Bedarf auch decken, indem wir bestimmte Lebensmittel zu uns nehmen. Leider enthält eine allem Anschein nach angemessene Ernährung oftmals nur sehr wenig Vitamin D. Ein Vitamin-D-Mangel führt aber zu gesundheitlichen Problemen, insbesondere zu Anomalien im Calciumstoffwechsel.

Die bekannteste Konsequenz des Vitamin-D-Mangels ist ohne Zweifel die Rachitis, eine Entwicklungsstörung im Kindesalter. Sie ist von zahlreichen Symptomen begleitet, unter denen ein gestörtes Knochenwachstum das wohl wichtigste ist. Die Knochen werden durch die unzureichende Calciumablagerung weich und schwach, zeigen Wachstumsstörungen. In den Tropen, wo jedermann jede Menge Sonneneinstrahlung erfährt, ist diese Krankheit so gut wie unbekannt, in Japan, Skandinavien und anderen Ländern, in denen zur traditionellen Ernährung reichhaltige Vitamin-D-Quellen wie Fisch gehören, ist sie selten. In England aber waren zu früheren Zeiten so viele Kinder von einer Rachitis betroffen, daß man ihr auch den Namen Englische Krankheit gab.

Bevor man in den dreißiger Jahren begann, der Milch routinemäßig Vitamin D zuzusetzen, war Rachitis auch in nordamerikanischen Städten ein häufiges Leiden. Dunkelhäutige Kinder waren stärker von Rachitis betroffen als weiße.[16] Die adaptive Bedeutung von Unterschieden zwischen den menschlichen Rassen ist im großen und ganzen rätselhaft, die verringerte Rachitis-Anfälligkeit hellhäutiger Menschen aber ist ein gutes Beispiel für eine Adaptation. Vielleicht waren die ersten Menschen, die das Mittelmeer und später die Alpen überquerten, relativ dunkel. Sie stießen auf baumbestandenes Land, über dem sich ein oft bewölkter Himmel wölbte. Einen großen Teil des Jahres verbrachten sie zusammengedrängt in Höhlen oder zugigen Unterkünften. Wenn sie nach draußen gingen, kleideten sie sich in Tierhäute oder gewebte Stoffe und boten dem spärlichen Sonnenlicht nur wenig freie Hautfläche dar. Viele von ihnen erwiesen sich aufgrund ihres Vitamin-D-Mangels als schlecht angepaßt. Denjenigen, deren Haut zufällig ein bißchen weniger stark pigmentiert war und somit mehr Licht für die Vitamin-D-Synthese zuließ, erging es besser als ihren dunkleren Nachbarn.

Möglicherweise hat die Evolution auf diese Weise über ein paar hundert Generationen hinweg helle Haut entstehen lassen. Die Veränderung hat unter Umständen relativ rasch stattgefunden, denn zur Reduktion eines Merkmals kommt es im Verlauf der Evolution leichter als zu einer Verstärkung beziehungsweise Verfeinerung. Höhlenbewohnende Tiere verlieren unter Umständen im Verlaufe weniger tausend Generationen die Fähigkeit, Pigmente herzustellen, und zwar allein aufgrund der nachlassenden Selektion im Hinblick auf die Bedeutung von Farbe.[17] Falls es dazu noch einen Vorteil für helle Haut gibt, dann sollten die Veränderungen noch sehr viel rascher erfolgen. Zu derselben evolutionären Reduktion der Melaninsynthese ist es möglicherweise, wenn auch in etwas verringertem Ausmaß, in den kühleren Regionen Asiens gekommen, wo Tundren und Wüsten die Wälder verdrängten und die Wintertage sonniger waren. Die eingeborenen Völker Sibiriens und Chinas sind dunkler als die Völker Zentraleuropas, aber sie sind heller als die Bewohner Afrikas oder Südasiens. Als Zivilisationskrankheit ist Rachitis eher eine Bedrohung für Menschen mit stark pigmentierter Haut, und helle Haut läßt sich als Anpassung an spärliche Sonneneinstrahlung verstehen. Was aber passiert dann mit diesen hellhäutigen Menschen, wenn sie wieder in sonnige Regionen wie Australien ziehen? Bleiben Sie dran, Kapitel 12 bringt mehr zum Thema Sonnenschein, und erinnern Sie sich an unsere Diskussion zum Sonnenbrand in Kapitel 5.

Wie im Vorhergehenden erwähnt, brachte die Einführung des Ackerbaus sehr viel höhere Populationsdichten mit sich als dies in Jäger-und-Sammler-Kulturen möglich gewesen wäre, und sie erlaubte es, große Menschenmassen in Städten zu versorgen. Die Ausbreitung der Menschheit in saisonal kalte Regionen führte zu einem längeren Aufenthalt größerer Menschenmengen in Höhlen und Gebäuden. Durch jeden der beiden Umstände erhöhte sich die Anzahl der Menschen, mit denen eine Einzelperson innerhalb kurzer Zeit in Kontakt treten konnte, sowie Nähe und Dauer eines solchen Kontakts. So konnten neue Infektionskrankheiten entstehen, die sich nur durch häufigen persönlichen Kontakt ausbreiten konnten.

Ein Großteil der natürlichen Selektion, die an solchen Orten stattfindet, bestand vielleicht darin, Individuen auszusortieren, deren genetische Ausstattung sie beispielsweise für Pocken, Masern oder andere durch persönlichen Kontakt übermittelte Krankheiten anfällig machte. Kostenintensive Verteidigungsmechanismen gegen solche tropischen Krankheiten wie Malaria – beispielsweise das Sichelzellen-Gen – gingen rasch verloren. Die Effizienz neu entstandener Abwehrmechanismen gegen Krankheiten wie Pocken zeigte sich auf tragische Weise, als Menschen, die einen in bezug auf ihre eigene Gesundheit gut kontrollierten pathogenen Organismus in sich trugen, Teile der Welt besiedelten, in denen die einheimische Bevölkerung mit solchen Zivilisationskrankheiten niemals in Kontakt gekommen war. Durch europäische Krankheiten wie Pocken und Influenza starben weit mehr Bewohner der Neuen Welt als durch europäische Waffen.[18]

Wir haben in diesem Kapitel noch so gut wie gar nicht auf die vielen psychologischen Probleme hingewiesen, die unsere moderne Lebensweise mit sich bringen kann. Trotz aller rhetorischen Verrenkungen seitens der Politiker zur Bedeutung der Familie erfahren Kinder, die in den Einfamilienhäusern der Vorstädte in Kernfamilien heranwachsen, ein grundlegend neuartiges soziales Umfeld verglichen mit jenen, die von ständig wechselnden Pflegepersonen in Tagesheimen beaufsichtigt werden. Als Erwachsene und sogar als Jugendliche oder Kinder haben wir unter Umständen mehr mit seelenlosen Bürokratien zu tun als mit vertrauten Einzelpersonen. Die meisten Menschen, die uns an einem für uns ganz normalen Tag begegnen, sind womöglich Fremde. Das ist nicht die Welt, an die sich unsere Vorfahren angepaßt hatten. Wie steht es mit der langen Dunkelheit des Winters in den höheren Breitengraden und, umgekehrt, mit den Stunden heller künstlicher Beleuchtung und den daraus folgenden verkürzten Zeiten echter Dunkelheit, die wir durchleben? Wie steht es mit der Nachtschicht so vieler Berufstätiger und dem Jet-Lag des Jet-Sets? Und dann sind da noch die psychologischen – und physiologischen – Auswirkungen fensterloser Büros. Wir fangen erst an, die medizinischen Auswirkungen unserer neuartigen Umgebungen zu erfassen.

6. Schlußfolgerungen und Empfehlungen

Es gibt kein Eden, zu dem wir zurückkehren könnten, und wäre dies noch so erstrebenswert. Das einzige, was wir tun können, ist, modernen Gefahren Rechnung zu tragen und vernünftige Schritte zur Prävention zu unternehmen. Wie bei so vielen anderen in diesem Buch angesprochenen Themen ist auch hier unsere Empfehlung für jeden, der vor einem medizinischen Problem steht, sich die Frage zu stellen: Worin besteht dessen evolutionsbiologische Bedeutung? Womöglich handelt es sich um einen Anpassungsmechanismus, das aber hieße Anpassung an die Steinzeit. Unser Verlangen nach Zucker und Fett, unsere Neigung zur Faulheit und unsere Regulation der Augenentwicklung, die in Kurzsichtigkeit endet, sind im Laufe der Evolution entstandene Anpassungen, die allerdings in moderner Umgebung für manche Leute Schwierigkeiten mit sich bringen. Andere im Laufe der Evolution entstandene Attribute wie Altern und die Anfälligkeit für Sonnenbrände sind in keiner Umgebung adaptiv, stellen aber vielleicht den Preis für andere Anpassungen dar. Immer wieder werden wir auf dem Thema herumreiten, daß jeder Vorteil seinen Preis hat und daß so mancher Vorteil diesen Preis auch wert ist.

XI.
Allergien

Eine Menge Menschen in den gemäßigten Klimazonen Nordamerikas fürchtet jenen Tag im August, an dem das Traubenkraut *(Ambrosia)* zum erstenmal im Jahr seine Pollen in die Welt entsendet, Asthmaanfälle und endloses Niesen auslöst und den Griff nach Taschentüchern und Antihistaminika unausweichlich macht. Das arme Traubenkraut versucht nur, sich fortzupflanzen, aber unsereins hat darunter zu leiden. Eine einzige Pflanze kann Millionen von Pollenkörnern pro Tag freisetzen – meist zwischen sechs und acht Uhr in der Frühe, der perfekte Zeitpunkt, denn dann besteht die größte Chance, daß die Geschlechtszellen mit der Morgenbrise anderen, empfänglichen Ambrosiapflanzen zugeweht werden. Ein Quadratkilometer voller Ambrosiapflanzen kann sechseinhalb Tonnen Pollen pro Jahr produzieren, aber um eine allergische Reaktion auszulösen, genügt bereits ein Millionstel Gramm. Das berüchtigte Pollenkörnchen ist winzig, ein Kügelchen mit einem Durchmesser von zwanzig Mikrometern, und enthält zwei lebende *Ambrosia*-Keimzellen mitsamt einiger Proteine und Nährstoffe. Eines dieser Proteine trägt den Namen Amb a I. Es stellt nur sechs Prozent des Gesamtproteins, ist aber für neunzig Prozent aller allergischen Reaktionen verantwortlich. Ab Mitte August sehnt jeder mit einer Traubenkrautallergie Geschlagene jenen Tag ein paar Wochen vor dem ersten strengen Frost herbei, an dem die Pflanze abstirbt und aufhört, ihre Pollen zu verschicken.[1]

Das Traubenkraut ist natürlich nicht der einzige Übeltäter. Allergische Reaktionen können auch durch andere Pollen hervorgerufen oder durch Pilzsporen, Tierhaare und Milbenrückstände, durch Hautkontakt mit zahllosen verschiedenen Substanzen, durch den Verzehr bestimmter Nahrungsmittel oder Medikamente und durch die Injektion von Medikamenten und Toxinen wie Bienengift ausgelöst werden. Ein Viertel der amerikanischen Bevölkerung leidet heutzutage unter der einen oder anderen Form von Allergie. Sie selbst oder einer Ihrer Verwandten oder Freunde haben vielleicht schon die Hilfe eines Allergologen in Anspruch genommen. Falls dem so ist, dann hat man bei Ihnen vermutlich auch Hauttests durchgeführt, mit denen man die Substanz (das sogenannte *Allergen*) zu finden versucht hat, durch die es zu der allergischen Reaktion kommt. Danach gab es dann zwei Ratschläge: Meiden Sie das Allergen und lindern Sie Ihre Symptome mit diesem oder jenem Antihistaminikum!

Das Allergen zu meiden ist ja durchaus sinnvoll, aber wie steht es mit der Linderung der Symptome? Mit dieser Art von Ratschlägen hatten wir schon bei der Behandlung von Infektionskrankheiten zu tun. Wenn Sie ein Antihistaminikum gegen Ihre Allergie nehmen, tun Sie dann dasselbe, wie wenn Sie Ihr Fieber mit Paracetamol unterdrücken oder Mäusen eine Pille geben, damit sie nicht länger durch Katzengeruch belästigt werden? Wir wissen zur Zeit wohl, daß das einer Allergie zugrundeliegende System ein Schutzmechanismus ist, aber wir wissen nicht, wovor es uns schützen soll. Wir können mit Sicherheit davon ausgehen, daß die Fähigkeit, allergisch zu reagieren, eine Defensivreaktion gegen irgendeine Art von Gefahr darstellt, sonst existierte der verantwortliche Mechanismus, die IgE-Komponente des Immunsystems, nicht.[2] Es wäre möglicherweise auch vorstellbar, daß unser IgE-System das Überbleibsel eines Systems darstellt, das einst für andere Arten von Vorteil war. Das aber ist eher unwahrscheinlich, denn Systeme von einer solchen Komplexität degenerieren in aller Regel sehr rasch, wenn sie nicht mehr durch natürliche Selektion erhalten werden, und sogar noch rascher, wenn sie Schäden verursachen. Sehr viel wahrscheinlicher ist, daß das IgE-System in irgendeiner Form nützlich ist.

Das muß nicht bedeuten, daß jeder allergische Anfall Vorteile hat. Genaugenommen ist bei einer evolutionsbiologischen Betrachtungsweise eines kostengünstigen Defensivmechanismus sogar zu erwarten, daß die meisten einzelnen Ereignisse Schaden anrichten werden, auch wenn das System selbst eine Anpassung darstellt. Es handelt sich hierbei um die Manifestation eines Prinzips, das man als «Rauchdetektor-Prinzip» bezeichnen könnte.[3] Rauchdetektoren sind dazu da, Menschen zu warnen, wenn irgendwo ein gefährliches Feuer ausgebrochen ist, aber die meisten von ihnen erfüllen diesen Dienst so gut wie nie. Jahr für Jahr hängen sie an der Decke und tun nichts, außer vielleicht ab und zu bei Zigarettenrauch oder verkohltem Toast einen falschen Alarm von sich zu geben. Dennoch sind die lästigen Fehlalarme und die Kosten für den Rauchdetektor sowie für die gelegentlich zu wechselnden Batterien mehr als gerechtfertigt durch den Schutz, den sie im Ernstfall gewähren. Mehr zu diesem Prinzip in Kapitel 14 bei der Diskussion von Ängsten.

Ihr Allergologe hat mit Ihnen sicher nicht über den Nutzen des IgE-Systems und über die Evolution seiner Regulationsmechanismen gesprochen. Wenn Sie ihn gefragt haben, warum Sie gegen Katzen oder Austern oder was auch immer allergisch seien, so hat er vermutlich irgendwas gesagt wie: «Nun ja, das ist wie bei allem anderen auch. Die Leute unterscheiden sich in ihrer Empfindlichkeit gegenüber verschiedenen Allergenen ungeheuer voneinander, und Sie sind halt zufällig überempfindlich gegen irgend etwas in Katzenhaaren. Dieser überschießenden Reaktion muß man entgegentreten, indem man zum einen den Kontakt mit Katzenhaaren meidet und zum anderen die Abwehrreaktion bremst, die dadurch ausgelöst wird.»

An dieser Überempfindlichkeitstheorie gibt es zwei ernsthafte Haken. Erstens ist eine Allergie keine Frage der Dosis. Allergiker reagieren auf minimale Allergenspuren, während Nichtallergiker auf sehr viel größere Mengen offenbar überhaupt nicht reagieren. In dieser Hinsicht unterscheiden sich Allergien massiv von einer Überempfindlichkeit gegen Sonnenlicht oder von der Reisekrankheit. Der zweite Einwand wiegt noch schwerer. Eine Allergie ist keine extreme Aktivität irgendeines normalerweise braven Systems mit einer klaren Funktion. IgE-Antikörper scheinen, zumindest in modernen Industriegesellschaften, nichts anderes zu tun als Allergien hervorzurufen. Es hat den Anschein, als hätten wir diesen speziellen Apparat aus keinem anderen Grund im Laufe unserer Evolution entwickelt, als dazu, irgendwelche beliebigen Einzelpersonen dafür zu bestrafen, daß sie Preiselbeeren essen, Wolle tragen oder im August atmen.

Trotz dieser Problematik bemüht man zur Erklärung von Allergien immer noch weithin die These von der Überempfindlichkeit. In einem im Jahre 1993 in der *New York Times* erschienenen Artikel beispielsweise wird Asthma als eine überschießende immunologische Reaktion bezeichnet, die man in den Griff bekommen könnte, wenn man ein Medikament fände, das «in den asthmatischen Prozeß eingreifen» kann, indem es «die Lungen zunächst einmal daran hindert, auf Allergene zu reagieren».[4] Mit keinem Wort wird die Möglichkeit erwähnt, daß die Lungen (beziehungsweise ihre IgE-tragenden Zellen) etwas wissen könnten, was wir nicht wissen. Ein weit verbreitetes Immunologielehrbuch beschreibt Allergien in einem Kapitel mit der Überschrift «Hypersensitivität» und unternimmt ebenfalls keine Anstrengungen zu erklären, warum es IgE-Zellen überhaupt gibt.[5]

1. Das Rätsel des IgE-Systems

Wenn Biologen auf ein komplexes Merkmal einer Art oder einer größeren Gruppe stoßen, dann gehört zu ihren ersten Anliegen die Frage, wozu diese Eigenart gut ist. Sie gehen davon aus, daß sie irgend etwas Wichtiges bedeuten muß, sonst wäre sie im Laufe der Evolution nicht entstanden oder erhalten geblieben. Ein kleiner Exkurs bietet eine lebhafte Illustration dessen: Das Maul eines Hais enthält eine Anhäufung flaschenförmiger Organe (die sogenannten Lorenzinischen Ampullen, benannt nach jenem Renaissanceanatomen, der sie zum ersten Mal beschrieb). Diese komplexen Strukturen sind überaus gut innerviert. Drei Jahrhunderte lang mutmaßte man daher, daß die Lorenzinischen Ampullen den Auftrieb erhöhten oder Geräusche verstärkten, kein ernstzunehmender Biologe aber kam auf die Idee, daß sie «einfach nur da sein» könnten.[6] Die Frage blieb auf dem Tisch, bis ein paar passende Experimente schließlich demonstrierten, daß die Lorenzinischen Ampullen minimale elektrische Stimuli aufspüren können und den Hai so in die Lage versetzen, die Muskelaktivität eines potentiellen Opfers in absoluter Dunkelheit wahrzunehmen, also auch, wenn sich dieses im Sand vergraben hat. Zu dieser Entdeckung kam es nur deshalb, weil ein paar Biologen, Anhänger des adaptionistischen Programms, davon ausgingen, daß die Lorenzinischen Ampullen eine Anpassung darstellen müssen.

Bevor wir mögliche Erklärungen für die Existenz des IgE-Systems und die dadurch verursachten allergischen Reaktionen besprechen, müssen wir zunächst den unmittelbaren Ablauf einer allergischen Reaktion beschreiben. Gelangt eine Fremdsubstanz in den Körper, dann wird sie von bestimmten Zellen, den sogenannten *Makrophagen*, aufgenommen («makro» bedeutet «groß», und «phagein» bedeutet «essen»), die die Proteine der Fremdsubstanz aufarbeiten und an weiße Blutkörperchen, die sogenannten *Helfer-T-Zellen*, weitergeben. Diese bringen das Protein zu einer anderen Art von weißen Blutkörperchen, den sogenannten *B-Zellen*. Falls eine B-Zelle in der Lage ist, Antikörper gegen das jeweilige Protein herzustellen, so wird sie durch die T-Zelle dazu angeregt, sich zu teilen und ihre Antikörper herzustellen. In den allermeisten Fällen handelt es sich dabei um das häufigste Immunglobulin, das IgG. Bei manchen Substanzen wird die B-Zelle jedoch statt dessen dazu veranlaßt, IgE-Antikörper, die Vermittler allergischer Reaktionen, zu produzieren.

Es gibt, im Vergleich zu anderen Antikörpern, erstaunlich wenig IgE: Diese Klasse macht nur ein Hunderttausendstel der Gesamtmenge an Antikörpern aus. IgE-Antikörper zirkulieren im Blut, und dort bindet etwa jedes hundertste bis viertausendste Molekül an die Membran einer weiteren Zellart, den im Blut zirkulierenden sogenannten Basophilen, beziehungsweise den in Geweben lokalisierten Mastzellen. Wenn es einmal an diese Zellen gebunden hat, dann bleibt das IgE etwa sechs Wochen erhalten. Trotz der geringen Menge an IgE befinden sich auf jedem Basophilen immer noch 100 000 bis 500 000 IgE-Moleküle, und bei jemandem, der gegen Traubenkraut allergisch ist, sind vielleicht zehn Prozent aller IgE-Moleküle spezifisch für dessen Antigene.

Eine Mastzelle ist so etwas wie eine Tretmine mit scharfem Zünder, die auf das erneute Auftauchen des Antigens wartet. Sobald es sich wieder blicken läßt und auf der Oberfläche der Mastzelle gebunden wird, schüttet die Zelle in einem Zeitraum von acht Minuten einen Cocktail aus mindestens zehn verschiedenen Chemikalien aus. Ein paar davon sind Enzyme, die umliegende Zellen angreifen, andere aktivieren Blutplättchen, wieder andere locken weiße Blutkörperchen an den entsprechenden Ort, und einige stimulieren womöglich die glatte Muskulatur (und verursachen dadurch Asthma). Eine Substanz, das Histamin, bewirkt Juckreiz und eine erhöhte Membrandurchlässigkeit; unangenehme Wirkungen, die sich mit Medikamenten, den sogenannten Antihistaminika, blockieren lassen. Zwar ist man noch immer dabei, sämtliche Details zu klären, aber in ihren Grundzügen ist die unmittelbare Funktionsweise dieses Mechanismus seit über 25 Jahren bekannt, und sie gestaltet sich bei allen Säugern mehr oder minder gleich.

An dieser Stelle denken Sie vielleicht: Inzwischen muß doch irgendwer mal darauf gekommen sein, wozu dieser ganze IgE-Apparat eigentlich gut ist! Man hat es versucht, aber bislang gibt es noch nicht genug ernstzunehmende wissenschaftliche Ergebnisse, um zu einer allgemein anerkannten Erklärung gelangen zu können. Viele Forscher sind sich sehr wohl dessen bewußt, daß ein so ausgeklügeltes System in irgendeiner Form von Nutzen sein muß. «Diese Zellen sind keine bloßen Unruhestifter, denen jeder ausgleichende biologische Wert fehlt», so Stephen Galli von der Harvard University. Er gibt zudem zu bedenken, daß die Verteilung der Mastzellen – in der Nähe der Blutgefäße von Haut und Atemwegen – sie «genausosehr in die Nähe von Parasiten und anderen pathogenen Organismen rückt wie in die Nähe von Umweltantigenen, die mit Haut und Schleimhaut in Kontakt kommen». Galli präsentiert allerdings keine Übersicht über die Beweislage zur möglichen Funktion des Systems. Ein neues, neunhundert Seiten starkes Lehrbuch über Allergien widmet dem Problem lediglich eine einzige Seite. Es wird angemerkt, daß «man verschiedene Möglichkeiten einer eventuell vorhandenen vorteilhaften Wirkung von IgE-Antikörpern erörtert hat», darunter eine Rolle bei der Regulation der Mikrozirkulation oder als «Wachtposten in vorderster Front» gegen «bakterielle und virale Eindringlinge» und beim Angriff auf parasitische Würmer. Es stellt fest, daß «man bei einer Häufigkeit von 25 Prozent in der Gesamtbevölkerung für durch IgE-Antikörper vermittelte Allergien einen ausgleichenden Überlebensvorteil für die Gegenwart von IgE vermutet hat». Aber gleich anderen Lehrbüchern versucht auch dieses Werk an keiner Stelle ernsthaft, die adaptive Bedeutung von Allergien zu klären.

Am meisten Anklang findet die Ansicht, daß das IgE-System möglicherweise dazu da sein könnte, parasitische Würmer abzuwehren.[7] Hinweise hierauf ergeben sich unter anderem aus der Beobachtung, daß von Würmern freigesetzte Substanzen die lokale IgE-Produktion und eine anschließende Entzündungsreaktion zu stimulieren vermögen, die sich somit als Defensivmaßnahmen gegen die Würmer interpretieren lassen. Weitere Hinweise ergeben sich aus experimentellen Untersuchungen an Ratten, die auf eine Infektion mit *Schistosoma mansoni* mit einer starken IgE-Reaktion antworten. Mit einer Übertragung von IgE-Molekülen von einer Ratte zur anderen ließ sich auch der Schutz vor einer Infektion übertragen, während man andererseits die Anfälligkeit der Ratten erhöhen konnte, indem man die Fähigkeit der IgE-Antikörper unterband, andere Zellen zu rekrutieren. Bei Menschen mit *Schistosoma*-Infektionen sind 8–20 Prozent der IgE-Antikörper gegen diesen Parasiten gerichtet, und bei Patienten, bei denen die Fähigkeit zur IgE-Bildung eingeschränkt ist, nimmt die Infektion einen schwereren Verlauf.

Würmer, wie die zu Leber- und Nierenversagen führenden Schistosomen oder die Blindheit verursachenden Filarien, stellten vor der Einführung moderner Überträgerkontrolle und Hygiene ein beträchtlich größeres Problem dar. Falls der Angriff auf parasitische Würmer tatsächlich die einzige Funktion des IgE-Systems sein sollte, so spräche dies für die derzeitige Praxis der Allergiebehandlung in den Industrieländern, bei der man allergische Symptome grundsätzlich unterbindet, denn eine allergische Reaktion auf alles andere als auf Würmer wäre demnach eine Fehlanpassung. Die Beweise dafür aber, daß der Angriff auf Würmer die einzige oder auch nur eine der wichtigsten Aufgaben des IgE-Systems ist, bleiben alles andere als schlüssig, und ein Teil davon wird unter Umständen hinfällig, wenn man die Daten einmal im Hinblick auf die einzige verfügbare Hypothese zu bewerten versucht. Alternative Erklärungen für einen Zusammenhang zwischen IgE-Phänomenen und Würmern – beispielsweise die Möglichkeit, daß die Würmer die IgE-Reaktion zu ihrem eigenen Vorteil hervorrufen könnten, vielleicht, um dadurch die lokale Blutversorgung zu erhöhen – wurden bisher nur unzureichend erwogen.

Es gibt allerdings noch eine weitere mögliche Funktion für das IgE-System, und diese wurde vor kurzem von Margie Profet verfochten, der wir bereits in den Kapiteln über Infektionskrankheiten und Toxine begegnet sind. Profet schlägt vor, daß das IgE-System einen Reservemechanismus bei der Verteidigung gegen Toxine darstellen könnte.[8] Wir haben in Kapitel 6 bereits argumentiert, daß unsere Umwelt voller Toxine ist und immer war. Eingeatmete Pollen, Blätter, mit denen wir in Kontakt geraten, sowie pflanzliche und tierische Produkte, die wir verzehren, enthalten sämtlich potentiell schädliche Substanzen. Die meisten dieser Toxine werden von Pflanzen zum Schutz vor Parasiten, Insekten und Pflanzenfressern hergestellt.

Gegen diese Chemikalien besitzen wir verschiedene Arten von Verteidigungsmechanismen. Zuerst einmal gehen wir ihnen aus dem Weg, wo immer es möglich ist. Außerdem sind die Innenwände unserer

Atemwege und des Verdauungssystems mit toxinbindenden Antikörpern der IgA-Klasse und mit Entgiftungsenzymen ausgestattet, die zusammenwirken können, um ganze Gruppen von chemischen Verbindungen abzubauen. Mechanische Schutzvorrichtungen wie Schleimabsonderungen sowie die Struktur unserer Haut und unserer absorbierenden Oberflächen spielen ebenfalls eine Rolle. Toxine, die diese ersten Verteidigungslinien überwinden, werden von den konzentrierten Enzymbatterien unserer Leber und unserer Nieren angegriffen.

Doch angenommen, alle diese Verteidigungsmechanismen versagen, so wie es bei allen Adaptationen gelegentlich vorkommt. Dann tritt Profets Ansicht nach die Reserveverteidigung auf den Plan: eine Allergie, die Toxine im Handumdrehen aus Ihrem Körper herausbefördert. Tränen vergießen wäscht sie aus den Augen. Schleimabsonderungen, Husten und Niesen befördern sie aus den Atemwegen, Erbrechen entfernt sie aus dem Magen. Durchfall entfernt sie aus Bereichen des Verdauungssystems, die hinter dem Magen liegen. Allergische Reaktionen arbeiten rasch, um schädliche Materialien herauszubefördern, und das stünde im Einklang mit der Geschwindigkeit, mit der ein Toxin Schaden anrichten kann. Ein paar Bissen von dem herrlichen Fingerhut in Ihrem Garten kann Sie sehr viel rascher umbringen als ein Telefonanruf Erste Hilfe herbeizurufen vermag. Es paßt zu Profets Theorie, daß der einzige Teil unseres Immunsystems, der offenbar mit großer Schnelligkeit arbeitet, gerade derjenige ist, der Allergien vermittelt. Zu den anderen Aspekten, die sie zur Untermauerung ihrer Thesen anführt, gehören zum einen die Tendenz, daß Allergien durch Gifte und Toxine ausgelöst werden, die permanent an Körpergewebe binden, zum anderen die Ausschüttung von Antikoagulantien im Laufe einer allergischen Entzündungsreaktion, die koagulierenden (verklumpenden) Giften entgegenwirkt, und schließlich die scheinbar willkürliche Verteilung von Allergien auf bestimmte Substanzen.

An diesem Punkt halten wir inne, um zu sehen, wo wir eigentlich im Augenblick stehen, obwohl wir bisher nicht viel mehr tun können, als Fragen zu stellen. Wie bereits gesagt, lautet die erste und wichtigste Frage: Was ist die normale Funktion des IgE-Sytems? Die zweite Frage lautet: Warum sind manche Menschen besonders anfällig für Allergien, andere hingegen überhaupt nicht? Die dritte Frage lautet: Warum entwickelt jemand eine Allergie gegen diese eine Substanz und nicht gegen eine andere – beispielsweise gegen Milch, nicht aber gegen Pollen. Die vierte Frage schließlich heißt: Warum steigt die Häufigkeit von Allergien in den letzten Jahren so rapide an?[9]

2. *Atopien*

Wenn jemand besonders anfällig für Allergien ist, so bezeichnet man ihn als «atopisch». Die Neigung zur Atopie kommt familiär gehäuft vor. Während in der Allgemeinbevölkerung das Risiko für die Entstehung einer klinisch auffälligen Allergie etwa zehn Prozent beträgt, liegt es, wenn einer der Eltern unter einer Atopie leidet, um die 25 Prozent beziehungsweise bei 50 Prozent, wenn dieses auf beide Eltern zutrifft. Welche Gene dafür verantwortlich sind, weiß man bislang nicht, aber es hat den Anschein, als spiele ein dominantes Gen auf dem Chromosom Nummer elf hierbei eine Schlüsselrolle.[10] Selbst wenn man die Gene identifizieren sollte, die für eine Allergie prädisponieren, so bleibt immer noch offen, warum es sie gibt. Sind sie, ähnlich wie das Sichelzellen-Gen, unter bestimmten Umweltbedingungen vielleicht von Vorteil oder schützen sie vor bestimmten Infektionen? Oder verleihen sie in Kombination mit bestimmten Genen einen Vorteil, während sie in Kombination mit anderen Genen nachteilig sind? Oder sind sie einfach «Launen», die erst im Zusammenwirken mit modernen Umweltbedingungen Krankheiten verursachen?

Gene sind aber nur der eine Teil der Geschichte. Untersuchungen an eineiigen Zwillingen haben ergeben, daß, wenn ein Zwilling unter Allergien leidet, in der Hälfte aller Fälle der andere davon unbehelligt bleibt. Demnach müssen außer Genen noch andere Faktoren hierbei eine Rolle spielen. Und sogar bei Menschen mit einer Atopie ist der eine allergisch gegen Traubenkraut und der andere gegen Krabben. Warum? Als Einstieg zur Beantwortung dieser Frage wollen wir zwei Überlegungen anstellen: Die eine betrifft die Tendenz defensiver Mechanismen, lieber viele kleine, billige Fehler zuzulassen, als wenige, kostspielige (das Rauchdetektor-Prinzip). Die andere gründet sich auf das Phänomen der enzymatischen Variabilität, das in der jüngsten biologischen Literatur beträchtliche Aufmerksamkeit erfährt.

Vertreter derselben Art – der menschlichen ebenso wie jeder anderen – können von ungeheurer Variabilität sein. Ihr genetischer Code mag zu 99 Prozent übereinstimmen, aber selbst winzigste Unterschiede in diesem Code können zu verblüffenden Unterschieden in Struktur und Chemie des Körpers führen. Selbst übereinstimmende Teile des Codes können Unterschiede kodieren, dann nämlich, wenn sie Informationen enthalten wie: «wenn A, dann X, andernfalls Y». Rückblickend müssen wir feststellen, daß es schon immer jede Menge Hinweise auf die breitgefächerte Variabilität unter verschiedenen Individuen gegeben hat. Bedenken Sie nur, wie verschieden bei vielen Arten Männchen und Weibchen im Hinblick auf Körpergröße, Anatomie, Fortpflanzungserfolg,

Verhalten, oft auch hinsichtlich ihrer Ernährung, ihres Habitats und anderer Eigenschaften sein können. Diese Unterschiede können beispielsweise durch Gene zustande kommen, die nur exprimiert werden, wenn die Testosteronkonzentration einen bestimmten Schwellenwert übersteigt. Das beste Beispiel für eine hohe Variabilität beim Menschen ist die unterschiedliche Reaktion auf Medikamente.[11] Bei manchen Leuten dauert es zehnmal so lange wie bei anderen, bis die Konzentration eines Medikaments im Blut auf die Hälfte der ursprünglichen Dosis abgesunken ist. Um sich dies zu verdeutlichen, stellen Sie sich vor, Sie und Ihr Freund bekommen jeder dieselbe Menge Chinin injiziert. Bei Ihnen dauert es etwa eine Stunde, bis Sie die Hälfte des Präparats entgiftet haben, sein System arbeitet zehnmal so rasch. Am Ende der Stunde haben Sie also noch die Hälfte der ursprünglichen Dosis im Blut, während er bereits bei einem Tausendstel seiner Ausgangsmenge angelangt ist. Handelt es sich bei dem Medikament um einen Cholinesteraseinhibitor, wie man ihn bei einer Operation als Muskelrelaxans einsetzt, und arbeitet das abbauende Enzym, die Cholinesterase, bei Ihnen ebenfalls zehnmal langsamer als bei Ihrem Freund, dann läßt Ihr Stoffwechsel Sie noch Stunden, nachdem andere Patienten bereits wieder frisch und munter sind, gelähmt im Dauerschlaf verharren, unfähig, allein zu atmen. Zum Glück sind Anaesthesisten sehr auf der Hut, um Patienten mit einer solchen Überempfindlichkeit frühzeitig zu entdecken.

Falls Profets Theorie stimmt, dann müßten die Menschen Allergien gegen solche Toxine entwickeln, gegen die sie besonders empfindlich sind. Nehmen wir einmal Präsident Clinton und seine Katzenallergie. Könnte es sein, daß ihn diese Allergie vor irgendeinem gefährlichen Toxin schützt? In der Familie der Fliegenschnäpperartigen z.B. gibt es einen Vogel namens Pitohui, dessen Federn giftig sind. Es ist nicht sehr wahrscheinlich, daß Katzen über eine vergleichbare Anpassung verfügen, aber lassen Sie uns einen Moment lang annehmen, dem sei so. Warum sollte Bill Clinton anfällig sein, wenn seine Familienangehörigen dies nicht sind? Vielleicht deshalb, weil er eine defekte Ausgabe irgendeines Gens geerbt hat, das normalerweise ein Enzym entstehen ließe, welches zur Denaturierung eines solchen Katzentoxins unerläßlich ist. Wenn er Katzenfell berührt oder mikroskopisch kleine Partikel davon einatmet, dann gelangt das Toxin in seine Zellen und kann, da es nun nicht mehr durch das sonst üblicherweise vorhandene Enzym zerstört werden kann, schädliche Konzentrationen erreichen. Zum Glück besitzt der Präsident Mastzellen und IgE-produzierende T-Zellen, die auf das Toxin reagieren, indem sie Defensivreaktionen wie heftiges Niesen auslösen. Das mag zwar zur Folge haben, daß der Präsident eine wichtige Verhandlung unterbrechen muß, um sein Taschentuch hervorzukramen, aber das Niesen bewahrt ihn vielleicht als Reservemechanismus seiner körpereigenen Verteidigung vor schwerer Krankheit. Glauben Sie diese Erklärung für Bill Clintons Katzenallergie? Wir nicht, aber wir haben eine gute Ausrede dafür, daß wir sie hier erzählen. Zur Zeit gibt es nichts, womit sich beweisen ließe, daß sie falsch ist. Solange wir nicht wissen, wozu das IgE-System gut ist, werden wir große Schwierigkeiten haben, seine Leistungen von seinen Fehlern zu unterscheiden.

Wir können die Geschichte so abändern, daß die Katzenallergie nur noch lästig ist und überhaupt keine Vorzüge mehr birgt, ohne daß wir dabei den Boden von Profets Theorie der Allergie als Reservemechanismus bei der Verteidigung gegen Toxine verlassen müßten. Vielleicht ist Bill Clintons Allergie nur ein weiteres Beispiel für das Rauchdetektorprinzip. Vielleicht waren ihm als Kind im Verlaufe einer Atemwegsinfektion Bakterientoxine untergekommen, die sein IgE-System in Gang gebracht haben, und dieses hat nicht nur auf die tatsächlich gefährlichen Substanzen reagiert, sondern auch auf ein paar unschuldige «Zuschauer»-Moleküle (dieser Ausdruck stammt von Profet selbst). Vielleicht wurde irgendein harmloser Katzenfellbestandteil von ein paar IgE-produzierenden Zellen fälschlicherweise für ein schädliches Toxin gehalten oder zumindest für den sicheren Vorboten eines Toxins. Immunzellen, die auf eine Fremdsubstanz reagieren, vermehren sich und werden rasch zahlreich. Nach dieser ersten Episode lagen also große Mengen an Anti-Katzenfell-Zellen auf der Lauer und warteten auf ihren Einsatz in der nächsten Runde. Ziehen Sie diese Erklärung für Bill Clintons Allergie vor? Wir schon, aber wetten würden wir darauf nicht. Es liegen einfach nicht genügend Informationen vor, um eine wohlfundierte Entscheidung treffen zu können.

Wenn Sie der Arzt des Präsidenten wären, was würden Sie raten? Würden Sie ein Medikament verschreiben, das die allergische Reaktion bremst? Die Antwort hierauf sollte davon abhängen, ob eine Allergie nützlich ist oder nicht. Haben wir es mit einer wirksamen Verteidigung gegen ein anderweitig gefährliches Toxin zu tun? Oder handelt es sich um einen falschen Alarm? Wie wollen Sie das entscheiden? Derzeit haben Sie keine vernünftige Grundlage für eine solche Entscheidung. Vielleicht werden Sie einem Antihistaminikum zur Unterdrückung der allergischen Reaktion den Vorzug geben, weil man bei diesen Präparaten bislang keine Nebenwirkungen kennt. Allerdings gibt es keine angemessenen Antihistaminstudien, mit denen sich die in Profets Theorie angesprochenen Gefahren aufdecken ließen.

Die Möglichkeit, daß die Unterdrückung einer allergischen Reaktion auch schädlich sein kann, ist insofern von besonderem Interesse, als es inzwischen Daten gibt, aus denen hervorzugehen scheint, daß Allergien unter Umständen vor Krebs schützen können. Profet berichtet, daß aus sechzehn von zweiundzwanzig epidemiologischen Untersuchungen hervorgeht, daß Menschen mit Allergien mit einer geringeren Wahrscheinlichkeit an Krebs erkranken, insbesondere an Krebserkrankungen der Gewebe, die bei ihnen allergisch reagieren. Aus drei der Studien ging allerdings kein solcher Zusammenhang hervor und drei weitere Untersuchungen kamen gar zu dem Schluß, daß einige Allergien mit einer erhöhten Wahrscheinlichkeit für bestimmte Krebsarten einhergehen. Was können wir damit anfangen? Sicher wäre es voreilig, wollte man den Schluß ziehen, daß Allergien vor Krebs schützen. Nicht voreilig aber wäre es, wenn man anfinge, die möglichen Risiken eines langfristigen Einsatzes von Präparaten zu untersuchen, die allergische Reaktionen unterdrücken. Unglückseligerweise sind alle nichtmedikamentösen Behandlungsalternativen ziemlich unbequem oder nicht sehr leistungsfähig. Wenn Sie Heuschnupfen haben, dann wird man Sie vermutlich nicht so leicht dazu bringen können, dem Rat Ihres Arztes folgend, einen Großteil Ihrer Zeit in geschlossenen Räumen zu verbringen, und wenn Sie dennoch nach draußen müssen, eine Pollenmaske zu tragen, oder die unangenehme Saison einfach andernorts zuzubringen. Eine Tablette einzunehmen ist eben sehr viel angenehmer.

Falls die Antitoxin-Theorie stimmt, so hat dies klare Konsequenzen für die medizinische Forschung. Eine utopische Empfehlung ist leicht zu geben: einfach herausfinden, welche Toxine in Pollen, Katzen, Meeresfrüchten und anderen Dingen für die Entstehung von Allergien verantwortlich sind, und Techniken entwickeln, diese zu denaturieren. Vielleicht sind diese Toxine andere als die Antigene, die eine allergische Reaktion auslösen. Wenn wir genau wüßten, was an den Traubenkrautpollen so gefährlich ist, dann könnten wir den Patienten vielleicht Nasentropfen oder Inhaliersprays geben, die sowohl das Toxin als auch das Antigen chemisch inaktivieren. Allergene Nahrungsmittel ließen sich auf ähnliche Weise behandeln. Wenn wir wüßten, welche Patienten ihre Allergien nicht benötigen, um irgendwelche Mängel in ihren Entgiftungssystemen auszugleichen, könnten wir deren Symptome unbesorgt unterdrücken.

Solche Studien werden wenig Aussagekraft haben, solange wir nützliche Allergien nicht von nutzlosen unterscheiden können. Falls Profet recht hat und eine allergische Reaktion gegen Eier eine Fehlanpassung darstellt, dann sollte diese Allergie nicht vor Krebserkrankungen des Verdauungstrakts schützen, und die allergiebedingte Entzündungsreaktion sollte das Krebsrisiko unter Umständen sogar erhöhen. Bei einer Allergie gegen Krabben hingegen könnte man erwarten, daß diese das Krebsrisiko senkt bei jemanden, der nicht in der Lage ist, die zahlreichen schädlichen Substanzen zu entgiften, die Krabben durch ihre Ernährung von Phytoplankton aufnehmen. Profets Theorie liefert eine Grundlage für Vorhersagen darüber, wann eine Allergie vor Krebs zu schützen vermag und wann sie unbedeutend ist oder das Risiko gar erhöht. Wir sollten betonen, daß diese Theorie sehr neu ist. Nur wenige Allergologen haben je davon gehört, sehr viel mehr von ihnen glauben an die Antiwurm-Theorie. Doch jede Theorie ist unter Umständen besser als keine, denn, wie Thomas Huxley bereits erkannte: Wahrheit geht weit eher aus Irrtümern hervor als aus Verblasenheit.

Eine weitere Funktion des IgE-Systems mag die Verteidigung gegen Ektoparasiten wie Zecken, Milbenlarven, Krätzmilben, Läuse, Flöhe und Bettwanzen sein. Wenn Ektoparasiten auch für die meisten Menschen in modernen Gesellschaften ein relativ unbedeutendes Problem darstellen, so waren sie über weite Teile der menschlichen Evolution nicht nur äußerst lästig, sondern sie bildeten auch die Überträger zahlreicher Krankheiten. Der Schlag nach einem Insekt, Kratzen und gegenseitige Fellpflege sind nur partiell wirksam. Hindert man eine Kuh durch einen großen Kragen daran, sich zu kratzen, so nimmt ihre Last an Zecken und Läusen stetig zu, bis sie plötzlich zusammenbricht, wenn das Immunsystem der Kuh auf irgendeinen Biß mit einer Entzündungsreaktion antwortet, die es dem Parasiten unmöglich macht, eine Blutmahlzeit zu ergattern. Vielleicht lassen sich viele Aspekte des IgE-Systems damit erklären, daß es einen Befall durch Ektoparasiten verhindern soll, so zum Beispiel die bevorzugte Lokalisation von Mastzellen an der Körperoberfläche, die unmittelbare, massive Immunantwort und der durch sie ausgelöste Juckreiz. Diese Hypothese ließe sich testen, wenn man untersuchen würde, ob die Immunantwort der Kühe gegen Zecken tatsächlich auf IgE-Antikörpern beruht und indem man die Immunantwort von Patienten mit Ektoparasiten untersucht.

Wie andere Merkmale, so kann auch das IgE-System durchaus mehr als eine Funktion haben. Vielleicht trifft eine Kombination aus dem einen oder anderen des oben Gesagten und anderen Erklärungen zu. Der beste Weg, die Bedeutung eines Merkmals zu erfassen, besteht darin, die Probleme derjenigen zu untersuchen, die dieses Merkmal nicht besitzen. Welche Probleme jemand hat, dem beide Augen fehlen, das ist offensichtlich, und auch das Fehlen der Nieren würde rasch offenbar, doch die Funktionen mancher Merkmale sind sehr viel subtiler. So entfernt man beispielsweise bei einem Milzriß, wie er nach einem Autounfall gelegentlich vorkommt, das ganze Organ. Die Patienten scheinen unter keinen augenfälligen Einschränkungen zu leiden, wenn sie sich jedoch eine Lungenentzündung zuziehen, dann kann diese Infektion sehr leicht zum Tode führen, weil die Milz keine infektiösen Partikel mehr aus dem Blut filtern kann.

Was passiert mit Menschen, denen die Fähigkeit fehlt, normales IgE herzustellen? Manche Menschen mit einem sehr niedrigen IgE-Spiegel sind völlig gesund, während andere mit ständig wiederkehrenden Lungen- und Nebenhöhleninfektionen und mit einer Lungenfibrose geschlagen sind. Dies könnte das Resultat der Einwirkung von Toxinen sein oder auch das Ergebnis irgendeines anderen Faktors, der den IgE-Mangel verursacht hat. Es gibt Hinweise darauf, daß es bei Menschen, die keine anderen Immunglobuline herstellen können, IgE-Antikörper gibt, die spezifisch gegen *Staphylococcus aureus* gerichtet sind. Bei einer Untersuchung an 190 Bronchialasthmapatienten fand man bei 55 Patienten IgE-Antikörper gegen Substanzen aus den Bakterien *Streptococcus pneumoniae* oder *Haemophilus influenzae*. Hinzu kommt, daß eine Wirkung der von den Mastzellen freigesetzten Substanzen darin besteht, andere Immunzellen an die entsprechende Stelle zu zitieren, die dann den Eindringling ebenfalls bekämpfen können. All das legt nahe, daß das IgE-System uns direkt oder indirekt vor gewöhnlichen Bakterien und Viren schützt. Die Komplexität der verschiedenen Immunsystemkomponenten, deren Funktionen einander überlappen und ergänzen, machen es schwierig, herauszufinden, welche Aufgaben das IgE-System erfüllt. Es wird einer geduldigen, gut durchdachten Forschung bedürfen, um die wichtige, bislang unbeantwortete Frage zu klären: Wozu ist das *IgE-System* gut?

3. Die drängendste Frage

Ein weiterer erstaunlicher Aspekt bei Allergien – zumindest bei den allergischen Reaktionen der Atemwege – ist die Tatsache, daß diese scheinbar erst in jüngster Zeit als größeres medizinisches Problem in Erscheinung getreten sind. John Bostock beschrieb im Jahre 1819 vor der Royal Society zum ersten Mal Heuschnupfensymptome, wobei es sich zunächst um seine eigenen handelte. Später berichtete er, daß er, nachdem er fünftausend Patienten aus ganz England untersucht hatte, nur achtundzwanzig weitere Fälle mit ähnlicher Symptomatik hatte ausfindig machen können. Aus Berichten geht hervor, daß Heuschnupfen vor 1830 in Großbritannien und bis 1850 in Nordamerika praktisch unbekannt war. In Japan war die Häufigkeit seines Auftretens bis zum Jahre 1950 vernachlässigbar gering, inzwischen ist ein Zehntel der Bevölkerung davon betroffen. Wenn dieser Anstieg der Realität entspricht und nicht ein Artefakt mangelhafter Berichterstattung ist, welcher neuartige Umweltfaktor der vergangenen ein bis zwei Jahrhunderte ließe sich dann für dieses alarmierende Phänomen verantwortlich machen?

Hinweise zur Beantwortung dieser Frage liefert die Untersuchung von Faktoren, die vorbelastete Individuen zu sensibilisieren scheinen. Hierzu gehört vor allem der frühe Kontakt mit Antigenen innerhalb der ersten beiden Lebensjahre. In einer Studie wurden von 120 Babys mit hoher Allergiebereitschaft – eine Eigenschaft, die man aufgrund der IgE-Konzentrationen im Blut der Neugeborenen beurteilen kann – 62 als Kontrollgruppe ohne weitere Maßnahmen aufgezogen, während man bei den übrigen 58 Säuglingen der Versuchsgruppe die Mütter darin unterwies, ihre Wohnungen relativ allergenfrei und die Belastung durch Hausstaubmilben gering zu halten sowie ihren Kindern keine potentiell allergenen Nahrungsmittel zu verabreichen.[12] Mit zehn Monaten hatten 40 Prozent der Kinder in der Kontrollgruppe Allergien entwickelt, in der Versuchsgruppe waren es dagegen nur 13 Prozent. Vielleicht ist ein Teil der zunehmenden Allergiehäufigkeit wirklich darauf zurückzuführen, daß man heute sein Leben primär in geschlossenen Räumen verbringt, umgeben von Vorhängen und Teppichböden, die Hausstaubmilben günstige Brutplätze bieten.

Eric Ottesen, der Leiter der Klinischen Parasitologie am National Institute of Allergy and Infectious Disease untersuchte im Jahre 1973 die sechshundert Bewohner des Mauke-Atolls im Südpazifik. Damals litten nur drei Prozent von ihnen unter Allergien. Bis zum Jahre 1992 war die Rate auf 15 Prozent angestiegen. Er vermutete, daß die routinemäßige Behandlung gegen Wurmbefall in den Jahren dazwischen dem IgE-System sein natürliches Ziel genommen haben könnte, so daß die normalen Mechanismen, die dieses System herunterregulieren, inaktiviert blieben und das IgE nunmehr dazu übergeht, harmlose Antigene anzugreifen.

Stillen senkt die Allergiehäufigkeit, vielleicht trägt also die Flaschennahrung ebenfalls zur Allergiebildung bei. Vielleicht unterlaufen Babys, denen die mütterlichen Antikörper fehlen, mehr immunologische Fehler, wenn sie allein mit Antigenen fertig werden müssen. Oder vielleicht werden Säuglinge in den dichtbevölkerten, mobilen modernen Lebensgemeinschaften auch mit einer größeren Vielfalt an Virusinfektionen der Atemwege – und so mit einer größeren Bandbreite vermischter Allergene – konfrontiert. Die Zunahme und die steigende Vielfalt der Luftverschmutzung mag eine Häufung beider Allergiearten – der nützlichen (wenn es denn eine solche gibt) ebenso wie der schädlichen – begünstigen, denn die Schädigung der Schleimhäute im Bereich der Atemwege läßt vielleicht Antigene zu, die sonst normalerweise ferngehalten würden.[13] Lebensmittelallergien, deren Zunahme vielleicht nicht ganz so deutlich zu beobachten ist, werden möglicherweise immer gefährlicher, weil wir so wenig Kontrolle darüber haben, was wir wirklich zu uns nehmen. Eier, Weizen, Sojabohnen und andere potentiell allergen wirkende Nahrungsmittel sind in einer Vielzahl von handelsüblichen Produkten der Lebensmittelindustrie vorhanden und unter Umständen sehr schwer zu meiden – sogar von Leuten, die wissen, daß sie dagegen allergisch sind.

Was ist es, das unser Leben so sehr von dem Leben vor hundert Jahren unterscheidet und uns so vielen Allergien gegenüber so viel empfindlicher werden läßt? Wir sind verzweifelt auf richtige Antworten angewiesen. Im Jahre 1840 waren weniger als ein Prozent aller Menschen in den Industrienationen von Atemwegsallergien betroffen. Heute, einhundertfünfzig Jahre später, sind es bereits zehn Prozent. Wer weiß, was die Zukunft bringt, wenn wir nichts gegen unser Unwissen unternehmen?

XII.
Krebs

Am 5. März 1992 las man in der *New York Times* die Todesanzeige der bekannten Schauspielerin Sandy Dennis, die mit 54 Jahren einer Krebserkrankung zum Opfer gefallen war. Am selben Tag konnte sich die 83jährige Schauspielerin Katherine Hepburn darüber freuen, daß ihre Autobiographie inzwischen bereits die 25. Woche auf der Bestsellerliste der *Times* stand. Die Frage liegt auf der Hand: Warum erkrankte Sandy Dennis an Krebs? Warum war ihr kein so langes Leben beschieden wie ihrer Kollegin?

In moralischer und medizinischer Hinsicht ist diese naheliegende Frage durchaus berechtigt, dahinter aber steht eine ganz elementare biologische Frage: Wie ist es möglich, daß überhaupt jemand von uns mehrere Jahrzehnte leben kann, ohne an Krebs zu sterben? Krebszellen sind im Grunde Zellen, die tun, was alle Zellen tun: Sie wachsen und teilen sich. Wie ist es möglich, daß so viele Zellen etwas so völlig *Unnormales* tun und ihr Wachstum über Jahrzehnte hinweg einschränken? Offenbar tun sie das aber, denn sonst stürbe jeder von uns bereits in jungen Jahren an Krebs. Das ist zweifellos eine evolutionsbiologische Erklärung. Diejenigen, die mit der geringsten Wahrscheinlichkeit in jungen Jahren an irgendeiner Form von Krebs sterben, werden am ehesten überleben, sich fortpflanzen und ihre krebsverzögernden Anpassungen auch in künftigen Generationen am Werk sehen. Eine solche evolutionsbiologische Erklärung kann dazu beitragen, daß wir Ursprung und Funktionsweise unserer krebsverhindernden Adaptationen und deren ungeheures Potential verstehen lernen.

Konfuzius hat einmal sinngemäß gesagt: Ein einfacher Mensch wundert sich über das Ungewöhnliche, ein weiser Mensch staunt über das Gewöhnliche. Sich über die banale Tatsache zu wundern, daß man nicht an Krebs erkrankt, und nach den Mechanismen zu fragen, die so etwas möglich machen, ist vielleicht der Schlüssel dazu, Krebs eines schönen Tages noch seltener werden zu lassen.

1. Das Problem der Krebsvermeidung

Von welcher Größenordnung das Problem der Vermeidung von Krebs tatsächlich ist, läßt sich vielleicht am besten einschätzen, wenn man sich einmal das langfristige Schicksal einer beliebigen Körperzelle vergegenwärtigt.[1] Eine Zelle, die im Augenblick dazu beiträgt, daß die Leber irgendeines Hollywood-Stars einwandfrei arbeiten kann, entstand durch Wachstum und Teilung einer bereits existierenden Zelle, die der hier betrachteten vermutlich sehr ähnlich war. Diese elterliche Zelle ging aus einer anderen hervor und so weiter. Wenn wir dem Stammbaum der Leberzelle nachspüren, dann kommen wir an Zellen, die immer weniger wie Leberzellen und immer stärker wie undifferenzierte Embryonalzellen aussehen. Ein paar Jahre zurück im Zellstammbaum gelangen wir zum befruchteten Ei, aus dem sich der gesamte Organismus entwikkelt hat.

Auch diese Zelle hat ihre Geschichte, einen Stammbaum über verschiedene Generationen von Oozyten und Oogonien, zu denen unter anderem auch die embryonalen Keimzellen gehören, die sich in der Mutter des Hollywood-Stars entwickelten. Genauso entstammt das befruchtende Spermium einer Linie von Spermatozyten und Spermatogonien, in die sich auch die Keimzellen des Vaters von unserem Filmstar einreihen lassen. Weiter zurück läßt sich die Reihe verfolgen über die beiden Zygoten von Vater und Mutter hinaus in die Großelterngeneration und so weiter in endloser Folge sich unablässig teilender Embryonal- und Keimzellen. Niemals in dieser ganzen Sequenz von Zellteilungen, in all den Billionen Jahren seit der Entstehung der ersten echten Zellen, gab es eine Zelle, die sich nicht teilte, und es gab auch keine, die wie eine Leberzelle aussah.

Abbildung 10 soll diese essentielle Eigenschaft des Lebens deutlich machen. Alle unsere Vorfahren hatten eine Leber, aber keine einzige von all diesen urtümlichen Leberzellen hat eine unserer Leberzellen oder sonst irgend etwas in unserem Körper entstehen lassen. Wir stammen ausschließlich von einer Linie endlos proliferierender Keimbahnzellen ab. Dieses Bild von einem unsterblichen *Keimplasma*, aus dem die überaus komplexen Somata einzelner Organismen hervorgehen, die jeder für sich eine genealogische Sackgasse darstellen, wurde zum erstenmal von August Weismann formuliert, einem Darwinisten des neunzehnten Jahrhunderts.

Jetzt, zum erstenmal in diesen ewigen Abstammungslinien und nach Dutzenden all der Zellteilungen, die notwendig waren, um aus einer einzelnen Zelle einen erwachsenen Organismus entstehen zu lassen, haben wir es mit einer Zelle, mit eben dieser Leberzelle, zu tun, die im Leben eines vielzelligen Organismus eine spezialisierte Rolle zu übernehmen hat. Diese Leberzelle muß etwas tun, was alle ihre Vorfahren niemals versucht haben: Sie muß aufhören, sich zu teilen. Falls es zu einer Verletzung der Leber kommt, mag man die Zelle vielleicht auffordern, sich erneut zu teilen. Diese Form von regenerativem Wachstum und Teilung muß in exakt dem Ausmaß und Muster erfolgen, die für eine normale Leberfunktion vonnöten sind, und sie muß aufhören, sobald der Apparat komplett wiederhergestellt ist. Falls der Wachstums- und Teilungsprozess in irgendeiner der Milliarden von Leberzellen aus Versehen aktiviert wird und unkontrolliert abläuft, dann wird ein Tumor entstehen, der schließlich irgendeine physiologische Funktion endgültig zerstört.

Aus dieser Perspektive betrachtet, scheint Leben eine recht unsichere Angelegenheit zu sein. Sie legt nahe, daß wir über irgendeinen wirklich hervorragenden «Antikrebs»mechanismus verfügen müssen, der zu unseren Gunsten arbeitet. Wie der amerikanische Meeresbiologe George Liles einst feststellte, «wäre zu wünschen, daß die Zellen und Organe, die Leben möglich machen, sorgsamst konzipiert sind, denn ihr Job – Leben – ist äußerst vertrackt. Lebende Wesen – Pflanzen und Tiere, Bakterien, Pilze und Schleimpilze –, jede belebte Einheit hat Herausforderungen zu bestehen, die auch den erfindungsreichsten Designer ins Schleudern brächten». Zu dieser Bemerkung sah er sich veranlaßt bei seinen Überlegungen zu einem, wie es scheint, recht simplen Problem: der korrekten Steuerung des Wasserstroms durch den Nahrungsaufnahmeapparat einer Muschel. Wieviel vertrackter ist erst das Problem, in einer Ansammlung von Milliarden von Zellen, wie der Mensch sie darstellt, über Jahrzehnte hinweg die Tumorentstehung zu verhindern!

Heutzutage sind die Biologen mehr oder minder einhellig der Ansicht, daß vielzellige Organismen wie wir aus einer Protozoengruppe

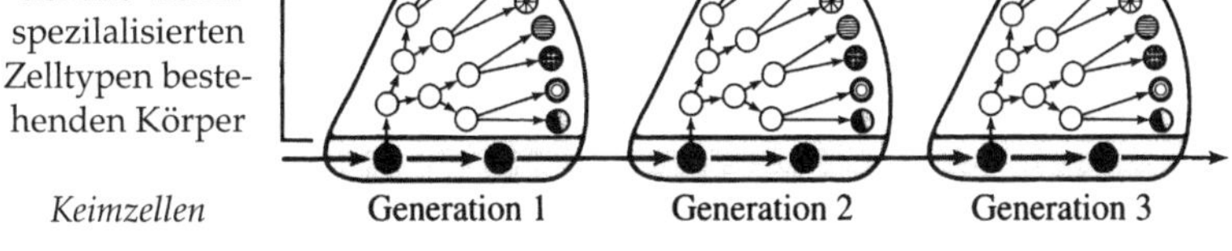

Abb. 10: Die Keimplasmatheorie von August Weismann. Die unsterbliche Keimbahn läßt einzelne Organismen von begrenzter Lebensdauer entstehen. Die hier dargestellten Individuen können verschiedenen Geschlechts sein.

hervorgegangen sind, bei der jede Zelle ein seiner Funktion nach unabhängiges Einzelwesen darstellte. Der Hauptteil der Reproduktion erfolgte asexuell, das heißt, eine Zelle teilte sich, um zwei neue zu bilden. Bei manchen Protozoenarten wurden diese beiden neuen Individuen nicht vollständig getrennt, sondern blieben zu Paaren zusammen. Bei anderen hafteten die Nachkommen von Paaren zu Filamenten oder Schichten, sogenannten *Kolonien*, zusammen. Bei einigen wenigen differenzierten sich die Kolonien vielleicht, wie in Abbildung 10 dargestellt, in Keimzellen und somatische Zellen. Das bedeutet, daß zuvor unabhängige Zellen – anscheinend freiwillig – auf die Reproduktion verzichteten und zu genealogischen Einbahnstraßen wurden. Sie stellten sich ganz in den Dienst von Nahrungsbeschaffung und Schutz für die wenigen Keimzellen, die schließlich an der sexuellen Fortpflanzung beteiligt sein würden. Irgendeine ähnliche Abfolge solcher Entwicklungsereignisse, wie man sie an dem viel untersuchten koloniebildenden Protozoon *Volvox carteri* beobachten kann, muß zu einem entfernten Vorfahren aller vielzelligen Tiere geführt haben.

Läßt sich diese Übernahme einer sterilen, dienstbaren Rolle mit natürlicher Selektion erklären? Natürlich lautet die Antwort *nein*, wenn es um die Selektion zwischen Zellen geht, bei der diejenigen begünstigt werden, die am ehesten in der Lage sind zu überleben und sich fortzupflanzen. Die Antwort lautet *ja*, wenn die Selektion zwischen Genen stattfindet und diejenigen begünstigt, die am besten in der Lage sind, sich selbst in künftige Generationen hineinzubugsieren. Wenn somatische und reproduktive Zellen einer *Volvox*-Kolonie dieselben Gene in sich tragen, dann ist es gleichgültig, welche Zellen an der Fortpflanzung beteiligt sind und welche von ihnen steril werden. Das einzige, worauf es ankommt, ist, daß die sterilen Zellen in ihrer eingeschränkten somatischen Position dazu beitragen, daß die Genreproduktion der Kolonie (das heißt von Genen, die den ihren identisch sind) erfolgreicher verläuft als eine Reproduktion, bei der sie selbst Ei- und Spermienzellen bildeten. Wenn sich eine Kolonie mit zehn reproduktiven und hundert sterilen Zellen erfolgreicher fortpflanzt als eine Kolonie von elf zu neunundneunzig, dann wird sich die Tendenz erhalten, daß die meisten Zellen einer Kolonie sich in den Dienst einer somatischen Aufgabe stellen.

Bei einer Kolonie aus hundert Zellen, die sich alle in kurzer Zeit aus einer einzigen Ursprungszelle entwickelt haben, kann man durchaus erwarten, daß alle Zellen etwa gleich stark und gleich gesund sind und mit großer Sicherheit denselben Genotyp haben werden. Die Ressourcen zur Produktion von hundert Zellen aus einer können gleichmäßig aufgeteilt werden, und alle Zellen können sich ausgeklügelte Mechanismen leisten, um das genetische Material vor Beschädigung oder Veränderung zu schützen. Was aber ist mit einer Kolonie aus tausend oder zehntausend Zellen? Gäbe es in Kolonien dieser Größe nicht sehr bald Ärger? Kann es nicht gelegentliche Mutationen geben, die dazu führen, daß Zellen sich anders und nicht mehr zum maximalen Nutzen der Kolonie als Ganzes verhalten? Könnte eine solche mutierte Zelle nicht mehr als die zu ihrer Erhaltung unbedingt notwendigen Nährstoffmengen für sich reklamieren und anfangen zu wachsen und sich zu teilen, obwohl das für die Kolonie schädlich wäre? Solche großen Kolonien benötigen mit Sicherheit besondere Adaptationen, um die Disziplin zwischen den vielen Einzelzellen zu erhalten.

2. *Die Lösung*

Wie steht es mit einer Kolonie von der Größe eines erwachsenen menschlichen Körpers? Was für eine spezielle Anpassung könnte imstande sein, die Disziplin unter zehn Billionen Zellen zu erhalten? Aus der Sicht eines Ingenieurs ist nur schwer vorstellbar, wie ein System zur Qualitätskontrolle sich für diese Aufgabe eignen sollte. Ein Autohersteller, dem man auftrüge, nur zehntausend Fahrzeuge zu produzieren, wobei keines davon einen größeren Fehler haben dürfte, wäre gut beraten, den Auftrag abzulehnen. Jede einzelne lebende Zelle aber ist unvergleichlich komplizierter als jedes Auto.

Betrachten wir das Problem, vor dem ein Embryo aus hundert Zellen steht, aus dem ein Embryo aus tausend Zellen hervorgeht, aus dem dann wiederum einer aus zehntausend Zellen entsteht, und so weiter, bis wir beim Erwachsenen mit seinen zehn Billionen Zellen angelangt sind. Die meisten dieser Zellen werden sterben und durch andere ersetzt werden. Alle diese Zellen sind mit Genen für Produkte ausgestattet, die für die Teilung essentiell notwendig sind, und manche Gene sind so reguliert, daß sie aufhören, ihr Produkt herzustellen, wenn die Bedingungen vor Ort signalisieren, daß das Gewebe ausgewachsen ist und daß gegenwärtig keine zusätzlichen Zellen benötigt werden.[2] Würde eines dieser Gene versehentlich verändert, so daß es sich um diese Bedingungen nicht mehr kümmerte und sein Produkt immer weiter herstellte, dann schreiten die Mechanismen der DNA-Bearbeitung und -Reparatur ein und korrigieren den Fehler, zumindest sollten sie das. Einer von etwa zweihundert Menschen trägt ein Gen, das die Wahrscheinlichkeit für die Entstehung von Dickdarmkrebs massiv erhöht. Hielt man es zunächst für ein Gen, das irgend etwas tut, um Krebs entstehen zu lassen, so weiß man inzwischen, daß es sich um eine fehlerhafte Ausgabe eines normalen Gens handelt, dessen Genprodukt mit dem Aufspüren und Korrigieren von Strukturanomalien der DNA zu tun hat. Wenn dieses System versagt, dann sammeln sich DNA-Anomalien an, und das Krebsrisiko steigt dramatisch.

Nur sehr wenige solcher Fehler bekommen die Chance, wirksam zu werden. Wie wenige? Lassen Sie uns annehmen, daß pro zehntausend Zellen nur ein solches Gen sein Produkt herstellt, obgleich es das eigentlich nicht sollte. Wenn wir von zehn Billionen Zellen ausgehen, dann können wir annehmen, daß wir es mit einer Milliarde veränderter Zellen zu tun haben, die überall im Körper verteilt sind und fähig wären, einen Tumor entstehen zu lassen. Das stimmt einen nicht sehr zuversichtlich. Aber es gibt eine weitere genetische Überwachungseinrichtung in jeder Zelle: Tumorsuppressorgene, die das Zellwachstum aktiv unterdrücken, vielleicht, indem sie das Genprodukt eines Gens zerstören, das eine für die Zellteilung essentielle Substanz zur Unzeit herstellt. Lassen Sie uns weiter annehmen, daß diese Einrichtung von phantastischer Effizienz ist und pro Tag nur in einem von zehntausend Fällen versagt. Wir hätten es nunmehr mit nur noch hunderttausend Tumorzellen zu tun, die tagtäglich in unserem Körper entstehen. Wenn es noch drei weitere Sicherheitssysteme gäbe, die alle von derselben Verläßlichkeit sind, und wenn es zu einer abnormen Zellteilung nur dann käme, wenn alle drei versagten, dann bildete unser Körper noch immer tagtäglich zehn neue Tumorzellen. Noch immer nicht sehr ermutigend.

Die Situation ähnelt dem Problem der Kontrolle und Beherrschung atomarer Waffen. Das Risiko für eine Katastrophe durch unabsichtliches Abfeuern einer Rakete ist so hoch, daß das gesamte System in allererster Linie dazu angelegt ist, diesen Fall zu vermeiden – selbst auf die Gefahr hin, daß man unter Umständen auch einmal im Ernstfall nicht in der Lage sein könnte, sie rechtzeitig abzuschießen. Das ist das genaue Gegenteil des einige Kapitel zuvor beschriebenen «Rauchdetektor-Prinzips» bei der Anlage von Defensivmechanismen. Die Kontrolle der Zellteilung basiert, so könnte man sagen, auf einem Prinzip der «Mehrfachsicherung». Die Mannschaft im Raketensilo kann das Geschoß nur abfeuern, wenn sie den richtigen Geheimcode kennt. Und auch mit dem Code sind noch verschiedene Prozeduren nacheinander zu befolgen, so müssen vielleicht unter anderem zwei Leute an zwei Stellen im Raum gleichzeitig einen Schlüssel herumdrehen. Das System ist so angelegt, daß jede Unregelmäßigkeit es unmöglich macht, das Geschoß überhaupt abzufeuern. Ganz ähnlich haben auch die Zellen unseres Körpers Mehrfachsicherungen. Sobald das Versagen eines dieser Mechanismen entdeckt wird, unterbinden die anderen Mechanismen das Zellwachstum. Wenn es, allen Sicherheitsmaßnahmen zum Trotz, dennoch einer Zelle gelingen sollte, in unangemessener Weise zu wachsen, dann müssen wieder andere Mechanismen dafür sorgen, daß diese abtrünnigen Zellen sich selbst zerstören.

Das beste Beispiel hierfür ist das kürzlich entdeckte Gen p53.[3] Es läßt ein Protein entstehen, das die Expression anderer Gene reguliert und den Organismus so vor der Entstehung von Krebs schützt. Unter bestimmten Umständen kann es das Zellwachstum abbrechen lassen oder die Zelle dazu bringen, sich selbst zu zerstören. Wenn jemand eine fehlerhafte Ausgabe dieses Gens erbt, dann kann alles, was die zweite Kopie schädigt, zu einer Katastrophe führen. Bei 51 menschlichen Tumorarten weist das p53-Gen Anomalien auf, unter anderem in 70 Prozent aller Fälle von Darmkrebs, in 50 Prozent aller Lungenkrebs- und in 40 Prozent aller Brustkrebsfälle. Wie John Tooby und Leda Cosmides ausführten, muß eine solche genetische Anomalie jedoch nicht notwendigerweise im Tumor vorhanden sein. Oft werden Zellen untersucht, nachdem sie über Jahre hinweg in Gewebekulturen gelebt haben; einer Umgebung, die möglicherweise selektiv für genetische Anomalien wirkt, die sich in erhöhter Zellteilungsaktivität niederschlagen.[4]

Außer diesen verschiedenen «Antikrebs»mechanismen, die ihre Wirksamkeit innerhalb von Zellen entfalten, gibt es noch eine Reihe von Systemen, die zwischen Zellen wirken. Sie stellen Fehlverhalten bei ihren Nachbarn fest und schütten Substanzen aus, die dieses Verhalten abstellen. Und schließlich ist da noch das Immunsystem, das ein ganzes Arsenal von Waffen gegen beginnendes abnormes Wachstumsverhalten ins Spiel bringen kann, sobald es einen Unterschied zu normalem Gewebe feststellt. Ein auffindbarer Tumor muß irgendwie das fast Unmögliche geschafft haben, alle diese Ebenen der Verteidigung zu durchbrechen. Im Gegensatz zu einem parasitischen Wurm oder einem infektiösen Bakterium kann er sich nicht auf eine lange Historie der Anpassung seiner eigenen Defensivmechanismen an die seines Wirts berufen. Er ist ausschließlich das Produkt zufälliger Veränderungen des zellulären Regulationsapparats. Mehr oder minder das einzige, was ein Tumor auf seiner Seite hat, ist die astronomisch hohe Zahl der Chancen, die er bekommt, um allen Widrigkeiten zum Trotz zum Zuge zu kommen.

3. Krebsvorbeugung und Krebsbehandlung

Der erste Schritt, den Sie tun sollten, um sich vor Krebs zu schützen, besteht in der sorgsamen Auswahl Ihrer Eltern. Die Anfälligkeit für Krebserkrankungen ist, wie die Anfälligkeit für so viele andere Krankheiten, erblich.[5] Das gilt sowohl im allgemeinen als auch für besondere Krebsformen, insbesondere für einige seltene Krebserkrankungen im Kindesalter, sowie für Brust- und Darmkrebs. Bei Angehörigen von Familien, in denen es häufig zu diesen Krebsarten gekommen ist, besteht ein zwanzig- bis dreißigmal höheres Risiko, ebenfalls zu erkranken, als bei jemandem aus einer Familie, in der es nicht zu diesen Krebserkrankungen gekommen ist. Selbst wenn man die Ergebnisse dahingehend korrigiert, daß man die häufig ähnlichen Lebensbedingungen bei Familienmitgliedern berücksichtigt, weisen die Daten noch immer sehr deutlich auf eine genetische Prädisposition für bestimmte Krebsarten hin. Man kann Mäuse zu krebsanfälligen Stämmen züchten, bei denen jeder Maus bereits mindestens ein krebskontrollierender Mechanismus fehlt. Damit erhöht sich die Wahrscheinlichkeit für die Entstehung eines oder mehrerer Tumore erheblich. Manche menschlichen Krebserkrankungen werden auf ähnliche Weise vererbt.

Eine andere gute Möglichkeit, wie Sie die Wahrscheinlichkeit, an Krebs zu sterben, senken können, ist eine gefährliche Lebensweise: Sterben Sie jung, dann kommen Sie einer Krebserkrankung vermutlich zuvor. Der Prozeß des Alterns schließt unter anderem ein, daß die Umgebung jeder Zelle sich ebenso wie deren regulatorische Fähigkeiten allmählich verschlechtern. Die hormonelle und lokale Regulation von Zellwachstum und -wucherung ist im Laufe jenes Endstadiums unserer Lebensgeschichte, das wir als Erwachsenenalter bezeichnen, immer weniger effizient. Die Zellen selbst altern, und je stärker Herz-Kreislaufsystem, Verdauungsapparat und exkretorische Systeme in ihrer Leistungsfähigkeit abnehmen, um so weniger gut werden sie mit Nährstoffen und anderen lebensnotwendigen Substanzen versorgt, beziehungsweise von entstehenden Abfallprodukten befreit. Die unausweichliche Konsequenz ist, daß ihr Potential zur Regulation von Zellwachstum und Zellwucherung immer weniger gut reguliert wird. Es wird dagegen immer wahrscheinlicher, daß es zu unkontrolliertem Wachstum kommt und daß dieses ungehemmt fortschreitet.

Die mit zunehmendem Alter steigende Krebshäufigkeit macht ein wichtiges Evolutionsprinzip deutlich. Anpassungen funktionieren am besten unter den Umständen, unter den sie entstanden sind. Unsere krebskontrollierenden Adaptationen und andere vitale Funktionen sind in der Evolution nicht entstanden, um einen Achtzigjährigen am Leben zu halten. Der Körper eines jeden Menschen ist in diesem Alter eine unnormale Umgebung für menschliche Gene und deren Produkte, eine Umgebung, die im Steinzeialter so gut wie nie existierte. Oder allgemeiner: Es steht zu erwarten, daß nahezu alle der in Kapitel 10 besprochenen nachteiligen Auswirkungen moderner Umweltbedingungen auch die Krebshäufigkeit erhöhen werden: Röntgenstrahlen und andere ionisierende Strahlung, neuartige Toxine, ungewöhnlich hohe Belastungen durch natürliche Toxine (wie Nikotin und Alkohol) und abnorme Ernährungs- und Lebensgewohnheiten.

Verletzungen und Infektionen an jeder Stelle des Körpers können mit den krebskontrollierenden Mechanismen interferieren – nicht nur am

Ort des Problems, sondern auch an ganz anderer Stelle im Körper. Bakterien können die Krebshäufigkeit infizierter Gewebe erhöhen, allerdings ist die Wahrscheinlichkeit hierfür bei Viren ungleich größer. Das ist unter anderem deshalb so, weil ein Virus sich nicht allzusehr von einem einzelnen Gen einer menschlichen Zelle unterscheidet und sich daher unter Umständen in irgendeiner Chromosomennische ansiedeln kann, so als gehöre es dorthin. In einer solchen Position kann es problemlos die normale Zellmaschinerie unterwandern. Viren, insbesondere HIV, greifen das Immunsystem an und haben damit beiläufig auch zur Folge, daß sie dessen Fähigkeit zur Krebsabwehr schwächen. Wie Bakterien und größere Parasiten so können auch Viren Toxine produzieren, die zelluläre Kontrollmechanismen aushöhlen.

Zusammenhänge zwischen umweltbedingten Ursachen und bestimmten Krebserkrankungen sind in manchen Fällen leicht einzusehen. Lebensmittel mit ungewöhnlich hoher Salz- oder Alkoholkonzentration oder beladen mit den Karzinogenen geräucherter oder scharf gebratener Fleischgerichte kommen mit Magenschleimhautzellen in Kontakt und werden das Magenkrebsrisiko erhöhen. Chemikalien im Tabakrauch beeinflussen auf dieselbe Weise Lungenzellen. Sonnenlicht schädigt die Gene von Hautzellen und führt zu Melanomen.[6] Die Mechanismen, über die eine fettreiche Ernährung zur Entstehung von Brust- oder Prostatakrebs beiträgt, gründen sich vermutlich auf subtilere Wirkungen als auf einen simplen Kontakt mit einer Substanz in der Nahrung. Dasselbe gilt für den Zusammenhang zwischen Rauchen und Blasenkrebs.

Sogar, wenn ein Tumor bereits sichtbar ist und alarmierende Symptome hervorruft, sind noch immer natürliche Kontrollmechanismen, insbesondere immunologische Faktoren, zu seiner Bekämpfung am Werk. Sie können den Wettlauf immer noch gewinnen, oder zumindest das unkontrollierte Wachstum verlangsamen oder seine Ausbreitung auf andere Orte unterbinden. Selbst wenn man ihn nie therapiert, so dauert es doch oftmals viele Jahre, bis ein unbehandelter Tumor sein Opfer handlungsunfähig macht. In sehr seltenen Fällen verschwindet ein allem Anschein nach unheilbarer Tumor sogar wieder.

Viele Aspekte des Wettlaufs zwischen Krebs und seinem Opfer ähneln der Situation zwischen einem pathogenen Organismus und dessen Wirt, und ihre Beurteilung verlangt nach solchen funktionalen Kategorien wie Adaptationen seitens des Tumorgewebes und wirtseigenen Maßnahmen, die dieses unterbinden sollen. Krebs ist ein zellulärer Abtrünniger, der gegen die Politik des Körpers aufbegehrt, und man kann ihn demnach als Parasit betrachten, der seine eigenen Interessen im Konflikt mit seinem Wirt verfolgt. Im Gegensatz zu einem infektiösen Organismus aber kann Krebs nie etwas anderes erringen als einen kurzfristigen Erfolg, denn er hat keine Möglichkeit, sich auf andere Wirte auszubreiten, und der Tod des Wirts bedeutet auch seinen eigenen Tod. Dasselbe gilt für die normalen Zellen, aus denen der Tumor entstanden ist. Wenn der Wirt stirbt, dann überleben einzig und allein diejenigen Gene in seinen Keimbahnzellen, die er bereits an die nächste Generation weitergegeben hat.

Krebs ist ein kollektiver Begriff für alle möglichen Formen von fehlangepaßtem und unkontrolliertem Wachstum aller möglichen Gewebe. Krebs kann aus jeder Zelle entstehen, die die Fähigkeit zu Wachstum und Zellteilung nicht verloren hat, und Tumore jeden Zelltyps entstehen aus einer Vielzahl initiierender Ursachen und durch Fehler der Suppressormechanismen. Es überrascht nicht, daß Krebs sich für die medizinische Forschung als so schwierig zu beherrschen erweist, und es ist sehr unwahrscheinlich, daß man je eine allgemein wirksame Heilbehandlung finden wird. Dennoch machen wir rasche Fortschritte und ein besseres Verständnis des Wettlaufs zwischen Tumorzellen als rebellierenden Abtrünnigen und dem Wirt wird weitere Fortschritte mit Sicherheit fördern.

4. Krebserkrankungen der weiblichen Fortpflanzungsorgane

Das vielleicht beste Beispiel für eine Gruppe verwandter Krebserkrankungen, an der sich der Nutzen eines darwinistischen Ansatzes zeigen läßt, sind die Krebserkrankungen von Brust, Uterus und Eierstöcken, die allesamt in letzter Zeit sehr viel häufiger geworden sind. Boyd Eaton, ein bekannter amerikanischer Mediziner und Anthropologe, hat in jüngster Zeit zusammen mit anderen Kollegen auf diesen Gebieten eine Fülle von äußerst vielschichtigen Informationen zusammengetragen, um Licht in die Frage zubringen, warum diese Krebserkrankungen heute in manchen menschlichen Populationen so häufig sind, in anderen hingegen nicht. Die Beweise sprechen klar dafür, daß diese moderne Geißel teilweise durch das heute aktuelle Reproduktionsmuster zustande kommt, das man bei so vielen Frauen in den privilegierteren modernen Industriegesellschaften beobachtet.[7]

Ein Teil dieser Zunahme ist natürlich auf die sattsam bekannte Tatsache zurückzuführen, daß Krebs bei älteren Menschen häufiger ist und daß heutzutage mehr Frauen ein sehr hohes Alter erreichen. Der interessantere Befund aber ist die Feststellung, daß die Wahrscheinlichkeit, mit der eine Krebserkrankung des weiblichen Genitalsystems auftritt, in direkter Relation zur Anzahl der Menstruationszyklen steht, die eine Frau durchlebt hat. Opfer einer solchen Krebserkrankung wird somit am ehesten eine ältere Frau, deren Menarche früh und deren Menopause spät eingesetzt hat und deren Menstruationszyklen nie durch Schwangerschaft und Stillzeit unterbrochen wurden.

Aus historischer Perspektive betrachtet handelt es sich hierbei um ein überaus ungewöhnliches Reproduktionsmuster. Steinzeitfrauen wie die der letzten Jäger-und-Sammler-Lebensgemeinschaften hatten in bezug auf ihre Fortpflanzung einen völlig anderen Lebenslauf. Sie wurden sehr viel später geschlechtsreif, und auch ihre Menopause begann sehr viel früher, unter anderem vielleicht deshalb, weil sie weit weniger wohlgenährt waren und wesentlich stärker unter Parasiten zu leiden hatten als die Frauen von heute. Bei einem Steinzeitmädchen kam es oft erst mit fünfzehn Jahren oder später zur Menarche, und es wurde mit Sicherheit innerhalb der nächsten paar Jahre schwanger. Schlug die Schwangerschaft fehl, so war sie kurz darauf wieder schwanger. Verlief diese Schwangerschaft erfolgreich, so folgte ihr eine mindestens zwei-, manchmal vierjährige Stillzeit, während der der Menstruationszyklus unterbrochen blieb. Kurz nach dem Abstillen (oder dem Tod ihres Kindes) begannen die Zyklen erneut einzusetzen, und sie wurde höchstwahrscheinlich bald wieder schwanger. Dieser Wechsel hielt bis zu ihrem Tod oder bis zum Einsetzen der Menopause etwa im Alter von siebenundvierzig Jahren unverändert an. Innerhalb dieser dreißig Jahre konnte sie vier oder fünf, vielleicht auch sechs Schwangerschaften erleben, und sie hatte damit etwa die Hälfte ihrer dreißig fruchtbaren Jahre stillend zugebracht. Insgesamt kann sie nicht viel mehr als 150 Menstruationszyklen erlebt haben.

Ein Menstruationszyklus ist durch starke Hormonschwankungen gekennzeichnet, die zelluläre Reaktionen in Eierstöcken, Gebärmutter und Brustdrüsengewebe auslösen. Diese Gewebereaktionen sind reproduktive Adaptationen und haben, wie so viele andere Anpassungen auch, ihren Preis, in diesem Falle eine erhöhte Anfälligkeit für bestimmte Krebserkrankungen. Normalerweise werden diese Unkosten durch kompensierende Prozesse minimiert, die im Verlauf von Schwangerschaft und Stillzeit stattfinden. Wenn es niemals zu diesen Unterbrechungen kommt, dann finden auch die kompensierenden Reparaturen niemals statt beziehungsweise sie werden weniger effizient, und die Unkosten akkumulieren sich stetig. Natürlich ist das Spekulation, aber es scheint sehr wahrscheinlich, daß etwas Ähnliches stattfinden muß. Nicht wegzuleugnen ist jedenfalls die Beobachtung, daß eine Frau um so leichter an einer Krebserkrankung des Genitalsystems erkrankt, je mehr Menstruationszyklen sie hinter sich hat. Damit haben wir es erneut mit dem allgemeinen Prinzip zu tun, daß jede Art von adaptivem Mechanismus unter anderen Bedingungen als denen, die während seiner Evolution geherrscht haben, nachteilige Wirkungen hat. Die modernen Umstände, unter denen Frauen drei- oder vierhundert Menstruationszyklen durchleben, sind zweifellos ein gutes Beispiel hierfür. Diese evolutionsorientierte Sichtweise wird sicher nicht in der Lage sein, bei Frauen, die sich im Augenblick in ihrem krebsgefährdeten Alter befinden, viele Erkrankungen zu verhindern. Ihnen können wir lediglich helfen, indem wir ihnen generell raten, Schadstoffe in ihrer Umwelt wie Nikotin und andere Toxine, natürliche ebenso wie künstliche Strahlung und vor allem eine fettreiche Ernährung zu meiden.

Die langfristigen Konsequenzen sind interessanter und aussichtsreicher. Zweifellos wäre es ethisch nicht vertretbar und obendrein töricht, Wachstum und Heranreifen bei Mädchen durch eine entsprechende Ernährung zu verzögern, des weiteren dafür zu sorgen, daß sie so früh wie möglich nach ihrer Menarche und danach so häufig wie möglich schwanger werden und insgesamt vielleicht etwa zwanzig Jahre damit zubringen sollten, ihre Babys zu stillen. Eaton und seine Kollegen haben da weit bessere Vorschläge. Notwendig wäre eine sorgfältige Forschung, um zu klären, wie diese als historisch normal zu betrachtende Lebensweise die Wahrscheinlichkeit für Krebserkrankungen der weiblichen Genitalorgane tatsächlich reduziert. Wir stellen uns Forscher vor, die emsig nach künstlichen Methoden suchen, moderne Frauen die geringen Krebsraten erreichen zu lassen, die Frauen in Jäger-und-Sammler-Gemeinschaften auf natürliche Weise zufielen.

Wir vermuten stark, daß diese künstlichen Methoden die Form von Hormonmanipulationen annehmen werden. Sehr viele Frauen verwenden bereits orale Kontrazeptiva, deren Wirkung in einer Nachahmung der Wirkung natürlicher Hormone auf Gewebe besteht. Verschiedene Kontrazeptiva wirken auf unterschiedliche Weise, um die gewünschte Vermeidung einer Schwangerschaft zu erreichen, und sie haben jede Menge Nebenwirkungen. Mit einem umfangreicheren und detaillierteren Wissen um die physiologischen Wirkungen natürlicher und künstlicher Hormone sollten wir besser in der Lage sein, künstliche Methoden zu ersinnen, die die vorteilhaften Aspekte einer steinzeitlichen Lebensweise nachzuahmen imstande sind. Diese Möglichkeit ist vielleicht nur halb so utopisch und futuristisch, wie sie scheint. Eaton und andere haben eindrucksvolle Beweise dafür erbracht, daß einige orale Kontrazeptiva die Häufigkeiten für Krebserkrankungen der Eierstöcke und des Uterus senken können,[8] das gilt allerdings nicht für Brustkrebs. Es ist anzunehmen, daß sich über kurz oder lang auch eine hormonelle Behandlung zur Verringerung der Brustkrebshäufigkeit finden lassen wird. Keiner der hier angeführten Gedanken sollte übrigens so verstanden werden, daß wir nicht weiterhin nach umweltbedingten und genetischen Ursachen für Krebserkrankungen zu suchen hätten. Beileibe nicht! Wir sind auf jedes bißchen Wissen angewiesen, das uns helfen kann, diese moderne Geißel zu bekämpfen.

XIII.
Sexualität und Fortpflanzung

Weil Sexualität und Fortpflanzung so entscheidende Aspekte des «Survival of the Fittest» («Überleben des Passendsten») sind, so ließe sich ja erwarten, daß die natürliche Selektion hierzu alle Wege geebnet hat – von den ersten romantischen Schwärmereien des Jugendalters über Liebe, Ehe, Sexualität, Schwangerschaft, Gebären und Aufziehen der Kinder. Aber, ach, wir kennen die Realität nur zu gut. Von unerwiderter Liebe bis hin zu den leidenschaftlichen Zerwürfnissen zwischen Liebenden, von vorzeitiger Ejakulation, Impotenz, Unfähigkeit zum Orgasmus und Menstruationproblemen bis zu den Komplikationen einer Geburt, von der besonderen Verletzlichkeit und den Bedürfnissen eines Säuglings bis hin zu Konflikten zwischen den Eltern oder zwischen Eltern und Kindern – unsere Reproduktion ist beladen mit Zank und Leid. Warum beinhaltet sie so viel Elend und Konflikt? Eben weil sie so entscheidend für die darwinistische Fitneß ist. Sie steht genau im Zentrum intensivster Konkurrenz, und gerade deshalb verursacht sie so viele Probleme.

Unser Hauptinteresse in diesem Buch galt der Frage, wie evolutionsbiologische Überlegungen dazu beitragen können, spezielle medizinische Probleme zu erklären, zu verhindern oder zu heilen. In diesem und dem folgenden Kapitel wollen wir aber unseren Blickwinkel ein bißchen erweitern, um psychische und verhaltensphysiologische Probleme ansprechen zu können, die man zum Teil auch als Störungen im medizinischen Sinne betrachten kann oder muß. Einige der mit unserer Reproduktion verbundenen Probleme wie Schwangerschaftsdiabetes oder plötzlicher Kindstod sind eindeutig als Krankheiten zu begreifen, andere hingegen wie Eifersucht, Kindesmißbrauch und Sexualprobleme haben mit Verhalten und Gefühlen zu tun. Wo wir sie auch einordnen, sie können viel Leid verursachen, und im Licht der Evolution ergeben sie mehr Sinn. Der Darwinismus endet nicht an der Grenze zwischen Medizin und Sozial- oder Erziehungswissenschaft. Er ist für alle Aspekte menschlichen Lebens von Belang, nicht nur für die medizinischen.

1. *Warum gibt es Sexualität?*

Wir wollen mit einem fundamentalen Rätsel beginnen, einer der wunderbaren Fragen, die man so leicht übersieht, zumindest bis man anfängt, Leben aus evolutionärer Sicht zu betrachten. Warum gibt es überhaupt Sex?[1] Er ist überaus aufwendig hinsichtlich der Fitneß, und viele Arten kommen prima ohne ihn aus, vermehren sich wie die Amöben durch Teilung oder bestehen wie die Blattläuse aus Weibchen, deren Eier sich ohne Befruchtung entwickeln können. Solche Geschöpfe haben in bezug auf ihre evolutionsbiologische Fitneß kurzfristig einen riesigen Vorteil gegenüber denjenigen, die sich sexuell fortpflanzen. Stellen Sie sich vor, was geschähe, wenn eine Mutation ein Drosselweibchen entstehen ließe, das in jeder Hinsicht dem Standard entspräche – außer daß es Eier legte, die nur seine eigenen Gene enthielten, nicht aber die eines Partners, und die sich ohne Befruchtung entwickeln könnten. Die Nachkommen jeder Generation beständen aus lauter identischen Weibchen. Verglichen mit einem normalen Weibchen, das stets nur die Hälfte seiner Gene auf die Nachkommenschaft übertragen kann und das zur Hälfte männliche und zur Hälfte weibliche Nachkommen hat, würde sich dieser Mutantenstamm mit doppelter Geschwindigkeit vermehren.

Warum haben also zu Urzeiten nicht ein paar parthenogenetische Frauen (Parthenogenese = Jungfernzeugung) die Welt mit ihren Nachkommen überschwemmt und uns als sexuelle Wesen aussterben lassen? Und warum ist es überhaupt zur Entwicklung von Sexualität gekommen? So überraschend es scheinen mag, aber die Biologen sind sich über die Antworten auf diese Fragen bisher nicht völlig einig. Die meisten sind der Ansicht, daß es die Aufgabe sexueller Prozesse ist, in der Nachkommenschaft eine gewisse Variabilität zu erzeugen, doch es bleibt schwer zu erklären, wie diese Variabilität so nützlich sein kann, daß sie die ungeheuren evolutionären Kosten sexueller Fortpflanzung aufzuwiegen vermag. Den Biologen ist auch klar, daß die Rekombination von Genen im Laufe der sexuellen Fortpflanzung auf lange Sicht eine andernfalls stattfindende stetige Akkumulation schädlicher Mutationen verhindern kann, doch das erklärt noch immer nicht, weshalb kurzfristig nicht die asexuelle Form der Reproduktion kontinuierlich zunimmt.[2]

In jüngster Zeit haben einige Wissenschaftler die Vermutung geäußert, daß die sexuelle Reproduktion durch die selektiven Kräfte des Wettrüstens mit pathogenen Organismen zustande gekommen sein könnte.[3] Ein Wesen, das mit vielen anderen genetisch identisch ist, wird leichte Beute für jeden pathogenen Organismus, der den Schlüssel zur Erschließung dieser Goldgrube anfälliger Individuen besitzt. Wenn in einem Klon von zehntausend parthenogenetischen Frauen ausnahmslos alle Individuen für eine Influenzainfektion anfällig sind, dann könnten sie samt und sonders der nächsten Epidemie zum Opfer fallen, wohingegen diese unter ihren Konkurrentinnen von höherer genetischer Vielfalt nur einige wenige Opfer forderte.[4] Die Unterstützung für diese Hypothese wächst. So haben verschiedene Studien zum Beispiel zeigen können, daß bei weniger parasitenbelasteten Arten und Habitaten die asexuelle Form der Reproduktion häufiger vorkommt.

2. *Das Wesen von Männlichkeit und Weiblichkeit*

Stellen Sie sich einen Zeitpunkt vor Hunderten von Jahrmillionen vor, als Zellen bereits begonnen hatten, genetisches Material auszutauschen, die Entwicklung erkennbarer Ei- und Spermienzellen jedoch noch ausstand. Bei einem solchen rein zufälligen Austausch von genetischem Material ist der Konflikt vorprogrammiert. Ein Gen, dem es gelingt, in viele andere Zellen hineingeschleust zu werden, hat einen bedeutenden Überlebensvorteil, während eines, das sich von den Genen anderer Zellen verdrängen läßt, schwer im Nachteil ist. Das erfolgreiche Gen muß danach trachten, in immer neue Zellen hineinzugelangen, ohne dabei von ankommenden Genen verdrängt zu werden. Bei allen Organismen oberhalb der Bakterienebene bleibt Genen anderer Individuen der Zugang so gut wie immer verwehrt. Genetische Rekombination wird statt dessen durch die Produktion spezialisierter Geschlechtszellen (Gameten) bewerkstelligt, die man mit der Hälfte all der Gene ausstatten kann, die man für den Bau eines neuen Individuums braucht. Wenn zwei dieser Zellen aufeinandertreffen, dann vereinigen sie sich zu einem neuen Organismus mit demselben genetischen Beitrag beider Eltern.

Gameten stehen vor zwei Problemen. Zum einen müssen sie ausreichend Energiereserven gespeichert haben, um erstens bis zur Fusion mit einem anderen Gameten zu überdauern und um zweitens den sich entwickelnden Embryo ernähren zu können. Zum anderen müssen sie einen anderen Gameten finden. Große Gameten haben zwar vermutlich reichliche Energievorräte, aber ihre Herstellung ist kostspielig. Kleine Gameten lassen sich mit relativ geringen Unkosten in riesigen Mengen herstellen, aber sie würden nicht lange überleben, und sie können nichts zur Verfügung stellen, wovon sich ein Embryo ernähren könnte. Mittelgroße Gameten verzichten auf eine hohe Anzahl zugunsten größerer, aber noch immer unzureichender Nährstoffreserven, und werden deshalb von der natürlichen Selektion eliminiert. Vielzellige Organismen produzieren somit nur große Gameten, die wir als Eizellen bezeichnen, und kleine Gameten, die Spermien.[5]

Die nächste Schwierigkeit, die dem Verständnis menschlicher Sexualität im Wege steht, ist die Frage, warum es nicht nur zwei Arten von Gameten gibt, sondern auch zwei Geschlechter. Mit anderen Worten: Warum sollte es Männer geben, die Spermien produzieren, und Frauen, die Eier produzieren, dagegen keine Hermaphroditen, die beides können? Viele Tiere und Pflanzen sind Hermaphroditen, bei denen Eier und Spermien vom selben Individuum produziert werden. Man ist sich unter Biologen mehr oder minder einig, daß man Hermaphroditismus dann erwarten kann, wenn dieselbe Anpassung beiden Geschlechtsfunktionen dienen kann.[6] Große helle Blütenblätter beispielsweise können ein Insekt anziehen, das sowohl Pollen bringt, um die Eizellen der Pflanze zu befruchten, als auch Pollen mitnimmt, um die Eizellen anderer Pflanzen zu befruchten. Wie zu erwarten, sind die meisten Blütenpflanzen Hermaphroditen. Bei Säugetieren gibt es einen eklatanten Mangel an solchen Adaptationen mit Doppelfunktion. Ein Penis oder ein sekundäres Geschlechtsmerkmal wie ein Geweih dienen ausschließlich rein männlichen Funktionen. Uterus und Milchdrüsen dienen rein weiblichen Funktionen. Ein Individuum, das seine begrenzten Ressourcen in weibliche *und* männliche Strategien investierte, leistete vermutlich bei beiden nichts Überzeugendes. Keine einzige Säugerart lebt hermaphroditisch.

Was ein Weibchen in eine Eizelle investiert, ist ein Vielfaches von dem, was ein Männchen in eine Spermienzelle investiert. Selbst wenn das Ei so mikroskopisch klein ist wie beim Menschen, so ist es noch immer einige tausendmal größer als ein Spermium. Zweihundert Millionen Spermienzellen werden in einem einzigen Ejakulat freigesetzt und konkurrieren um die Befruchtung einer einzigen Eizelle. Der ursprüngliche Unterschied bei der Investition in die Gameten erhält sich und klafft immer weiter auseinander. Wenn der größte Teil der entstandenen Eier befruchtet wird, dann werden die meisten der darin enthaltenen Nährstoffe in die entstehenden Jungen gelangen. Wenn die meisten der viel zahlreicheren Spermien sterben, weil sie kein Ei befruchten konnten, dann helfen die in ihnen enthaltenen Nährstoffe in aller Regel dem Nachwuchs nicht. Zusätzliche Nährstoffe in einem Spermium würden zudem eher dessen Schwimmgeschwindigkeit einschränken und wären daher ein Handikap bei der Konkurrenz um eine begrenzte Anzahl von Eizellen.

Entläßt ein Tier seine Eizellen ins Wasser, dann wird es Vorteile mit sich bringen, wenn es dem Weibchen gelingt, die Eiablage zu verzögern, bis die Bedingungen ideal sind und sich reichlich Sperma in unmittelbarer Nähe befindet. Wenn das Weibchen es fertigbringt, solange zu warten, bis es sich ein bestimmtes Männchen aussuchen kann, um so besser. Gene eines widerstandsfähigen, gesunden Männchens verschaffen seinem Nachwuchs einen Vorteil. Gelingt es ihm, die Männchen dazu zu bringen, um es zu kämpfen oder ihre Überlegenheit anderweitig kundzutun, dann verbessert es damit seine Chance, das bestmögliche Männchen zu erwischen. Indem es die Eizellen bis nach der Befruchtung bei sich behält, erlangt es maximale Kontrolle darüber, wer sie befruchtet, verliert damit weniger Eier, die nie befruchtet werden, und kann seinen Nachkommen bis in spätere Entwicklungsstadien hinein Schutz gewähren. Bei der inneren Befruchtung ist man oft geneigt, «innere» automatisch zunächst auf die Weibchen zu beziehen, aber das muß nicht logischerweise so sein. Wenn Seepferdchen kopulieren, dann legt das Weibchen seine Eizellen in eine Bruttasche des Männchens, die dem Säugeruterus analog ist, und die Jungen entwickeln sich dort. Diese Form der Entwicklung innerhalb des männlichen Körpers bildet im Tierreich die Ausnahme. Die geringe Größe und die Beweglichkeit der Spermienzellen machten es der Evolution leichter, Anpassungen zu schaffen, mittels derer Spermien in ein Weibchen gelangen, als solche, über die Eizellen in ein Männchen gelangen.

Da die Befruchtung einer menschlichen Eizelle innerhalb der Mutter stattfindet, wird ihr die Verantwortung für diesen Vorgang übertragen. Gleichzeitig erhöht sich damit ihre Kontrollmöglichkeit darüber, welcher Mann ihre Eizellen befruchtet. Wie bei den Weibchen aller anderen Arten, so ist es auch in ihrem Falle in ihrem reproduktiven Interesse, nach Männern Ausschau zu halten, die nachweislich über Gesundheit und Vitalität verfügen. Wenn Weibchen beginnen, Männchen mit einem ganz bestimmten Charakteristikum auszuwählen – beispielsweise mit den großen farbenprächtigen Federn eines Pfaus oder dem riesigen Geweih eines Elchs –, dann kann es zu einem Prozeß der «Selbstläufer»selektion kommen. Männchen, die das entsprechende Merkmal besitzen, haben schlicht dadurch einen Vorteil, daß die Weibchen sie bevorzugen, damit sie in der Folgegeneration wiederum Söhne bekommen, die eben dieses Merkmal tragen und deshalb erneut von Weibchen bevorzugt werden. Damit wird auf eine noch stärkere Ausbildung des Merkmals selektioniert, und besser ausgestattete Männchen erlangen einen noch größeren Vorteil, womit sie für die Weibchen um so begehrenswerter werden. Diese positive Rückkopplung feilt an dem Merkmal bis zu einem Punkt, an dem dieses den alltäglichen Routinehandlungen des Männchens ernsthaft im Weg sein kann. Der Pfau ist kaum mehr in der Lage zu fliegen, und das Elchgeweih wurde so schwer und sperrig, daß man es allen Ernstes für das großflächige Aussterben der Art verantwortlich macht. Damit haben wir gute Beispiele dafür, daß die natürliche Selektion Merkmale schaffen kann, die dem Individuum oder seiner Art kein bißchen nützlich sind, wohl aber den Genen des betreffenden Organismus. Helena Cronin gibt in *The Ant and the Pea-*

cock eine hervorragende historische Darstellung dieser Überlegung und auch der männlichen Vorbehalte dagegen, die Macht der weiblichen Auswahl und ihrer belastenden Auswirkungen auf die Männchen zu akzeptieren.[7]

Wenn die Befruchtung im Inneren stattfindet, dann kann das Junge bestimmt in einem optimalen Stadium das Licht der Welt erblicken. Optimal für wen? Mutter? Baby? Vater? Dazu kommen wir gleich. Wielange die Jungen genau ausgetragen werden, ist wiederum ein Merkmal, das sehr stark der natürlichen Selektion unterworfen ist. Bei der neun Monate währenden menschlichen Schwangerschaft, in der der Nachwuchs aus einem mikroskopisch kleinen Etwas zu einem Säugling von mehreren Kilogramm heranwächst, ist die Investition der Mutter in jedes Kind sehr viel größer als die des Vaters. Andererseits kann sie sicher sein, daß das Kind ihres ist, während er darüber durchaus im unklaren sein kann. Diese Unsicherheit bedeutet, daß es für den Mann sehr viel zweifelhafter als für die Frau ist, ob sich der Zeit- und Energieaufwand, den er zur Nachwuchsbetreuung aufwendet, tatsächlich auszahlt. Der ursprünglich winzige Unterschied bei den Investitionen zur Herstellung von Spermium und Ei wird durch die menschliche Reproduktionsphysiologie ungeheuer vervielfacht und führt, wie wir sehen werden, zu durchaus unterschiedlichen Reproduktionsstrategien für Männer und Frauen.

Mädchen und Jungen werden, wie wir in Kapitel 2 erklärt haben, in nahezu gleicher Anzahl geboren, denn im Durchschnitt wird das Geschlecht, das im Überschuß vertreten ist, den geringeren Fortpflanzungserfolg zu verzeichnen haben. Die Selektion formt Eltern also konstant dahingehend, Nachkommen des selteneren Geschlechts zu produzieren, und gleicht damit das Geschlechterverhältnis auf lange Sicht aus. Vom Standpunkt einer Maximierung der Gesamtreproduktion ist das ineffizient. Es bedarf nur weniger Männer, um eine große Anzahl Frauen beliebig häufig schwanger sein zu lassen, wobei diese Häufigkeit wiederum davon abhängt, womit sich der Fortpflanzungserfolg der Frau jeweils maximieren läßt. Das ist eine klare Illustration dessen, daß die unteren Selektionsebenen eine größere Rolle spielen als die höheren Ebenen (Gruppe). Hätte die Selektion auf Gruppenniveau auch nur die geringste Bedeutung, dann müßte das Geschlechterverhältnis weibchenlastig sein.[8]

Das ist keinesfalls eine Frage von rein akademischem Interesse. In Indien führte die kulturelle Bevorzugung männlicher Nachkommen in Kombination mit der steigenden Anzahl an Ultraschallgeräten, mit denen sich das Geschlecht eines Fetus bestimmen läßt, zu einer extremen Verlagerung des Geschlechterverhältnisses. Über 90 Prozent aller Abtreibungen betreffen heute weibliche Feten, und das Geschlechterverhältnis der Gesamtbevölkerung beginnt ein Ungleichgewicht aufzuweisen. Ähnlich liegt der Fall in vielen Teilen Chinas, wo sich Paare nach den Richtlinien zur Begrenzung des Bevölkerungswachstums auf ein Kind beschränken müssen: In über 60 Prozent der Fälle ist dieses Kind ein Junge. Auf lange Sicht wird ein solches Ungleichgewicht durch die natürliche Selektion ausgeglichen werden, aber in der nächsten Generation wird es unvorhersehbare politische und soziale Konsequenzen haben. Wir tippen darauf, daß die überzähligen Männer heftig miteinander konkurrieren werden und daß die zahlenmäßig unterlegenen Frauen mit bemerkenswerter Geschwindigkeit an sozialem Einfluß gewinnen werden.

3. Konflikt und Kooperation zwischen den Geschlechtern

Der Konflikt zwischen den Geschlechtern hält nicht kontinuierlich an. Männer und Frauen können miteinander auskommen, manchmal tagelang, oft sogar über Wochen. Diese Harmonie wird jedoch unausweichlich durch Konflikte gestört, die in den unterschiedlichen reproduktiven Interessen und Strategien von Männern und Frauen begründet sind.[9] Aus dem ursprünglichen Unterschied zwischen dem winzigen Spermium und dem größeren Ei haben sich zwei voneinander völlig getrennte Welten gegensätzlicher Strategien entwickelt, die unser Leben bestimmen. Frauen können nur eine begrenzte Anzahl von Kindern bekommen, in der Regel vier bis sechs, selten vielleicht sogar an die zwanzig, wie man entsprechenden Rekordmeldungen entnehmen kann. Männer aber können Hunderte von Kindern haben, und haben dies in Kulturen, in denen es ihnen durch das Zusammentreffen überschüssiger Ressourcen und sozialer Schichtensysteme möglich war, durchaus genutzt, um sich Harems mit Hunderten von Frauen zu halten, während viele andere sogar auf eine einzige Partnerin zu verzichten gezwungen waren.[10] Diese Ausnahmefälle sind extreme Beispiele für das Prinzip, daß die Zahl der Nachkommen für Männer sehr viel stärker schwanken kann als für Frauen. Dieser Unterschied entsteht durch die unvermeidlich hohen Investitionen an Zeit und Kalorien, die eine Frau in ein Baby tätigen muß – im Vergleich zu dem minimalen männlichen Aufwand von ein paar Minuten und einem einzigen Ejakulat.

Diese Unterschiede bedeuten, daß Männer und Frauen unter Umständen auch unterschiedliche Strategien zur Optimierung ihrer darwinistischen Fitneß verfolgen könnten – und das tun sie auch. Eine Frau kann die Zahl ihrer Gene in künftigen Generationen maximieren, wenn sie einen Mann findet, der für sie und ihre Kinder gut sorgen wird und der nicht geneigt ist, in andere Frauen zu investieren. Männer können eine ähnliche Strategie einsetzen, um eine Frau zu finden, die fruchtbar und dazu bereit ist, ihre Kinder fürsorglich zu betreuen, und die nicht dazu neigt, eine Beziehung zu anderen Männern einzugehen. Darüber hinaus haben Männer noch eine strategische Alternative, die Frauen nicht zur Verfügung steht: nämlich die, viele Frauen zu befruchten und sie und ihre Kinder wenig oder gar nicht zu unterstützen. Nichts von alledem bedeutet, daß Männer und Frauen ihre Möglichkeiten durchdenken, um sich bewußt für eine Strategie zur Optimierung ihres Fortpflanzungserfolgs zu entscheiden, und es sagt schon gar nichts darüber aus, wie man sich verhalten sollte. Nichtsdestotrotz hat die natürliche Selektion unseren emotionalen Apparat unweigerlich auf eine Art und Weise geformt, die der Maximierung unseres Fortpflanzungserfolgs dienlich ist – oder zu Steinzeitverhältnissen gewesen wäre.

4. Männliche Vorlieben

Die Probleme, die sich aus den abweichenden Strategien beider Geschlechter ergeben, werden im Balzverhalten deutlich sichtbar. Weibchen aller Spezies sind am besten beraten, wenn sie ein Männchen finden können, das gute Gene und reiche Ressourcen bietet. Wenn also die Weibchen die Wahl haben, wetteifern daher die Männchen zur Darstellung ihrer Fähigkeiten in Wettkämpfen, deren Vielfalt von den vertrauten Rempeleien der Reh- und Schafböcke bis zum volltönenden Prahlen eines Ochsenfroschs reicht. Bei anderen Arten paart sich das Weibchen mit dem Männchen, das ihm das größte Hochzeitsgeschenk präsentiert. In der Regel handelt es sich dabei um ein Insekt oder eine andere Proteinquelle, manchmal sogar um das Männchen selbst, wie zum Beispiel im Falle der Gottesanbeterinnen, bei denen das Männchen noch während der Kopulation vom Weibchen verspeist wird. Es mag zwar zu fliehen versuchen, aber da es wahrscheinlich kein zweites Weibchen finden wird, mehrt er seinen eigenen Fortpflanzungserfolg vermutlich eher dadurch, daß er sein Körperprotein dem Weibchen zur Verfügung stellt, das es dann nutzen kann, um dem gemeinsamen Nachwuchs mehr Nährstoffe zur Verfügung zu stellen.

Obwohl Männer, wie jedermann weiß, sehr viel weniger wählerisch sind als Frauen, so haben doch auch sie ausgeprägte Vorlieben. Ein Mann optimiert seinen Fortpflanzungserfolg durch die Beziehung zu gesunden und erfolgreichen Frauen (ein Zeichen für gute Gene), die von maximaler Fruchtbarkeit sind (das heißt sich auf der Höhe ihres reproduktiven Alters befinden), die ungebunden sind (das heißt keine Kinder aus früheren Beziehungen haben) und sowohl fähig als auch motiviert sind, Mutter zu sein. Der Psychologe David Buss von der University of Michigan formulierte es so: «Stellen Sie sich einen Zustand vor, in dem Männer außer der Artzugehörigkeit keine Präferenzen in bezug auf Frauen hegten und sich statt dessen zufällig mit ihnen verbänden. Unter diesen Umständen gehörten Männer, die zufällig eine sexuelle Beziehung zu Frauen außerhalb des gebärfähigen Alters eingingen, niemals zu den Vorfahren kommender Generationen. Männer hingegen, die sich an Frauen auf der Höhe ihrer Fruchtbarkeit hielten, genössen einen relativ großen Fortpflanzungserfolg. Über Tausende von Generationen müßte dieser Selektionsdruck – könnte er uneingeschränkt wirken – psychologische Mechanismen hervorbringen, die Männer dazu veranlassen, Frauen von hoher Fruchtbarkeit denen von geringerer Fruchtbarkeit vorzuziehen.»[11]

Beide Geschlechter können ihre Fruchtbarkeit also erhöhen, indem sie ihre Partner sorgfältig auswählen. Sie wählen jedoch nach unterschiedlichen Kriterien. Männer sind mehr an Fruchtbarkeit und sexueller Treue interessiert, Frauen an guten Genen und Ressourcen. Bei einer Untersuchung mit 10047 Personen unterschiedlicher Religions- und Kulturzugehörigkeit aus 37 Ländern konnte Buss diese allgemeinen Aussagen bestätigen.

Mit Ausnahme von einer einzigen der siebenunddreißig Stichproben waren den Frauen die Verdienstmöglichkeiten des Partners sehr viel wichtiger als den Männern. Jugend und Aussehen hingegen waren den Männern wichtiger. Und bei 23 der 37 Stichproben schätzten Männer Keuschheit sehr viel höher ein als Frauen, wobei es keine einzige Kultur gab, in der das Umgekehrte galt.[12]

Bei der menschlichen Art gestaltet sich die Partnerwahl besonders kompliziert, denn hier kommt es wiederholt zu sexuellen Kontakten zwischen den Partnern und beide Eltern sorgen für den Nachwuchs. Dieser Umstand bedeutet aber auch, daß eine Frau riskiert, verlassen zu werden, so daß sie nicht nur den gegenwärtigen Rang ihres Partners beurteilen muß, sondern auch versuchen muß vorherzusehen, inwieweit er fähig und willens ist, bei ihr zu bleiben und für sie und ihrer beider Nachkommen zu sorgen. Eine dauerhafte Bindung und kontinuierliche Investitionen seitens des Mannes bedeuten auf der anderen Seite aber auch, daß er es nun sehr viel stärker mit einem, im Vergleich zu den meisten anderen Primaten, neuen Risiko zu tun hat: Er riskiert, betrogen zu werden. Deshalb muß er die Wahrscheinlichkeit abschätzen können, mit der seine künftige Partnerin Beziehungen zu anderen Männern eingehen und ihn damit vor die Situation stellen wird, unwissentlich in eine Frau zu investieren, die das Kind eines anderen Mannes austrägt beziehungsweise später in den Nachwuchs eines anderen Mannes zu investieren.

Um seinen Erfolg zu sichern, muß der einzelne somit das zukünftige

Verhalten seines künftigen Partners vorhersagen können – eine äußerst vage Angelegenheit also. Beide Geschlechter achten dabei auf Indikatoren für Treue und für die Bereitschaft, in Nachwuchs zu investieren. Der israelische Biologe Amotz Zahavi hat die Vermutung geäußert, daß diese Zwänge möglicherweise einige anderweitig sehr mysteriöse Konflikte erklären könnten, denen ein Mechanismus zugrunde liegt, den er als «Prüfen einer Bindung» bezeichnet.[13] Durch die Provokation des künftigen Partners, so Zahavi, kann man dessen Bereitschaft einschätzen, auch angesichts künftiger Schwierigkeiten weiterhin seine Ressourcen aufzuteilen und dem anderen die Treue zu halten. Streiten also Liebende, um einander zu testen? Zur Unterstützung seiner Theorie verweist Zahavi auf Beispiele aus der Welt balzender Vögel. Weibliche Kardinale beispielsweise picken und jagen werbende Männchen und lassen die Paarung erst nach sehr langer Verfolgung zu. Die entstehende Bindung überdauert eine Saison um die andere. Niemand hat jemals menschliches Werben daraufhin untersucht, ob wir vielleicht dasselbe tun.

Zurück zu den überzeugendsten Befunden in Buss' Arbeiten. Trotz aller Unterschiede waren sich beide Geschlechter aller Kulturkreise rund um den Globus in den beiden wichtigsten Merkmalen einig, nach denen sie bei einem künftigen Partner suchen würden: 1) Verständnis und Zuvorkommenheit und 2) Intelligenz. Warum wollen beide Geschlechter in erster Linie einen verläßlichen und fürsorglichen Partner? Um dies beantworten zu können, müssen wir verstehen, warum es eine Institution wie die Ehe gibt. Warum gehen Männer und Frauen aller Kulturkreise eine langfristige sexuelle Beziehung samt Elternschaft ein, während die meisten anderen Primaten über völlig andere Paarungssysteme verfügen? Diese Frage läßt sich nicht mit Sicherheit beantworten, aber das menschliche Muster von Nahrungserwerb und Kinderaufzucht trägt sicher nicht unwesentlich zur Klärung dieser Frage bei. In natürlicher Umgebung ist es für einen Alleinversorger extrem schwierig, ein Kind aufzuziehen. Über viele Jahre hinweg sind Kinder zu hilflos und zu schwer, um auf längere Sammeltouren mitgenommen zu werden. Um später zurechtzukommen, müssen sie in den Eigenheiten ihrer Kultur unterwiesen werden, und sie brauchen Hilfe bei den Verhandlungen innerhalb der Hierarchie der Gruppe. Kurz, ein Kind ist so arbeitsaufwendig, daß es möglicherweise mehr als einer Person bedarf, um es großzuziehen. Vorausgesetzt, daß die Eltern alle Kinder gemeinsam haben, sollte der Interessenkonflikt zwischen ihnen eigentlich minimal sein, außer natürlich, wenn der Konflikt durch die Verpflichtungen gegenüber anderen Verwandten entsteht. Probleme mit der Schwiegerfamilie sind daher völlig normal, denn wenn man ihnen hilft, dann verschafft man nur den Genen des Gatten einen Vorteil, nicht den eigenen.

5. Betrügerische Paarungsstrategien

Sexuelle Beziehungen, bei denen der Mann sich nicht um den Nachwuchs kümmert, kommen seinen reproduktiven Interessen sehr viel mehr entgegen als denen der Frau. Das steht im Einklang mit ein paar anderen Aspekten menschlicher Sexualverhaltensmuster. Erstens: Prostitution ist in erster Linie ein weiblicher Beruf. Obwohl beide Geschlechter ihr erotisches Vergnügen gleichermaßen genießen, hat das Gleichgewicht von Angebot und Nachfrage doch zur Folge, daß überall auf der Welt Männer bereit sind, für Sex zu bezahlen, während Frauen nur selten Probleme haben, einen Sexualpartner zu finden. Zweitens: Auch die Strategien der Singlebars ergeben in diesem Licht allmählich einen Sinn: Um eine Frau für sich zu interessieren, prahlen Männer mit ihrer Fähigkeit, sie zu beschützen und für sie zu sorgen. Sie übertreiben ihre Heldentaten, wedeln gut sichtbar mit ihren Rolex-Plagiaten und schwören, die Liebe ihres Lebens gefunden zu haben. Erfahrene Frauen werden hiervon nur selten getäuscht, dennoch scheinen diese Muster männlicher Verführungskunst zu funktionieren. Oft beschuldigen Männer die Frauen, sich der umgekehrten Betrugstaktik zu bedienen: teure Geschenke mit offenkundigem sexuellem Interesse entgegenzunehmen und später völlig entrüstet ihr Entsetzen darüber zum Ausdruck zu bringen, daß er sie für «so eine» gehalten habe. Seit Tausenden von Jahren bezeichnen Ärzte dieses emotionale Verhaltensmuster als «Hysterie». Dieser Name ist entstanden, weil man annahm, daß häufig miteinander assoziierte psychische und physische Symptome wie Bauchschmerzen und psychogene Paralysen dem Einfluß des Unterleibs auf den übrigen Körper zugeschrieben werden müssen. Hätte die Ärzteschaft ursprünglich in der Hauptsache aus Frauen bestanden, wäre die zweifelhafte Diagnose «Hysterie» vielleicht niemals gestellt worden: Statt dessen hätten Ärztinnen, denen die betrügerischen Strategien der Männer vertraut waren, alle Merkmale eines Flegels möglicherweise einer überaktiven Prostata zugeschrieben und die Symptomatik als «Prostaterie» bezeichnet.

6. Anatomie und Physiologie des Reproduktionssystems

Der weibliche Reproduktionszyklus des Menschen unterscheidet sich sehr von dem anderer Primaten. Viele Primatenweibchen künden ihre fruchtbaren Perioden durch Gerüche, leuchtend bunte Hautverfärbungen und ein verändertes Verhalten an. Diese Form der Propaganda ist ausgesprochen nützlich, werden doch durch sie während der fruchtbaren Periode des Weibchens Wettbewerb und Balzverhalten der Männchen herausgefordert, während die sexuelle Erregung zu anderen Zeiten eher gedämpft wird. Bei Frauen wird für den Eisprung nicht nur nicht geworben, sondern er scheint sogar sorgfältig verborgen zu werden. Auch der Zyklusrhythmus ist beim Menschen ein anderer: Während die meisten Primaten nur einen oder zwei Eisprünge pro Jahr haben (die häufig synchron mit denen anderer assoziierter Weibchen ablaufen), wiederholt die Ovulation sich beim Menschen in regelmäßigen Abständen von ungefähr vier Wochen. Am Ende des Zyklus verliert die Frau, falls sie nicht schwanger geworden ist, eine beträchtliche Menge Blut. Die sexuelle Aktivität beim Menschen ist nicht auf kurze fruchtbare Perioden beschränkt, sondern findet während des gesamten Zyklus statt, wobei für den häufigen Geschlechtsverkehr ein beträchtlicher Zeit- und Energieaufwand betrieben wird. Bei den meisten Primaten gibt es keinen weiblichen Orgasmus,[14] und wenn doch, so ist er kurz und unscheinbar, beim Menschen ist er häufig und kann überaus intensiv sein.

Zwar wird über die Einzelheiten noch heftig diskutiert, doch es herrscht zunehmende Einigkeit darüber, daß all diese Fakten zusammenpassen. Der Schlüssel zu ihrer Erklärung ist die Tatsache, daß sowohl die Frau als auch ihr Partner einen Vorteil davon haben, wenn er häufig anwesend und nicht über Wochen und Monate von ihr getrennt ist. Verliefe ihr Zyklus augenfällig, so könnte er seinen Reproduktionserfolg optimieren, wenn er nur in fruchtbaren Perioden sexuelle Beziehungen zu ihr hätte. Da er aber nicht weiß, wann das der Fall ist, muß er in der Nähe bleiben und häufig mit ihr schlafen. Hätte eine Frau der frühen Steinzeit aufgrund ihrer immer größer werdenden geistigen Kapazitäten eine Möglichkeit gehabt, zu wissen, wann sie fruchtbar ist, und einen Zusammenhang zwischen Sexualität und den Schmerzen einer Geburt herzustellen, dann hätte sie sich ihrem Partner unter Umständen zu diesen Zeiten verweigert und damit ihren Reproduktionserfolg herabgesetzt. Hier haben wir die Möglichkeit, daß *Nichtwissen* sich vorteilhaft auf die Fitneß auswirken kann. Zum erstenmal formuliert wurde diese Möglichkeit von der Ornithologin Nancy Burley. Ein im Verborgenen ablaufender Eisprung bewahrt eine Frau zu einem gewissen Grad auch davor, von einem Mann geschwängert zu werden, der mächtiger ist als ihr Partner, denn auch dieser kann nicht erfahren, wann sie fruchtbar ist, um sie dann zu eben dieser Zeit für sich zu beanspruchen.[15]

Die durchschnittliche Häufigkeit des menschlichen Geschlechtsverkehrs – der im Durchschnitt etwa alle drei Tage stattfindet – reicht hin, um es wahrscheinlich zu machen, daß eine Ovulation in eine Schwangerschaft mündet. Wie bereits zuvor erwähnt kann diese kontinuierliche sexuelle Aktivität aber auch bedeuten, daß Bakterien und Viren regelmäßig «huckepack» bis tief in den weiblichen Genitaltrakt hineingelangen können. Der Schleimpfropf am Anfang des Gebärmutterhalses, der Spermien mit Ausnahme von zwei oder drei fruchtbaren Tagen im Monat die meiste Zeit am Eindringen hindert, ist einer der Schutzmechanismen gegen solche Infektionen. An diesen fruchtbaren Tagen ordnen sich die Schleimfibrillen zu Kanälen an, die gerade so weit sind, daß die Spermien bis zur Gebärmutter hinauf schwimmen können. Margie Profets Ansicht nach stellt die Menstruation, wie in Kapitel 3 beschrieben, möglicherweise einen zweiten Defensivmechanismus dar, durch den pathogene Organismen abgetötet und die Anfänge einer Infektion hinausgeschwemmt werden. In unserer natürlichen Umgebung haben die meisten Frauen selbstverständlich sehr viel weniger Menstruationszyklen durchlebt, denn während Schwangerschaft und Stillzeit ruht der Zyklus, und diese addierten sich damals zu einem Großteil des Lebens. Durch Menstruationsblutungen bedingte Anämien sind ein weiteres Problem, das sich vor allem durch neuartige Aspekte unserer Umgebung wie Enthaltsamkeit und effiziente Verhütung ergeben hat.

Männer unterscheiden sich von einigen anderen Säugermännchen dadurch, daß bei ihnen die Hoden permanent in einem Hodensack außerhalb des Körpers liegen. Für ein Organ von derart vitaler Bedeutung ist das ein überaus riskanter Ort, es muß also einen guten Grund für diese Situation geben. Ein Hinweis hierauf ergibt sich in diesem Zusammenhang aus der Tatsache, daß viele Männer durch das Tragen von zu enger Unterwäsche unfruchtbar werden, weil sich hierdurch die Hodentemperatur erhöht. Die Anatomie zeigt, daß die Venen, die Blut von den Hoden zum Körper zurücktransportieren, so um die Arterien herum angeordnet sind, daß sich eine als Wärmeaustauschmechanimus sehr wirksame Gegenströmung ergibt, mit der sich die Hoden kühlen lassen. Es ist ein ungelöstes Rätsel, warum Spermien nicht bei normaler Körpertemperatur gebildet werden können. Da aber eine fruchtbare Frau jederzeit zur Verfügung stehen kann, müssen Männer ihre Hoden stets funktionsfähig halten.

Bei verschiedenen Primatenarten variiert die Hodengröße sehr stark, und ein Teil dieser Variabilität läßt sich durch unterschiedliche Paarungsmuster erklären. Ein Schimpansenweibchen paart sich mit mehreren Männchen, Gorilla- und Orang Utan-Weibchen nur mit einem. Da der Reproduktionserfolg eines Schimpansenmännchens nicht nur davon abhängt, daß es ihm gelingt, mehrere Weibchen zu befruchten, sondern auch davon, daß seine Spermien im Konkurrenzkampf mit anderen Spermien um die Befruchtung einer Eizelle gewinnen, hat die natürliche Selektion sowohl die Zahl der Spermien, die ein Schimpansenmännchen produziert, als auch die Größe seiner Hoden zunehmen lassen. Die Hoden eines Gorillas wiegen trotz dessen Größe und seiner furchterregenden Erscheinung nur etwa ein Viertel dessen, was Schimpansenhoden wiegen. Die relative Hodengröße ist generell hoch bei Arten, bei denen die Weibchen sich häufig mit vielen Männchen paaren, bei Arten mit wenig Spermienkonkurrenz ist sie dagegen gering. In welche Kategorie fallen hierbei die Menschen? Irgendwo dazwischen, aber ein bißchen weniger auf seiten der geringfügigen Spermienkonkurrenz. Es hat allerdings den Anschein, als sei es im Verlauf der menschlichen Evolution häufig genug zu vielfachen sexuellen Kontakten gekommen, um auf eine Hodengröße zu selektionieren, die ein bißchen über der von Arten mit einem zuverlässig monogamen Paarungssystem liegen.[16]

Zwei britische Forscher, Robin Baker und Robert Bellis, haben das Thema Spermienkonkurrenz noch um einiges ausgeweitet.[17] Sie stellen fest, daß die Spermien in einem menschlichen Ejakulat von sehr unterschiedlicher Art sind, unter anderem befinden sich auch solche darunter, die gar nicht in der Lage wären, eine Eizelle zu befruchten. Viele dieser Spermien sind ihrer Ansicht nach nur dazu angelegt, die Spermien fremder Männer aufzuspüren und zu zerstören. Sie konnten darüber hinaus auch zeigen, daß die in Kondomen gesammelte Ejakulatmenge bei monogamen Paaren nicht nur mit der Zeitspanne zunimmt, die seit der letzten Ejakulation verstrichen ist, sondern auch von dem Zeitraum abhängig ist, über den hinweg das Paar getrennt gewesen ist. Das legt die Vermutung nahe, daß es eine Anpassung gibt, durch die sich die Spermienmenge erhöhen läßt, wenn es notwendig wird, beispielsweise um mit den Spermien eines anderen Mannes zu konkurrieren. Sollte sich das bestätigen, so zeigt dies, daß die Selektion unseren Sexualapparat dazu angelegt hat, auf verschiedenste Weise und auf engstem Raum mit Artgenossen zu konkurrieren.

7. Eifersucht

Wie verständlich Eifersucht auch sein mag – sowohl was die Theorie der natürlichen Selektion anbelangt, als auch was unsere Intuition angeht –, sie ist mit Sicherheit verantwortlich für einen Großteil allen Elends dieser Welt. Die von Homer beschriebene Rachsucht und all das Blutvergießen, das Helena heraufbeschwor, als sie Menelaos um Paris willen verließ, sind vielleicht nicht allzu wörtlich zu nehmen, aber sie liefern eine plausible Darstellung der Gefühle, die durch ein solches Ereignis ausgelöst werden können. Die kanadischen Psychologen Martin Daly und Margo Wilson haben überzeugend dargelegt, daß ein Großteil aller Morde an Frauen männlicher Eifersucht zuzuschreiben ist.[18] Othellos tödliche Raserei und Desdemonas tragischer Tod haben im wirklichen

Leben nur allzu viele Parallelen. In den meisten Fällen schürt Eifersucht nur Zwist und Ehekrach, der kurz vor dem eigentlichen Mord haltmacht, doch sie führt oft zu traumatischen Scheidungen mit all ihren tragischen Konsequenzen. Bei einigen wenigen Individuen rechtfertigt die extreme Intensität dieser Gefühle im Zusammenspiel mit der irrigen Annahme, der Partner sei untreu, die klinische Diagnose einer pathologischen Eifersucht. Um all das verstehen zu können, müssen wir uns die evolutionären Ursprünge und Funktionen unserer Fähigkeit zu sexueller Eifersucht vergegenwärtigen.

Mutterschaft ist eine Tatsache, aber Vaterschaft ist immer eine Frage des Vertrauens. Ein Mann riskiert, jahrelang für eine Frau zu sorgen, die die Kinder anderer Männer austrägt, und so unfreiwilligerweise Kinder großzuziehen, die nicht seine eigenen sind, während Frauen immer wissen, welches ihre Kinder sind. Ein Mann, dem Eifersucht fremd ist, läuft eher Gefahr hintergangen zu werden, womit sich sein Fortpflanzungserfolg verringert. Männer, die potentiellen Nebenbuhlern drohen und ihre Frauen daran hindern, sich mit anderen Männer zusammenzutun, haben einen Evolutionsvorteil. Gene für die männliche Veranlagung zu sexueller Eifersucht werden daher im Genpool erhalten bleiben.

Frauen haben es zwar nicht mit diesen Risiken zu tun, dafür aber mit anderen. Wendet sich der Ehemann anderen Frauen zu, so kann das den Verlust von Zeit und Ressourcen bedeuten, möglicherweise auch den Verlust des Ehemanns, sowie ein erhöhtes Risiko für sexuell übertragene Krankheiten. Kulturübergreifende Daten zeigen eine enorme Diversität der Sexualmoral, von Kulturen mit geduldeten außerehelichen Beziehungen bis zu jenen, in denen jede Untreue mit dem Tode bestraft wird. Stets scheint jedoch die sexuelle Eifersucht seitens der Männer stärker zu sein als die auf seiten der Frauen.

Sexuelle Eifersucht hat einen solch starken Einfluß auf das menschliche Leben, daß sie in nahezu allen Lebensgemeinschaften durch Bräuche oder Gesetze institutionalisiert worden ist. In den technologisch hoch entwickelten westlichen Ländern behandeln Männer Frauen oftmals als Eigentum und versuchen deren sexuelle Beziehungen zu kontrollieren. Bei vielen traditionelleren Formen sozialen Zusammenlebens ist diese Kontrolle jedoch sehr viel drastischer und noch sehr viel stärker institutionalisiert. In manchen mediterranen Lebensgemeinschaften müssen Frauen nach der Hochzeitsnacht ihre Jungfräulichkeit durch Blutflecke auf dem Laken nachweisen. Sie werden so von der Außenwelt abgeschirmt, daß sie mit keinem anderen als ihrem Ehemann zusammentreffen. In manchen muslimischen Gesellschaften müssen Frauen lange Kleider und Schleier tragen, die sie für Männer außerhalb ihres Hauses unkenntlich machen. In China wurden den Frauen von frühester Kindheit an die Füße bandagiert, um ihre Gehfähigkeit einzuschränken. In vielen Teilen Afrikas gehört es noch immer zur traditionellen Praxis, jungen Mädchen am Beginn der Pubertät die Klitoris zu beschneiden und die Schamlippen zusammenzunähen. Männer schaffen also überall soziale Institutionen, um die weibliche Sexualität zu kontrollieren.

Welche Haltung legte unsere eigene Gesellschaft einer Frau gegenüber an den Tag, die zu 90 Prozent ihrer Zeit ihrem Mann treu ist, die verbleibenden zehn Prozent ihres Geschlechtslebens jedoch mit einem anderen Liebhaber verbringt? Ihr Ehemann hätte eine Chance von neunzig Prozent, Vater des nächsten Kindes zu sein, streng evolutionsbiologisch gesehen würden wir damit erwarten, daß seine Qualitäten als Vater neunzig Prozent dessen betragen, was er leisten würde, wenn seine Ehefrau streng monogam wäre. Und doch wird in manchen Kulturen ein einziger Seitensprung seitens der Frau von Gesetzes wegen als hinreichender Grund für eine Beendigung der Ehe betrachtet, wobei der Ehemann die künftigen Kinder der Frau nicht zu versorgen hat. Viele Leute sind der Ansicht, die Kultur wirke solchen biologischen Tendenzen entgegen, doch im Falle der Eifersucht wird die biologische Grundrichtung durch Kultur und Rechtssystem verstärkt. Diejenigen, die der Ansicht sind, daß Gesetze unseren eher destruktiven biologischen Grundeigenschaften entgegen wirken sollten, würden vermutlich versuchen, die soziale Gesetzgebung so zu verändern, daß Untreue als Scheidungsgrund nicht mehr ausreicht. Wie, glauben Sie, sähe die Welt aus, wenn jemand eine Pille gegen Eifersucht erfände?

8. Sexuelle Störungen

Menschen sind, vorsichtig ausgedrückt, sehr an der Qualität ihres Sexuallebens interessiert. Evolutionsbiologisch ist das darauf zurückzuführen, daß die Selektion für Verhaltensweisen gearbeitet hat, die die Reproduktionsfähigkeit erhöhen, während Gene, die ihren Träger sexuell uninteressiert sein lassen, eliminiert wurden. Genau da beginnt Sexualität problematisch zu werden. Die Allgegenwärtigkeit sexueller Probleme offenbart sich bei jedem Besuch eines Buchladens. Die langen Reihen von Büchern zur Sexualtherapie dokumentieren eine traurige Wahrheit. Sexuelle Probleme sind keine Angelegenheit, die von Zeit zu Zeit ein paar Leute betrifft, sondern sie beschäftigen viele Leute einen Großteil ihrer Zeit. Diese Bücher enthalten jede Menge Hinweise darauf, daß diese Probleme weder genetische Defekte noch das Ergebnis einer abnormen Umgebung sind, sondern direktes Produkt unserer Evolution. In jedem dieser Bücher findet sich ein Kapitel über den frühzeitigen Orgasmus bei Männern und ein weiteres über den verzögerten oder fehlenden Orgasmus bei Frauen. Es gibt nie ein Kapitel über zu frühe Orgasmen bei Frauen oder zu späte Orgasmen bei Männern und keine Erklärungen darüber, warum Männer und Frauen sich in dieser Hinsicht unterscheiden. Es gibt Kapitel über den Fetischismus bei Männern, aber keine Erwähnung ähnlicher Verhaltensweisen bei Frauen, und wiederum findet sich kein Kommentar dazu, warum Männer und Frauen sich hierin unterscheiden. Es gibt Probleme, die beiden Geschlechtern gemeinsam sind: Beiden geht sexuelles Interesse gelegentlich ab, beide haben gelegentlich Probleme, sich vom Partner erregen zu lassen. Und beide Geschlechter (vor allem aber Männer) leiden bei dem immer gleichen Geschlechtspartner unter Langeweile. Hier, im Herzen des Problems, stoßen wir auf ein biologisches System, das, gelinde ausgedrückt, sehr willkürlich scheint. Warum sollten Männer und Frauen so viel derart Unterschiedliches zu beklagen haben?

Das mindeste, was man erwarten sollte, wäre eine Koordination der Orgasmen von Männern und Frauen. Beider Orgasmen laufen aber nicht nur unkoordiniert ab, sondern sie erfolgen beim Mann gleichbleibend früher als bei der Frau. Diese Tatsache liefert eine der unglückseligeren Illustrationen des Prinzips, daß die natürliche Selektion uns zur Maximierung unserer Reproduktionsfähigkeit formt und nicht zur Maximierung unserer Befriedigung. Man stelle sich den Reproduktionserfolg eines Mannes vor, der seinen Orgasmus nur sehr langsam erreicht. Er mag seine Partnerin zufriedenstellen, aber wenn der Geschlechtsakt unterbrochen wird oder seine Partnerin vor ihm befriedigt ist und ihn beenden will, dann gelangen seine Spermien nicht dahin, wo sie seinen Genen nützen können. Dieselben Kräfte formen das Timing der weiblichen Reaktion. Eine Frau, die sehr rasch einen Orgasmus bekommt, bricht den Geschlechtsverkehr gelegentlich vielleicht ab, bevor ihr Partner ejakulieren konnte, und damit hätte sie weniger Nachwuchs als eine Frau mit einer weniger schnellen Reaktion.

Bei genauerem Hinsehen wird offenbar, daß es möglicherweise ein System gibt, das das Timing männlichen Sexualverhaltens den besonderen Umständen anpaßt. Zu vorzeitiger Ejakulation kommt es in erster Linie bei jungen Männern, insbesondere in spannungsgeladenen, angsteinflößenden Situationen. Anthropologen, die Jäger-und-Sammler-Kulturen untersuchen, berichten, daß die Liaison eines jungen Mannes häufig mißbilligt wird und ihm gefährlich werden könnte, wenn ein älterer Mann sie entdeckte. Unter solchen Umständen ist ein verkürzter Geschlechtsakt eine besonders vorteilhafte Anpassung. Derzeit sind solche Überlegungen reine Spekulation, doch sie verdienen genauere Betrachtung.

9. Schwangerschaft

Eine Schwangerschaft sollte eigentlich der Inbegriff gemeinsamer Zielsetzung sein, eine Zuflucht vor jeder Form von Konflikt, die vollkommene Zweckgemeinschaft von Mutter und Fetus. Und die Beziehung zwischen beiden ist so eng verflochten und so auf Gegenseitigkeit beruhend, wie eine Beziehung nur sein kann. Dennoch gibt es, da Mutter und Kind nur die Hälfte ihrer Gene teilen, genug Zündstoff für Konflikte. Jeder Vorteil, der zugunsten des Fetus geht, hilft dessen Genen. Der Fetus optimiert seine Fitneß, indem er sämtliche verfügbaren mütterlichen Ressourcen bis an den Rand der mütterlichen Leistungsfähigkeit ausbeutet, ohne dabei allerdings die Fähigkeit der Mutter, für ihn und seine Zukunft zu sorgen, ernstlich zu gefährden – beziehungsweise ihre Fähigkeit zu untergraben, seine Voll- oder Halbgeschwister großzuziehen (die ihm jeweils die Hälfte oder die drei Viertel an Genen, die sie nicht mit ihm teilen, weniger wert sind als er selbst).

Vom Standpunkt der Mutter hilft jeder Beitrag für den Fetus nur der Hälfte ihrer Gene, so daß das Optimum ihrer Leistungen für den Fetus unter dem liegt, was für ihn tatsächlich optimal wäre. Außerdem wären durch die Geburt eines zu großen Kindes ihre Gesundheit und ihr Leben gefährdet. Das auf die eigene Fitneß ausgerichtete Interesse von Fetus und Mutter sind daher nicht identisch, und wir können daher voraussagen, daß der Fetus über Mechanismen verfügen wird, die Mutter dahingehend zu manipulieren, daß sie ihm über Gebühr viele Nährstoffe zukommen läßt und daß die Mutter ihrerseits Mechanismen haben wird, einer solchen Manipulation zu widerstehen.

Manchmal wird argumentiert, daß ein Gen, das dem Nachwuchs auf Kosten der Mutter zugute kommt, keinen Nettovorteil bringen kann, weil sein früher Vorteil durch die späteren Unkosten genau ins Gegenteil verkehrt würde. Das ist nicht die Art und Weise, wie die Dinge tatsächlich ablaufen: Angenommen, in einer Population, in der die Umstände mütterlichen und fetalen Interessen in gleichem Maße gerecht würden, entstände ein Gen, das die fetale Ernährung ein wenig änderte – wobei dieses mit einigen geringen Unkosten für die Mutter verbunden wäre. Ein Fetus, der diesen Vorteil genösse, kann später in der Hälfte aller Fälle die Kosten umgehen, weil nur die Hälfte seiner Nachkommen dieses Gen erben wird. Außerdem, noch naheliegender als das: Er bezahlt die Unkosten nur dann, wenn er selbst weiblich ist. Damit würde der Preis nur in 25 Prozent aller Schwangerschaften in der folgenden Generation bezahlt. Das Ganze wird durch weitere Aspekte – die wir aber hier nicht im einzelnen erörtern wollen – noch weiter kompliziert, so daß diese quantitativen Betrachtungen den Biologen David Haig von der Harvard University dazu veranlassen, einen Konflikt zwischen Eltern und Nachkommen zu erwarten, selbst wenn der ideale Beitrag aus der Sicht der Mutter um ein Geringes unter dem Ideal für den Fetus läge.

Leider schaffen diese geringen Unterschiede größere Konflikte. Der Fetus mag heftig danach streben, ein paar zusätzliche Prozent an Nährstofflieferungen von der Mutter zu ergattern, während die Mutter dies ebenso heftig zu verhindern sucht. Wird das Kräftegleichgewicht unterbrochen, weil das Leistungsvermögen eines der beiden Partner ernstlich geschwächt ist, dann kommt es zu medizinischen Problemen. So schüttet der Fetus beispielsweise eine Substanz namens *human placental lactogen* (HPL) aus, die mütterliches Insulin bindet und so den Blutzuckerspiegel ansteigen läßt, damit dem Fetus mehr Glukose zukommt. Die Mutter begegnet dieser fetalen Manipulation mit der Sekretion höherer Insulinmengen, die wiederum den Fetus veranlassen, noch mehr HPL auszuschütten. Das Hormon ist in jedem menschlichen Körper vorhanden, bei einer Schwangeren kann es jedoch das Tausendfache der normalen Blutkonzentration erreichen. Haig zufolge sind diese erhöhten Hormonkonzentrationen ebensolche Konfliktsignale wie im Streit erhobene Stimmen.[19]

Hat die Mutter zufällig eine ohnehin gestörte Insulinproduktion, so kann dies zum Schwangerschaftsdiabetes führen, und dieser verläuft unter Umständen für die Mutter und auch für den glukosehungrigen Fetus tödlich. Der Fetus wäre gut beraten, schränkte er seine HPL-Produktion ein, doch das einzige, was er tun kann, ist, es drauf ankommen zu lassen. Im Normalfalle allerdings ist die Mutter durchaus in der Lage, genug Insulin zu produzieren, um Diabetes zu vermeiden, selbst wenn sie mit fetalem HPL geradezu überschwemmt werden würde.

Die evolutionsbiologische Theorie des Eltern-Kind-Konflikts wurde vor vielen Jahren von Robert Trivers ausgearbeitet,[20] doch erst David Haig wandte sie 1993 auf die menschliche Schwangerschaft an. Ebenfalls erst in jüngster Zeit kam ein unerwartetes und höchst bedeutsames genetisches Phänomen ans Licht. Experimente vor allem an Mäusen haben gezeigt, daß Gene nicht auf die Lotterie sexueller Reproduktionsprozesse angewiesen sind, wenn es darum geht, spätere Kosten spezieller Vorteile bei der Fetalentwicklung zu umgehen. Sie können sich die sogenannte genetische Prägung (das sog. *genetic imprinting*) zunutze machen. Dabei wird ein Gen durch ein Elternteil so konditioniert, daß es entweder sofort in Aktion tritt oder aber in der Nachkommengeneration überhaupt nicht aktiviert wird. Väterliche Gene können so geprägt sein, daß sie im Konflikt mit der Mutter die Partei des Fetus ergreifen werden. Gleichzeitig können dieselben Gene eine Prägung erhalten haben, die sie wirkungslos macht, wenn sie von der Mutter stammen. Die

Bedeutung dieser Situation für die menschliche Schwangerschaft bleibt noch zu klären, bei Mäusen produzieren von Männchen geprägte Gene jedoch einen fetalen Wachstumsfaktor, wohingegen andere, vom Weibchen geprägte Gene einen Mechanismus entstehen lassen, der diesen Faktor zerstört. Solche Hinweise zeigen, daß es nicht weit hergeholt ist, wenn man den Mutterleib als eine Art Schlachtfeld betrachtet, auf dem Gene ihre Interessen auf Kosten der Gesundheit ausfechten.

Ein weiteres Schwangerschaftsproblem außer Diabetes ist die Tendenz zu erhöhtem Blutdruck. Wenn dieser so schwerwiegend wird, daß er die Nieren schädigt und Protein in den Urin freigesetzt wird, bezeichnet man ihn als *Präeklampsie*. Haig hat die Vermutung geäußert, daß auch dieses Phänomen auf einen Konflikt zwischen Mutter und Fetus zurückzuführen ist. In den frühen Stadien der Schwangerschaft zerstören Plazentazellen die den Blutstrom regulierenden Uterusnerven und Arteriolenmuskeln, so daß die Mutter die Blutzufuhr zur Plazenta nicht mehr hinreichend kontrollieren kann. Wenn irgend etwas die mütterlichen Arterien kontrahieren läßt, dann steigt der Blutdruck und die Plazenta wird stärker durchblutet. Das Plazentagewebe stellt mehrere Substanzen her, die die mütterlichen Arterien verengen können. Sobald der Fetus wahrnimmt, daß seine Nährstoffzufuhr unzureichend ist, entläßt die Plazenta diese Substanzen in den mütterlichen Blutkreislauf. Sie können mütterliches Gewebe schädigen, aber die Selektion hat vielleicht einen Mechanismus entstehen lassen, der dieses Risiko in Kauf nimmt, um sich selbst einen Vorteil zu verschaffen, und sei es auf Kosten der mütterlichen Gesundheit. Daten über Tausende von Schwangerschaften zeigen, daß ein gemäßigter Anstieg des mütterlichen Blutdrucks mit einer geringeren Fetalsterblichkeit assoziiert ist und daß Frauen mit einem bereits vor der Schwangerschaft erhöhten Blutdruck größere Babys zur Welt bringen. Weitere Hinweise in diesem Zusammenhang ergeben sich aus der Beobachtung, daß die Präeklampsie besonders häufig dann vorkommt, wenn die Blutzufuhr zum Embryo eingeschränkt ist, und daß der Bluthochdruck der Mutter durch einen erhöhten arteriellen Widerstand entsteht und nicht durch eine erhöhte Pumpleistung des Herzens.

Wir fragen uns, ob sich der mit zunehmendem Alter steigende Blutdruck nicht auch teilweise durch diesen Mechanismus erklären ließe. Kinder mit einem besonders geringen Geburtsgewicht entwickeln als Erwachsene besonders leicht einen hohen Blutdruck. Falls dieselben Gene, die im Fetus exprimiert werden, um den Blutdruck der Mutter zu erhöhen, im späteren Leben aktiviert blieben, könnten sie im Erwachsenenalter zu Bluthochdruck führen.

Aus traditioneller schulmedizinischer Sicht mögen diese Erklärungen von Diabetes und Bluthochdruck revolutionär und unbewiesen erscheinen, aber wir sind der Ansicht, daß sie sich dennoch als durchaus richtig erweisen könnten. Falls dem so ist, dann sind sie ein außergewöhnliches Beispiel dafür, wie ungeheuer aufschlußreich es sein kann, wenn man Leben aus der Sicht der Gene betrachtet und die Allgegenwärtigkeit biologischer Interessenkonflikte im Auge hat, und sie machen deutlich, welchen Nutzen ein adaptionistischer Ansatz für die Erklärung von Krankheiten haben kann.

Ein anderes vom Fetus hergestelltes und in den mütterlichen Kreislauf entlassenes Hormon ist das *human chorionic gonadotropin* HCG. Es bindet an die mütterlichen Rezeptoren für das luteinisierende Hormon und stimuliert so die fortgesetzte Ausschüttung von Progesteron durch die Eierstöcke der Mutter. Das Hormon unterbindet die Menstruation und sorgt dafür, daß der Fetus eingenistet bleibt. HCG ist allem Anschein nach aus dem Konflikt zwischen Mutter und Fetus über die Fortführung der Schwangerschaft hervorgegangen. Bis zu 78 Prozent aller befruchteten Eizellen nisten sich niemals ein oder erleiden sehr früh einen Abort. Die Mehrzahl dieser Embryonen weist Chromosomenanomalien auf. Allem Anschein nach verfügen Mütter über einen Mechanismus, der Anomalien im Embryo entdeckt und den Embryo absterben läßt. Diese Adaptation beugt einer fortgesetzten Investition in ein Baby vor, das jung sterben würde oder nicht in der Lage wäre, im Erwachsenenleben erfolgreich zu bestehen. Für die Mutter ist es von Vorteil, wenn sie ihre Verluste so gering wie möglich hält und einen neuen Anfang macht, selbst wenn das bedeuten sollte, daß bei dem Bestreben, das Heranwachsen eines fehlgebildeten Embryos zu verhindern, auch ein paar normale Embryonen verloren gehen. Der Fetus hingegen wird alles tun, um sich einzunisten und eingenistet zu bleiben. Die HCG-Produktion ist ein wichtiger, früher Schachzug auf dem Weg zu diesem Ziel.

Es ist einigermaßen wahrscheinlich, daß ein hoher HCG-Spiegel von der Mutter irgendwie entdeckt und vom Körper der Mutter als Zeichen für die Lebensfähigkeit des Fetus interpretiert wird: Falls er genug HCG herstellen kann, so ist er vermutlich normal. Damit muß der Embryo, um seiner Mutter die eigene Fitneß zu demonstrieren, immer größere Mengen HCG herstellen, die so laut wie möglich kundtun: «Ich bin das Produkt eines tollen Babys!» Vorstellbar wäre auch, so Haig, daß dieser hohe HCG-Spiegel die Ursache von Übelkeit und Erbrechen im Verlauf der Schwangerschaft ist. Halten Sie das für eine Alternative zu der Theorie von Margie Profet, die wir in Kapitel 6 vorgestellt haben? Nicht, wenn Sie den Unterschied zwischen unmittelbaren und evolutionären Ursachen verstanden haben (Kapitel 2). Die Wirkungen des HCG könnten Teil des adaptiven Apparats zur Verhinderung der Toxinaufnahme sein. Vielleicht sind sie aber auch nur eine zufällige Konsequenz des hohen HCG-Spiegels. Nur eine sorgsam angelegte Untersuchung kann diese Frage beantworten.

10. Geburt

Das Zusammentreffen eines großen Gehirns und einer verhältnismäßig schmalen Beckenöffnung haben die Geburt beim Menschen besonders anstrengend und risikoreich werden lassen. Wie in Kapitel 9 bereits erwähnt, wäre es weit besser, wenn das Baby durch eine Öffnung in der Bauchdecke zur Welt kommen könnte, so wie es beim Kaiserschnitt auf künstlichem Wege geschieht, aber die historischen Voraussetzungen machen das unmöglich, und so muß sich das Baby noch immer durch das Becken zwängen. Die im Vergleich mit anderen Primaten auffallende Unreife und Hilflosigkeit gehören zu den unvermeidlichen Kosten für das Bestreben, hinreichend klein auf die Welt zu kommen, dennoch bleiben Mutter und Kind gefährdet.

Die Anthropologin Wenda Trevathan von der New Mexiko State University weist darauf hin, daß andere Primaten sich häufig in die Einsamkeit zurückziehen, um zu gebären, während menschliche Mütter Begleitung und Unterstützung suchen.[21] Ihrer Ansicht nach läßt sich das zum Teil vielleicht durch die ungewöhnliche Geburtslage menschlicher Babys erklären. Im Gegensatz zu anderen Primaten kommen menschliche Babys normalerweise nach hinten gewandt zur Welt. Wenn die Mutter also versuchen würde, problematische Wehen zu beenden, indem sie versuchte, das Kind herauszuziehen, könnte sie es verletzen. Die Anwesenheit eines Helfers verringert das Geburtsrisiko beträchtlich. Allein die Anwesenheit einer zweiten, helfenden Frau während der Geburt vermag auch in unseren modernen Zeiten die Kaiserschnittrate um 66 Prozent und den Einsatz von Zangen um 82 Prozent zu senken. Mütter, die mit Geburtshelfer entbunden haben, sind sechs Wochen nach der Geburt weniger ängstlich und stillen leichter als Mütter, die bei der Geburt ohne Beistand gewesen sind.

Nach der Geburt helfen Gynäkologe oder Hebamme bei der Entfernung der Nachgeburt und versuchen, die Blutungen minimal zu halten. Oxytocin ist ein natürliches Hormon, dessen Produktion durch Stillen angeregt wird und das die Blutgefäße der Gebärmutter nach der Geburt kontrahiert. Oxytocininjektionen zur Stillung übermäßiger Blutungen haben Tausende von Leben gerettet. Da man als Arzt nicht immer vorhersagen kann, wer extrem stark bluten wird, gehört die Verabreichung von Oxytocin heute zur Entbindungsroutine. Allerdings haben sich nur wenige Forscher mit der Frage beschäftigt, ob diese routinemäßigen Oxytocingaben nicht auch andere Mechanismen stören können.

Bei manchen Arten, insbesondere bei Schafen, hat ein Kaiserschnitt in der Regel zur Folge, daß die Mutter ihren Nachwuchs nicht als den eigenen akzeptiert. Ein mittels Kaiserschnitt geborenes Lamm wird von ihr getreten und verstoßen. Im Verlauf einer normalen Geburt löst der Druck auf die Vaginalwände die Produktion von Oxytocin aus. Dieses stimuliert im Gehirn einen Mechanismus, der eine Mutterbindung an das erste Lamm fixiert, das dem Mutterschaf innerhalb der ersten paar Minuten nach der Geburt begegnet. Die Verabreichung von Oxytocin versetzt ein Mutterschaf in die Lage, auch zu einem mittels Kaiserschnitt geborenen Lamm eine Mutterbindung herzustellen.[22] Ob Oxytocin auch beim Menschen eine Rolle für die Ausbildung der Bindung spielt, ist bislang nicht bekannt. Da sich Mütter zu ihren per Kaiserschnitt geborenen Babys offenbar ganz normal hingezogen fühlen, mag es den Anschein haben, als sei Oxytocin beim Menschen nicht unerläßlich zur Ausbildung der Mutter-Kind-Bindung. Muß das aber notwendigerweise heißen, daß es nicht hierbei hilfreich sein könnte? Da die Frage so wichtig ist, weil man so häufig einen Kaiserschnitt durchführt und routinemäßig hohe Dosen an zusätzlichem Oxytocin verabreicht werden, sind weitere Untersuchungen zu den positiven und negativen Auswirkungen dieses Hormons dringend vonnöten.

11. Das Säuglingsalter

Wenn ein Baby unmittelbar nach der Geburt an der Brust zu saugen beginnt, dann erhält es zunächst keine eigentliche Muttermilch, sondern die Vormilch (das Kolostrum), eine wässrige Flüssigkeit voller Substanzen, die das Kind vor Infektionen schützen. Nach ein paar Tagen schießt die eigentliche Milch ein, auch sie enthält eine Vielzahl von Substanzen, die ein Kind weit besser zu schützen vermögen als jede Babynahrung. Über die Vorteile des natürlichen Stillens ist bereits hinreichend viel gesagt worden, und wir wollen diesen Punkt nicht weiter bemühen – außer vielleicht einer Randbemerkung dazu, wie wenig angepaßt menschliches Verhalten in moderner Umgebung unter Umständen sein kann. Vier von Mozarts sechs Kindern starben in den ersten drei Lebensjahren – das ist tragisch, aber nicht allzu verwunderlich, wenn man weiß, daß sie vor allem mit Haferschleim ernährt wurden.[23]

Viele Babys müssen heute ein paar zusätzliche Tage im Krankenhaus verbringen, weil sie eine Gelbsucht entwickelt haben. Die gelbliche Hautfarbe entsteht durch große Mengen an Bilirubin, das als Nebenprodukt beim Hämoglobinabbau anfällt. Zum Zeitpunkt der Geburt wird das der intrauterinen Umgebung gut angepaßte fetale Hämoglobin durch die adulte Form ersetzt, die dem Leben außerhalb des Mutterleibs besser angepaßt ist. Wenn die Leber bei der Verarbeitung des Massenansturms an Hämoglobinderivaten ins Hintertreffen gerät, dann ist ein gewisser Grad von Gelbsucht verständlich und wenig bemerkenswert.

Welche Gefahr ein hoher Bilirubinspiegel bedeuten kann, erkannten die Ärzte zuerst bei Kindern mit Rh-Antigenen auf den Blutkörperchen, die von Antikörpern der Mutter angegriffen werden. Der rasche Abbau der roten Blutkörperchen und die entstehenden hohen Bilirubinkonzentrationen im Blut führten in manchen Fällen zu bleibenden Hirnschäden. Heute kann man das in aller Regel verhindern, indem man der Mutter Substanzen verabreicht, die verhindern, daß die Mutter Rh-Antikörper bildet, oder indem man dem Baby bei der Geburt eine Blutaustauschinfusion verabreicht. Doch auch viele Babys ohne Rh-Antigene haben eine bei der Geburt sichtbare Gelbsucht. Um jede Möglichkeit eines Hirnschadens auszuschließen, werden solche Babys oft mit hellem Licht behandelt, denn Licht wandelt das Bilirubin in der Haut in eine Form um, die über den Urin ausgeschieden werden kann, und beschleunigt so das Abklingen der Gelbsucht.

Bisher sieht es so aus, als sei die Gelbsucht nichts anderes als ein «hängendes Getriebe», das wir glücklicherweise mit einer routinemäßigen medizinischen Behandlung umgehen können. John Brett von der University of California in San Francisco und Susan Niermeyer am Children's Hospital in Denver haben die Situation etwas sorgfältiger aus evolutionsbiologischer Sicht analysiert.[24] Sie weisen darauf hin, daß das erste Abbauprodukt des Hämoglobins das Biliverdin ist, eine wasserlösliche Verbindung, die bei Vögeln, Amphibien und Reptilien direkt ausgeschieden wird. Bei Säugetieren wird Biliverdin jedoch zu Bilirubin umgewandelt, das dann, an das Protein Albumin gebunden, im Körper transportiert wird. Hinzu kommt, daß der Bilirubinspiegel bei der Geburt unter besonderer genetischer Kontrolle steht und somit durch natürliche Selektion gesenkt werden könnte, wenn dieses von Vorteil wäre. Das brachte Brett und Niermeyer zu der Vermutung, daß ein hoher Bilirubinspiegel bei der Geburt unter Umständen auch eine Anpassung darstellen könnte. Sie äußern sich folgendermaßen: «In Anbetracht dessen, daß alle Babys innerhalb der ersten postnatalen Woche einen weit höheren Bilirubinspiegel haben als ein Erwachsener, und angesichts der Tatsache, daß über die Hälfte aller Kinder eine sichtbare Gelbsucht entwickeln, ist es schwer vorstellbar, daß mit allen diesen Kindern etwas nicht stimmen sollte.» Aus weiteren Untersuchungen ging hervor, daß Bilirubin einen höchst wirksamen Abfangmechanismus für freie Radikale darstellt, die Gewebe durch Oxidation schädigen. Bei der Geburt muß das Baby unvermittelt anfangen zu atmen, und damit steigen die arteriellen Sauerstoffkonzentrationen auf das Dreifache ihres Werts. Entsprechend nehmen die Schädigungen durch freie Radikale zu. Adulte Konzentrationen an defensiv wirkenden Molekülen werden erst in den ersten Lebenswochen installiert, wenn die Bilirubinmengen allmählich abnehmen. Falls Brett und Niermeyer recht haben, dann müssen wir unsere Behandlung der Neugeborenengelbsucht neu überdenken und können uns vielleicht Millionen von Dollar unnötiger Behandlungsausgaben sparen.

Die Risiken der Phototherapie sind bislang unzureichend untersucht worden, doch wir wissen, daß durch die kontinuierliche Einstrahlung von hellem Licht die Fähigkeit zum Farbensehen geschädigt werden kann.[25] Wir möchten betonen, daß die adaptive Interpretation von Brett und Niermeyer bisher nicht sehr viel Zuspruch erfahren hat, und wir möchten Eltern davor warnen, eine Phototherapie bei ihrem Baby abzulehnen, falls die Ärzte diese für notwendig erachten sollten. Trotzdem ist es sinnvoll, wenn Eltern Fragen stellen und weitere Meinungen einholen, und es ist zu wünschen, daß Wissenschaftler Untersuchungen beginnen, die ihnen definitive Antworten geben.

12. *Koliken und Gebrüll*

Nun, da das Baby zu Hause ist, wird die übergroße Freude Tag und Nacht mit schöner Regelmäßigkeit von Stunden jämmerlichen Weinens unterbrochen, das sich beim besten Willen nicht ignorieren läßt. Es ist nur allzu leicht einzusehen, wie Weinen dem Baby zum Vorteil gereicht: Wenn ein Säugling hungrig oder durstig ist, wenn ihm zu warm oder zu kalt ist, wenn er Angst oder Schmerzen hat, dann schreit er, und die Eltern eilen herbei, um seine Bedürfnisse zu befriedigen. Ein Kind, das nicht in der Lage ist zu schreien, wird unter Umständen ernsthaft vernachlässigt. Wie beeinflußt das Schreien eines Säuglings dessen Eltern? Es geht ihnen – gelinde gesagt – auf die Nerven. Ob bei Tag oder Nacht: Eltern tun alles, das Weinen zu beenden. Gene, die das Weinen eines Säuglings für Eltern schwer erträglich machen, werden von der Selektion begünstigt, denn eben diese Gene befinden sich in dem Kind, das vom Unbehagen der Eltern und der so erwirkten raschen Hilfe profitiert. Die Eltern leiden, aber ihre Gene nützen dem Kind – ein wunderbares Beispiel für Verwandtenselektion.

Wenn das Baby aus gutem Grund brüllt, dann soll's recht sein. Aber ist wirklich alles Weinen der Ruf nach notwendiger Hilfe? Oftmals ist es unmöglich, einen Grund auszumachen, und doch scheint es nichts zu geben, womit sich das Schreien beenden läßt. Diese Situation ist der häufigste Grund dafür, daß eine junge Mutter ihren Kinderarzt zu Rate zieht, und er nennt das Problem in aller Regel *Kolik* – obwohl es nur wenig Beweise dafür gibt, daß gastrointestinale Probleme wirklich dafür verantwortlich sind. Ronald Barr, Kinderarzt an der McGill University, hat eine sehr gründliche Studie zum Thema Säuglingsgeschrei unternommen.[26] Er stellte fest, daß Babys, bei denen man den Verdacht hatte, daß sie unter Koliken litten, weder häufiger noch zu anderen Zeiten schrien als andere Kinder, sondern nur länger. Das veranlaßte ihn zu der Annahme, daß diese Art von Schreien vermutlich normal und nur durch unsere modernen Fütterungsgewohnheiten, bei denen zwischen den einzelnen Mahlzeiten lange Pausen liegen, verlängert ist. Frauen vom Stamm der !Kung-San tragen ihre Kinder stets bei sich und stillen sie, wann immer sie schreien, das heißt mindestens ein-, oft drei- oder viermal pro Stunde und manchmal für nur zwei Minuten pro Mahlzeit. Amerikanische Mütter hingegen füttern ein zwei Monate altes Baby etwa siebenmal am Tag, wobei zwischen den einzelnen Mahlzeiten im Schnitt drei Stunden liegen. Bei einer experimentellen Untersuchung bat Barr eine Gruppe von Müttern, ihre Kinder wenigstens drei Stunden am Tag mit sich zu tragen. In dieser Gruppe schrien die Kinder nur halb so lange, wie die Kinder in einer Gruppe, in der Mütter diese Anweisung nicht erhalten hatten.

Barr ist der Ansicht, daß häufiges Schreien im Dienste der Fitneß steht, indem es zum einen die Mutter-Kind-Bindung erhöht, und zum anderen häufiges Füttern sicherstellt, wodurch die Milchproduktion erhalten und weitere Schwangerschaften verhindert werden. Das letztgenannte Argument macht wiederum den Interessenkonflikt zwischen Eltern und Nachwuchs deutlich. Die Häufigkeit, mit der Babys «spukken», ist möglicherweise ein weiterer Fall von Manipulation der Mutter durch den Nachwuchs, die sie in diesem Fall dazu veranlassen soll, mehr Milch zu produzieren als in ihrem Interesse ist. Vielleicht läßt sich «spucken» auch als Ergebnis unnatürlich seltener, größerer Mahlzeiten verstehen. Eine Studie an Jäger-und-Sammler-Kulturen könnte hier Aufschluß geben, aber leider gehören diese Dinge nicht zu dem, worüber Anthropologen routinemäßig berichten.

13. Plötzlicher Kindstod (SIDS)

Es ist die größte Furcht vieler Eltern, morgens das Baby wecken zu wollen und es tot im Bettchen zu finden. Am plötzlichen Kindstod (kurz SIDS nach dem englischen Begriff *sudden infant death syndrome*) sterben mehr Säuglinge als an jeder anderen Todesursache – Unfälle ausgenommen: Jährlich sind es allein in den Vereinigten Staaten mehr als 5000 Kinder, im Durchschnitt 15 auf Zehntausend. Die Ursache hierfür ist unbekannt. James McKenna, Anthropologe am Pomona College, hat sich aus evolutionsbiologischer und kulturübergreifender Perspektive mit SIDS beschäftigt und stellte fest, daß der Krippentod in modernen Gesellschaften sehr viel häufiger vorkommt als bei Stammeskulturen.[27] Besonders häufig (bis zum zehnfach erhöhten Risiko) kommt es zum plötzlichen Kindstod in Kulturen, in denen die Kinder von ihren Eltern getrennt schlafen. In einer Versuchsreihe, bei der er die Bewegungen und Hirnströme schlafender Mütter und ihrer Kinder gleichzeitig bestimmte, stellte er eine grundlegende Relation zwischen den Schlafzyklen von Mutter und Kind fest, wenn beide zusammen schliefen. Er vermutet, daß eine solche Koordination immer wieder zu Schlafunterbrechungen führt, die SIDS-anfällige Babys über Perioden hinweghelfen, in denen ihre Atmung normalerweise aussetzen würde. Das zugrundeliegende eigentliche Problem, das Aussetzen der Atmung, hat möglicherweise mit der extremen Unreife des menschlichen Nervensystems zur Zeit der Geburt zu tun – der Preis dafür, daß man die Gefahr umgeht, Kinder mit einem für das schmale menschliche Becken zu großen Schädel gebären zu müssen. Nichts von alledem soll freilich heißen, daß SIDS in irgendeiner Form normal ist oder daß die Tendenzen, die manche Kinder anfällig hierfür sein lassen, in natürlicher Umgebung, als Mütter in der Regel bei ihren Neugeborenen schliefen, weniger gefährlich gewesen seien.

14. Abstillen und was dann kommt

Es kommt der Zeitpunkt, an dem die Mutter das Kind abzustillen beginnt. In den Industrienationen geschieht dies meist irgendwann innerhalb des ersten Lebensjahres, in Jäger-und-Sammler-Kulturen wird im Durchschnitt drei bis vier Jahre lang gestillt. Das Intervall zwischen zwei Geburten ist kritisch für die Optimierung des Fortpflanzungserfolgs. Ist es zu kurz, benötigt das erste Kind womöglich noch so viel Milch und Zuwendung, daß das zweite nicht überleben kann. Wartet die Mutter zu lange, so vergeudet sie ihr reproduktives Potential. Wie man nach unserem Diskurs zum Eltern-Kind-Konflikt vielleicht erwartet, haben wir es hier mit einem weiteren Umstand zu tun, bei dem die Interessen von Mutter und Kind voneinander abweichen. Es kommt der Zeitpunkt – in der Regel, wenn ein Säugling zwei bis vier Jahre alt ist –, an dem es im Interesse der Mutter liegt, erneut zu empfangen, doch das Interesse des Kleinkinds besteht darin, sie davon abzuhalten und weiter gestillt zu werden. Hierbei handelt es sich um den sogenannten *Abstillkonflikt*, den der Biologe Robert Trivers in einem klassischen Artikel diskutiert, in dem zum ersten Mal die divergenten Interessen von Eltern und Kindern dargelegt werden.[28] Er weist darauf hin, daß der Abstillkonflikt einen natürlichen Endpunkt hat. Irgendwann kann das Kleinkind hinreichend gut mit fester Nahrung und mit weniger Hilfe seitens der Mutter auskommen, um selbst mehr davon zu profitieren einen Bruder oder eine Schwester zu bekommen (die die Hälfte seiner Gene teilen), als davon, weiterhin das Monopol auf seine Mutter zu besitzen.

Wie kann ein Kind während des Abstillkonflikts seine Mutter dazu bringen, am Stillen festzuhalten? Auch hier liefert Trivers eine brillante Erkenntnis. Das Baby, unfähig, seine Mutter zum Stillen zu zwingen, kann sich nur des Betrugs bedienen, und die beste Täuschung besteht darin, die Mutter davon zu überzeugen, daß es in ihrem eigenen Interesse sei, weiter zu stillen. Wie kann ein Baby diese Täuschung bewerkstelligen? Schlicht dadurch, daß es sich als jünger und hilfloser gibt, als es tatsächlich ist. Psychologen haben dieses Verhalten längst erkannt und nennen es *Regression*, aber wir sind der Ansicht, daß Trivers die erste evolutionsbiologische Erklärung hierfür gibt und daß man erst anfängt, deren Konsequenzen zu erfassen.

Eltern-Kind-Konflikte enden nicht mit dem Abstillen; sie ändern lediglich ihr Erscheinungsbild. Über lange Zeiträume der Kindheit laufen Konflikte routinemäßig und relativ ruhig ab, doch kaum beginnt die Pubertät, schon ist der Teufel los. Teenager mögen noch so sehr alles auf ihre Weise erledigen wollen und darauf bestehen, daß sie keinerlei Hilfe bedürfen, doch in letzter Not fallen auch sie in die Regression zurück, scheinen hilflos und bitten um mehr, als die Eltern ihnen geben können. Das ist wirklich nicht allzu überraschend. Es handelt sich nur um die letzte wichtige Episode eines langen Entwicklungsdramas, des Eltern-Kind-Konflikts. In wenigen Jahren wird der Heranwachsende wirklich unabhängig sein und begehrlich nach einem potentiellen Partner Ausschau halten, mit dem sich eine Familie gründen und eine neue Episode beginnen läßt in jenem immerwährenden Drama über adaptiv modulierte Konflikte und Kooperationen – das man auch als sexuelle Fortpflanzung bezeichnet.

XIV.
Sind psychische Störungen Krankheiten?

So manches Mal halt ichs für Fehl
Wenn Trauer ich in Worte faß':
Natur und Wort in gleichem Maß
enthüllen und bergen der Dinge Seel.

Doch ruhelosem Sinn und Herz
Gibt Trost der Sprache strenge Norm
Und Gleichmaß in vertrauter Form
Betäubt dem Balsam gleich den Schmerz.

Alfred Lord Tennyson,
In Memoriam, canto V

Unlängst suchte eine junge Frau die Anxiety Disorders Clinic der University of Michigan auf. Sie klagte über Anfälle von überwältigender Angst, die sie in den vergangenen zehn Monaten mehrmals wöchentlich heimgesucht hatten und die aus heiterem Himmel über sie hereinbrachen. Während einer solchen Attacke begann ihr Herz plötzlich rasend schnell zu schlagen, sie mußte nach Luft ringen, fühlte sich einer Ohnmacht nahe, zitterte am ganzen Körper, und über allem lag das Gefühl als drohe ihr ein unerbittliches Verhängnis, so als müßte sie im nächsten Moment sterben. Vor wenigen Jahren waren solche Patienten in der Regel davon überzeugt, daß sie an einer Herzerkrankung litten. Aber diese Frau hatte wie viele Patienten heutzutage etwas über ihre Symptome gelesen und wußte, daß diese typisch für eine Angstneurose waren. Im Verlauf der Anamnese stellte sich heraus, daß ihre ersten Panikattacken etwa zu dem Zeitpunkt aufgetreten waren, als sie eine außereheliche Beziehung begonnen hatte. Als der Arzt sie fragte, ob hier eine Verbindung bestehen könnte, antwortete sie: «Ich sehe nicht ganz, was das miteinander zu tun haben soll. Alles, was ich gelesen habe, spricht dafür, daß es sich um eine Krankheit handelt, die durch Gene und abnorme Chemikalien im Gehirn zustande kommt. Alles, was ich will, ist ein Medikament, das meine ‹Gehirnchemie› normalisiert und diese Anfälle beendet, sonst nichts.»

Wie die Zeiten sich geändert haben! Vor zwanzig Jahren erzählte man Leuten, die darauf beharrten, daß ihre Ängste eine physische Ursache haben müßten, daß sie die Wahrheit verleugneten, um schmerzlichen Erinnerungen ihres Unterbewußtseins zu entgehen. Inzwischen stimmen viele Psychiater bereitwillig zu, daß Depressionen und Ängste Symptome einer biologischen Krankheit seien und durch Hirnanomalien zustande kommen können, die man medikamentös behandeln kann. Manche Menschen haben, wie diese Frau auch, diese Sichtweise so verinnerlicht, daß sie geradezu verletzt sind, wenn ein Arzt darauf besteht, ihr Gefühlsleben zur Sprache zu bringen. Die Anfangszeilen eines einflußreichen Artikels fassen diese veränderte Grundhaltung zusammen:

> «In den letzten Jahren hat sich auf dem Gebiet der Psychiatrie ein tiefgreifender Wandel vollzogen. Das Hauptinteresse der Forschung hat sich von der Psyche weg und dem Gehirn zugewandt ... gleichzeitig hat der Beruf sein Hauptgewicht von einem Modell psychischer, durch Fehlanpassungen psychologischer Entwicklungsprozesse entstandener Störungen hin zu einem Modell auf der Basis medizinisch faßbarer Erkrankungen verlagert.»[1]

Es waren starke Kräfte, die das Gebiet der Psychiatrie bedrängt haben, sich das «medizinische Modell» psychischer Störungen zu eigen zu machen. Die Veränderungen nahmen ihren Anfang mit der Entdekkung wirksamer medikamentöser Therapien gegen Depressionen, Ängste und die Symptome der Schizophrenie in den fünfziger und sechziger Jahren. Diese Entdeckungen veranlaßten Regierungen und Pharmaindustrie, Forschungen zu den genetischen und physiologischen Grundlagen psychischer Störungen zu fördern. Um diese Krankheiten zu definieren (damit sich die Forschungsergebnisse aus verschiedenen Studien miteinander vergleichen lassen), schuf man einen neuen Ansatz der psychiatrischen Diagnostik; einen Ansatz, der Gruppen landläufig bekannter Symptome betont voneinander abgrenzte, statt sich mit den kontinuierlichen Abstufungen von Gefühlen zu befassen, die sich durch das Zusammenwirken psychologischer Faktoren, vergangener Ereignisse und gegenwärtiger Lebenssituationen ergeben. Die Psychiater in der Forschung wandten sich zunehmend den neurophysiologischen Ursachen psychischer Störungen zu. Ihre Sichtweise wird Klinikern und niedergelassenen Ärzten mit Hilfe von Trainingsprogrammen und medizinischen Seminaren nahegebracht. Mit den zunehmenden Versicherungsleistungen für die medizinische Versorgung schließlich und durch die Möglichkeit, zum Zwecke der umfassenden medizinischen Versorgung der amerikanischen Bevölkerung Bundesmittel in Anspruch nehmen zu können, haben sich die Psychiaterorganisationen darauf geeinigt, daß die Störungen, die sie behandeln, Krankheiten im medizinischen Sinne sind und daher von den Versicherungen entsprechend abgedeckt werden müssen.

Sind Angstneurosen, Depressionen und Schizophrenie in demselben medizinischen Sinne Krankheiten wie Lungenentzündung, Leukämie und Herzversagen? Unserer Ansicht nach sind psychische Störungen in der Tat Krankheiten, aber eben *nicht* deshalb,weil sie jeweils säuberlich voneinander getrennte Krankheitsbilder haben, deren physische Ursachen man identifizieren kann, und auch nicht, weil sie sich notwendigerweise am besten mit Medikamenten behandeln lassen. Sondern psychische Störungen lassen sich als Krankheiten im medizinischen Sinne verstehen, wenn man sie in einem evolutionären Rahmen sieht.[2] Was auf die übrige Medizin zutrifft – nämlich die Erkenntnis, daß nicht alle Krankheiten wirkliche Krankheiten sein müssen, sondern wie Husten und Fieber Schutz- oder Defensivmechanismen darstellen können –, gilt auch im Hinblick auf psychische Störungen. Hinzu kommt, daß viele derjenigen Gene, die eine Prädisposition für psychische Störungen schaffen, mit großer Wahrscheinlichkeit Vorteile im Hinblick auf die Fitneß mit sich bringen, daß viele der Umweltfaktoren, die psychische Störungen auslösen, neuartige Aspekte moderner Lebensweisen darstellen, und daß viele der weniger glücklichen Aspekte der menschlichen Psychologie keine Fehler sind, sondern Designkompromisse.

1. Emotionen

Unliebsame Empfindungen kann man sich als Defensivmechanismen wie Schmerz oder Erbrechen vorstellen. So, wie sich unsere Fähigkeit zur Wahrnehmung physischer Schmerzen im Laufe der Evolution entwickelt hat, um uns vor direkten und künftigen Gewebeschäden zu bewahren, so hat sich unsere Fähigkeit, Angst zu empfinden, entwickelt, um uns vor künftigen Gefahren oder anderen Bedrohungen zu schützen. So wie sich unsere Fähigkeit, Müdigkeit zu empfinden, entwickelt hat, um uns vor Überanstrengung zu schützen, so mag sich unsere Fähigkeit, traurig zu sein, entwickelt haben, um zusätzliche Verluste zu verhindern. Nachteilige Extreme von Angst, Trauer und anderen Gefühlen ergeben eher einen Sinn, wenn wir ihre evolutionären Ursprünge und ihre normalen Funktionen sehen, für die sie geschaffen wurden. Natürlich benötigen wir auch unmittelbare Erklärungen der psychologischen Momente und der Mechanismen im Gehirn, die diese Emotionen regulieren und ausdrücken. Wenn wir in den Gehirnen ängstlicher oder trauriger Menschen etwas finden, das wie eine Anomalie aussieht, dann können wir daraus nicht schließen, daß diese Hirnveränderungen notwendigerweise für die Störung verantwortlich sind – oder nur in einem höchst einfachen Sinne. Mit Angst oder Trauer assoziierte Veränderungen im Gehirn reflektieren möglicherweise nichts anderes als eine normale Funktion normaler Mechanismen.

Das Wissen über die normalen Funktionen von Emotionen wäre für die Psychiatrie das, was die Physiologie für die übrige Medizin bedeutet. Die meisten psychischen Störungen sind emotionale Störungen, so daß man annehmen könnte, die Psychiater müßten in der relevanten wissenschaftlichen Forschung sehr bewandert sein, aber es gibt kein Trainingsprogramm, das angehende Psychiater systematisch die Psychologie von Emotionen lehrt. Das ist nicht ganz so tragisch, wie es auf den ersten Blick scheint, denn die Emotionsforschung ist ebenso fragmentarisch und orientierungslos wie die Psychiatrie selbst. Inmitten der anhaltenden technologischen Diskussionen aber gelangen viele Emotionsforscher inzwischen zu einhelliger Übereinstimmung hinsichtlich eines entscheidenden Aspekts: Unsere Emotionen sind durch die natürliche Selektion geformte Anpassungen.[3] Dieses Prinzip ist ausgesprochen vielversprechend im Hinblick auf die Psychiatrie. Wenn unsere Emotionen Untereinheiten unseres Verstandes sind, dann lassen sie sich, wie jedes andere Merkmal auch, im Hinblick auf ihre Funktion verstehen. Ärzte der Inneren Medizin gründen ihre Arbeit auf ein Verständnis der Funktionen von Husten, Erbrechen, Leber und Nieren. Das Verstehen der evolutionären Ursprünge und Funktionen von Emotionen böte Psychiatern etwas Ähnliches.

Viele Wissenschaftler haben sich mit den Funktionen von Gefühlen beschäftigt. Manche haben die Kommunikation betont – insbesondere Paul Ekman, dessen Untersuchungen zum menschlichen Gesichtsausdruck die kulturübergreifende Universalität von Emotionen eindrucksvoll demonstrieren.[4] Andere betonen den Nutzen von Emotionen zum Zwecke der Motivation und der inneren Regulation, aber Emotionen wurden nicht geformt, um eine oder gar mehrere Funktionen auszuüben. Statt dessen repräsentiert jedes Gefühl einen ganz speziellen Zustand, bei dem kognitive Funktionen, Physiologie, subjektive Erfahrungen und Verhalten so aufeinander abgestimmt sind, daß der Organismus in einer speziellen Situation angemessen zu reagieren vermag.[5] So gesehen ist ein Gefühl so etwas wie ein Computerprogramm, das viele Aspekte der Maschine aufeinander abstimmt, um den Herausforderungen einer bestimmten Situation effizient begegnen zu können. Gefühle sind, um einmal die überaus treffende Formulierung der Psychologen Leda Cosmides und John Tooby von der University of California zu verwenden, «darwinistische Algorithmen des Geistes».[6]

Die emotionalen Kapazitäten wurden durch Situationen geformt, die im Laufe der Evolution immer wieder auftraten und die für die Fitneß von Bedeutung waren. Angriffe durch Räuber, die Androhung, aus einer Gruppe ausgeschlossen zu werden, und die Gelegenheit zu sexuellen Beziehungen waren Ereignisse von hinreichender Häufigkeit und Bedeutung, um spezielle Muster der Bereitschaft wie Panik, soziale Ängste und sexuelle Erregung entstehen zu lassen. Situationen, die besser zu vermeiden sind, formen aversive Gefühle, Situationen hingegen, die glückliche Umstände repräsentieren, formen positive Emotionen. Unsere Vorfahren hatten allem Anschein nach sehr viel häufiger mit Bedrohungen als mit positiven Situationen zu tun, wie sich allein aus der Tatsache ablesen läßt, daß es doppelt so viele Begriffe zur Beschreibung negativer Emotionen gibt wie zur Bezeichnung positiver. Mit dieser Perspektive wird die Idee hinfällig, daß «normales» Leben schmerzfrei zu sein habe. Schmerzliche Gefühle sind nicht nur unvermeidlich, sie sind auch normal und können nützlich sein. E. O. Wilson formulierte es so: «Zum Haß kommt Liebe, zur Aggression Angst, zum Einfühlungsvermögen die Ablehnung und so weiter, und es entstehen Emotionsgemische, die nicht dazu angelegt sind, Glück und Überleben des einzelnen zu fördern, sondern einzig dazu, die maximale Weitergabe der sie kontrollierenden Gene zu sichern.»[7]

Ein großer Teil schmerzlicher Emotionen aber ist nicht nützlich. So manche sinnlose Angst und Depression entsteht durch normale Mechanismen des Gehirns, andere durch Gehirnanomalien. Genetische Faktoren tragen zur Entstehung von Angstneurosen, Depressionen und Schizophrenie bei. In den nächsten zehn Jahren wird man zweifellos für bestimmte Arten von psychischen Störungen spezielle Gene verantwortlich machen können. Für alle diese Krankheiten haben sich physiologische Korrelate finden lassen, und in den Neurowissenschaften arbeitet man hart daran, die zugrundeliegenden unmittelbaren Mechanismen zu entschlüsseln. Das entstehende Wissen hat bereits die Wirksamkeit medikamentöser Behandlungen entscheidend verbessert und manche Möglichkeit zur Prävention geliefert. Die Zeiten sind günstig für die Psychiatrie und für Menschen mit psychischen Störungen. In der pharmakologischen Therapie hat man derart rasche Fortschritte zu verzeichnen, daß viele Menschen deren Sicherheit und Effizienz noch gar nicht erfaßt haben. Die Behandlungsmöglichkeiten übertreffen in ihrer Wirksamkeit bereits jetzt die wildesten Hoffnungen von Psychiatern, die erst vor dreißig Jahren ihr Examen abgelegt haben.

Diese Entwicklungen werden von viel Verwirrung begleitet. Der menschliche Geist tendiert dazu, dieses Thema übermäßig zu vereinfachen, indem er die meisten negativen Empfindungen Genen oder Hormonen zuschreibt beziehungsweise mit psychologischen und sozialen Ereignissen in Zusammenhang bringt. Die traurige Wahrheit ist jedoch, daß die meisten psychischen Störungen durch komplexe Interaktionen entstehen, Interaktionen von genetischen Prädispositionen mit Ereignissen früh im Leben des Betroffenen, mit Medikamenten und anderen physischen Einwirkungen auf das Gehirn, mit bestehenden Beziehungen, Lebenssituationen, kognitiven Gepflogenheiten und psychodynamischen Abläufen. Paradoxerweise ist es inzwischen in vielen Fällen sehr viel einfacher geworden, psychische Störungen zu behandeln als sie zu verstehen.

Genauso, wie das Immunsystem aus verschiedenen Komponenten besteht, von denen uns jede einzelne vor einer bestimmten Art von Eindringling schützt, so gibt es auch bei Gefühlen Subtypen, die uns vor einer Vielfalt verschiedenartiger Bedrohungen bewahren. So wie ein Aufruhr im Immunsystem meist einen triftigen Grund hat und nicht auf Anomalien seiner Regulationsmechanismen zurückzuführen ist, so können wir davon ausgehen, daß den meisten Fällen von Ängsten und Traurigkeit irgendeine Ursache zugrunde liegt, auch wenn wir diese nicht identifizieren können. Andererseits kann die Regulation des Immunsystems auch fehlschlagen. Es kann überaktiv werden und Gewebe angreifen, die es nicht angreifen sollte. So entstehen Autoimmunkrankheiten wie die Polyarthritis. Vergleichbare Anomalien im Angstsystem lassen Angstneurosen entstehen. Das Immunsystem kann versagen, wenn es eigentlich funktionieren sollte, und so Immunschwächen auslösen. Gibt es psychische Störungen, die durch zu wenig Angst entstehen?

2. *Angst*

Es sollte jedermann klar sein, daß Angst sehr nützlich sein kann. Wir wissen, was mit dem Beerenpflücker geschieht, der vor einem Grizzlybär nicht flieht, was passiert, wenn ein Fischer allein in den Wintersturm hinaussegelt, und wie es endet, wenn ein Student sich nicht ein bißchen stärker ins Zeug legt, weil der Abgabetermin für die Hausarbeit näherrückt. Angesichts einer Bedrohung verändert Angst unser Denken, unser Verhalten und unsere Physiologie auf vorteilhafte Art und Weise.[8] Handelt es sich um eine unmittelbare Bedrohung, sagen wir durch das drohende Trompeten eines Elefantenbullen, so wird derjenige, der flieht, sehr viel eher einer Verletzung entgehen als jemand, der nonchalant weiterplaudert. Während der Flucht fühlt unser Glückspilz sein Herz rasch pochen, er atmet tief und schwitzt, sein Blutzucker- und Adrenalinspiegel steigen. Der Physiologe Walter Cannon beschrieb die Funktionen der einzelnen Komponenten dieser «Kämpf oder Stirb»-Reaktion bereits im Jahre 1929.[9] Es verwundert, daß seine adaptionistische Perspektive niemals auf andere Arten von Angst ausgeweitet wurde.

Nun kann Angst zwar nützlich sein, in aller Regel erscheint sie aber übertrieben und unnötig. Wir machen uns Sorgen, daß es bei der Hochzeit im nächsten Juni regnen könnte, wir verlieren während einer Prüfung unsere Konzentrationsfähigkeit, wir weigern uns, im Flugzeug zu reisen, und wir zittern und stottern, wenn wir vor einer Gruppe sprechen müssen. Fünfzehn Prozent aller amerikanischen Bürger hat schon einmal unter einer klinisch auffälligen Angstneurose gelitten, die übrigen von uns sind einfach nur nervös. Wie läßt sich dieser augenscheinliche Angstüberschuß erklären? Um uns darüber klar zu werden, wann er nützlich ist und wann nicht, müssen wir fragen, wie die angstregulierenden Mechanismen durch die Kräfte der natürlichen Selektion geformt wurden.[10]

Da Angst nützlich sein kann, mag es optimal erscheinen, den Mechanismus so zu regulieren, daß wir immer ängstlich sind. Das wäre zwar eine ungeheure Belastung, aber die natürliche Selektion sorgt sich nur um unsere Fitneß, nicht um unser Wohlbefinden. Der Grund dafür, daß wir manchmal ruhig sind, hat nichts damit zu tun, daß unser Unbehagen nachteilig ist, sondern nur damit, daß Angst zusätzliche Kalorien aufbraucht, uns so für unsere täglichen Aktivitäten weniger leistungsfähig macht und Gewebe schädigt. Warum schädigt Streß Gewebe? Stellen Sie sich eine Vielfalt an Körperreaktionen vor, die uns vor Gefahren schützen. Diejenigen, die «billig» und sicher sind, können permanent exprimiert werden, diejenigen aber, die «teuer» oder gefährlich sind, nicht. Sie werden statt dessen in ein Erste-Hilfe-Päckchen verpackt, das wir nur öffnen, wenn zu erwarten steht, daß der Vorteil, den uns der Einsatz dieser Mittel verschafft, die Kosten hierfür übersteigen wird. Einige Bestandteile bleiben im Erste-Hilfe-Päckchen verschlossen, weil sie physischen Schaden anrichten. Der mit chronischem Streß assoziierte Schaden sollte uns demnach kaum überraschen, und schon gar keine Grundlage für Kritik am Design des Organismus liefern. Aus neueren Arbeiten geht sogar hervor, daß das «Streßhormon» Cortisol möglicherweise überhaupt nicht vor äußeren Gefahren schützt, sondern den Körper unter Umständen nur vor den Auswirkungen anderer Teile der Streßantwort bewahrt.

Wenn Angst kostenaufwendig und gefährlich ist, warum ist der regulatorische Mechanismus dann nicht so abgestimmt, daß sie nur dann zum Tragen kommt, wenn auch wirklich Gefahr droht? Leider ist in vielen Situationen nicht klar, ob Angst nötig ist oder nicht. Hier gilt wieder das bereits zuvor beschriebene Rauchdetektor-Prinzip. Der Preis, ein einziges Mal getötet zu werden, ist enorm viel höher als die Kosten für hundert Fehlalarme. Demonstrieren ließ sich dies an einem Experiment, bei dem man Guppys entsprechend ihrer Reaktion auf die Begegnung mit einem Schwarzbarsch (verstecken und wegschwimmen oder dem

Eindringling ins Auge sehen) in drei Gruppen einteilte: ängstliche, normale und unerschrockene. Jede Guppygruppe wurde dann mit einem Barsch in ein Aquarium gesetzt. Nach sechzig Stunden lebten noch 40 Prozent der ängstlichen Guppys und 15 Prozent der normalen, von den unerschrockenen aber hatte keiner überlebt.[11]

Der Versuch eines Psychiaters zu verstehen, wie die natürliche Selektion einen Mechanismus geformt hat, der die Angst reguliert, ist vom Ansatz her dasselbe wie das Problem eines Ingenieurs, der feststellen soll, ob das Signal, das er über eine rauschende Telefonleitung empfängt, eine Information enthält oder ein statisches Geräusch ist. Die Theorie der Signalerkennung liefert eine Möglichkeit, eine solche Situation zu analysieren.[12] Bei einem elektronischen Signal hängt die Entscheidung darüber, ob es sich bei einem bestimmten Klicken um ein Signal oder um ein Rauschen handelt, von vier Dingen ab: 1) von der Lautstärke des Signals, 2) von der Anzahl der Signale im Verhältnis zum Rauschen, 3) von den Unkosten, die entstehen, wenn ein Geräusch irrtümlicherweise als Signal interpretiert wird (falscher Alarm), und 4) von dem Preis, den man zu zahlen hat, wenn man irrtümlicherweise ein Signal für ein Geräusch hält *(false negative response).*

Stellen Sie sich vor, Sie befänden sich allein im Dschungel und hörten einen Zweig hinter einem Busch knacken. Es könnte ein Tiger oder ein Affe sein. Sie könnten fliehen oder bleiben, wo Sie sind. Um festzustellen, wie Sie am besten handeln, müssen Sie folgende Parameter kennen: 1) die relative Wahrscheinlichkeit dafür, daß ein Geräusch dieser Lautstärke von einem Tiger (und nicht von einem Affen) stammt, 2) die relative Häufigkeit von Tigern und Affen an diesem Ort, 3) die Unkosten, die eine Flucht mit sich bringt, und 4) den Preis, den Sie zu zahlen haben, wenn Sie es wirklich mit einem Tiger zu tun haben sollten (die Unkosten im Falle einer irrtümlich negativen Antwort). Wie sieht die Sache also aus, wenn Sie einen mittelgroßen Stock hinter diesem Busch knakken hören? Derjenige, dessen Angstniveau durch eine schnelle und akkurate intuitive Signalerkennungsanalyse reguliert wird, hat einen deutlichen Überlebensvorteil.

Die Analogie zu den Störungen im Immunsystem legte die Vermutung nahe, daß es eine ganze Kategorie von Menschen mit bislang unerkannten Störungen ihres Angstsystems geben müßte, und zwar Menschen, die zu wenig Angst haben. Isaac Marks, Angstexperte an der University of London, hat für solche Menschen den Begriff «Hypophobiker» geprägt. Sie klagen nicht über Ängste und suchen auch keinen Psychiater auf, sondern enden statt dessen in den Notaufnahmen der Krankenhäuser oder verlieren ihren Arbeitsplatz. Wenn Psychiater angstdämmende Medikamente mit wenig Nebenwirkungen verschreiben, dann schaffen sie möglicherweise einen solchen Zustand. So teilte zum Beispiel eine Patientin bald nach dem Beginn der medikamentösen Behandlung ihrer Ängste ihrem Ehemann impulsiv mit, daß er ausziehen solle. Er war höchst überrascht, ging aber wirklich. Nach etwa einer Woche wurde ihr klar, daß sie drei kleine Kinder hatte, einen Kredit abbezahlen mußte und weder über ein Einkommen noch über hilfreiche Verwandte verfügte. Etwas mehr Ängstlichkeit hätte eine solche übereilte Entscheidung vermutlich verhindert. Natürlich ist nichts so einfach wie es scheint. Die Frau hatte bereits seit langer Zeit unter ihrer unbefriedigenden Ehe gelitten, und ihr emotionaler Ausbruch ließ sie auf lange Sicht vielleicht besser dran sein. Ihre Geschichte verdeutlicht eine mögliche Funktion von Impulsivität (im Gegensatz zur rationalen Entscheidung). Der Wirtschaftswissenschaftler Robert Frank von der Cornell University ist der Ansicht, daß impulsive Reaktionen zu Handlungen veranlassen, die auf den ersten Blick unbedacht erscheinen, dem Betreffenden auf lange Sicht aber durchaus nützlich sein können.[13]

3. Neuartige Gefahren

In dem Kapitel über Verletzungen hatten wir beschrieben, wie die Schlangenangst eines Affen geformt wird. Die meisten unserer Überängste haben mit solchen angelegten Ängsten vor urzeitlichen Gefahren zu tun. Dunkelheit, die Abwesenheit von zu Hause, die Situation, im Mittelpunkt der Aufmerksamkeit einer Gruppe zu stehen, waren einst mit Gefahren verbunden. Heute aber verursachen sie vor allem ungewollte Ängste. Agoraphobie oder Platzangst (die Furcht, leere Straßen oder Plätze zu beschreiten bzw. das eigene Heim zu verlassen) beispielsweise entwickelt sich bei der Hälfte aller Menschen, die wiederholte Panikattacken erleiden. Das Bedürfnis, zu Hause bleiben zu wollen, mag sinnlos erscheinen, solange man sich nicht klarmacht, daß zu Urzeiten die meisten Angstsituationen durch die direkte Begegnung mit Räubern oder gefährlichen anderen Menschen zustande kamen. Jemand, der solchen Situationen ein paarmal mit knapper Not entronnen ist, beschließt vermutlich, daß es weiser ist, wenn irgend möglich daheim zu bleiben, Unternehmungen nur mit Kumpanen durchzuführen und, wenn es hart auf hart kommt, zu fliehen: Genau das sind die Symptome einer Agoraphobie.

Können Angstneurosen auch, wie so viele andere Krankheiten, durch neuartige Umwelteinflüsse zustande kommen? Nicht sehr häufig. Neue Gefahren wie Schußwaffen, Drogen, Radioaktivität und fettreiche Mahlzeiten verursachen eher zu wenig Ängste, keinesfalls aber zu viele. So gesehen leiden wir alle unter fehlangepaßter Hypophobie, doch die wenigsten von uns suchen einen Psychiater auf, um die eigene Angst zu verstärken. Ein paar neuartige Situationen – Fliegen und Fahren – lösen häufig Phobien aus. In beiden Fällen ist diese Angst über Äonen der Begegnung mit anderen Gefahren gewachsen. Die Angst vorm Fliegen wurde sicher angelegt durch Gefahren, wie sie mit großen Höhen, einem Sturz, lautem Lärm und dem Eingeschlossensein in einem engen kleinen Raum assoziiert sind. Die Stimuli, denen wir ausgesetzt sind, wenn wir in einem Auto sitzen, das mit 100 km/h die Allee entlangrauscht, sind neuartig, doch auch sie lassen die unbewußte Erinnerung an urtümliche Gefahren in uns wach werden – Gefahren, die, wie der überraschende Angriff eines Räubers, mit schnellen Bewegungen zu tun haben. Autounfälle geschehen so häufig, daß es schwer zu sagen ist, ob die Furcht vor dem Fahren vorteilhaft oder schädlich ist.

Der Beitrag, den die Gene zur Entstehung von Angstneurosen leisten, ist beträchtlich. Die meisten Menschen mit einer Angstneurose haben einen Blutsverwandten, der unter demselben Problem leidet, und man sucht gegenwärtig nach den verantwortlichen Genen. Wird sich herausstellen, daß diese Gene von Mutantengenen abstammen, die nicht vollständig ausselektioniert wurden? Oder wird sich herausstellen, daß sie irgendwelche verborgenen Vorteile haben? Werden wir womöglich entdecken, daß die genetische Prädisposition für Angstanfälle nichts anderes ist als das eine Ende einer Normalverteilung – so ähnlich wie die Tendenz, bei einer Erkältung hohes Fieber zu bekommen oder bei geringfügigen Anlässen zu erbrechen? Wenn es uns gelingt, spezielle Gene zu finden, die eine Prädisposition für Ängste schaffen, dann müssen wir noch immer klären, warum diese Gene existieren und weshalb sie erhalten blieben.

4. *Trauer und Depression*

Depressionen scheinen zu einer modernen Seuche geworden zu sein. Selbstmord ist bei jungen amerikanischen Erwachsenen, nach Verkehrsunfällen, die zweithäufigste Todesursache. Beinahe zehn Prozent aller jungen Erwachsenen in den Vereinigten Staaten haben bereits eine Episode schwerer Depression hinter sich. In den vergangenen Jahrzehnten scheint die Häufigkeit hierfür zudem stetig zuzunehmen, in manchen Industrienationen verdoppelt sie sich alle zehn Jahre.[14]

Depressionen mögen völlig nutzlos erscheinen. Vom Selbstmordrisiko einmal abgesehen, kann es einem letztlich nicht sehr viel bringen, den ganzen Tag herumzusitzen und verdrießlich eine Wand anzustarren. Jemand mit schweren Depressionen verliert typischerweise das Interesse an allem – an der Arbeit, an Freunden und Essen, sogar an sexuellen Beziehungen.[15] Es ist so, als seien die Fähigkeiten, Freude zu empfinden und Initiativen zu ergreifen, komplett ausgeschaltet. Manche Leute weinen spontan, andere fühlen sich jenseits aller Tränen. Manche wachen allmorgendlich um vier Uhr auf und können dann keinen Schlaf mehr finden, andere schlafen tagtäglich 12 oder 14 Stunden. Manche fühlen sich ausgelaugt, dumm und häßlich oder bilden sich ein, sie stürben an Krebs. Nahezu alle Patienten leiden unter geringer Selbstachtung. Es scheint lächerlich, auch nur in Erwägung zu ziehen, daß an diesen Symptomen irgend etwas adaptiv sein könnte. Und doch sind Depressionen so häufig und der gewöhnlichen Trauer so ähnlich, daß wir anfangen sollten, uns zu fragen, ob Depressionen wirklich aus einer grundlegenden Anomalie heraus entstehen oder ob es sich bei ihnen um eine Fehlregulation einer normalen Fähigkeit handelt.

Es gibt guten Grund zu der Annahme, daß die Fähigkeit zu trauern ein angepaßtes Merkmal darstellt. Sie ist eine Fähigkeit von universaler Verbreitung und wird zuverlässig durch bestimmte Ereignisse, insbesondere durch Verluste, ausgelöst. Die Merkmale von Trauer sind quer durch die verschiedensten Kulturen relativ konstant. Das Problematische ist, herauszufinden, wie diese Merkmale von Nutzen sein können. Welchen Nutzen Glücksgefühle haben, ist nicht schwer einzusehen. Glücklichsein läßt uns auf andere zugehen, verleiht uns Initiative und Beharrungsvermögen. Aber Trauer? Wären wir ohne sie nicht besser dran? Überprüfen ließe sich das, indem man Leute untersuchte, die unfähig sind zu trauern, und festzustellen suchte, ob sich daraus Nachteile für sie ergeben. Man könnte auch normale Trauer mit einem Medikament blockieren, eine Studie übrigens, von der wir fürchten, daß sie in nächster Zukunft unfreiwillig ohnehin stattfindet, denn immer mehr Menschen nehmen Psychopharmaka. Solange wir auf die Ergebnisse dieses Großversuchs warten, sollten uns die Merkmale von Trauer und die Situationen, in denen sie entsteht, Hinweise geben, die uns bei der Erklärung ihrer Funktionen helfen können.

Verluste, die uns zur Trauer veranlassen, haben nahezu immer mit reproduktiven Ressourcen zu tun. Ob es sich um Geld, den Partner, den Ruf, Wohlstand, Verwandte oder Freunde handelt, der Verlust hat immer mit Ressourcen zu tun, die über weite Teile der menschlichen Evolution hinweg unserem Fortpflanzungserfolg zuträglich waren. Wie kann ein Verlust eine adaptive Herausforderung darstellen, eine Situation, die von einem besonderen Zustand der Bereitschaft profitiert? Ein Verlust signalisiert unter Umständen, daß man etwas Nachteiliges getan hat. Wenn Trauer das eigene Verhalten irgendwie so verändern kann, daß der gegenwärtige Verlust gebremst oder künftige Verluste verhindert werden, dann wäre sie in der Tat hilfreich.

Wie kann man sein Verhalten nach einem Verlust so ändern, daß man damit die eigene Fitneß erhöht? Zuerst sollte man aufhören, das zu tun, womit man gerade beschäftigt ist. So, wie Schmerz uns veranlassen kann, eine heiße Kartoffel fallen zu lassen, so motiviert Trauer uns, alle gegenwärtigen Aktivitäten zu unterbrechen, die unter Umständen auch am Entstehen des Verlusts beteiligt waren. Zweitens wäre es angebracht, die normale menschliche Tendenz zum Optimismus zunächst einmal aufzugeben. Aus einer jüngst abgeschlossenen Studie geht hervor, daß die meisten von uns die eigenen Fähigkeiten und die eigene Effizienz konstant überschätzen. Dieser Hang zum Optimismus hilft uns, im sozialen Konkurrenzkampf, bei dem Täuschen zur Routine gehört, zu bestehen, und er läßt uns darüber hinaus wichtige Strategien und Beziehungen auch zu Zeiten aufrechterhalten, in denen sie sich gerade einmal nicht auszahlen. Nach einem Verlust aber müssen wir die rosafarbene Brille absetzen, um unsere Ziele und Strategien objektiver beurteilen zu können.

Außer den plötzlich eintretenden Verlusten gibt es zudem Situationen, in denen eine wichtige Ressource trotz aller Aufwendungen, trotz unserer besten Pläne und Bemühungen einfach nicht weiter verfügbar ist. Arbeitsplätze gehen verloren, Freundschaften verblassen, Ehen werden öde und Ziele müssen aufgegeben werden. An irgendeinem Punkt muß man ein größeres Lebensziel aufgeben, um die verbliebenen Kräfte für einen Neubeginn bei etwas anderem einzusetzen. Ein solches Aufgeben darf nicht leichtfallen. Daß wir unsere Arbeitsstelle kündigen, sollte nicht impulsiv geschehen können, denn eine neue Ausbildung und der Neuanfang auf der untersten Stufe einer neuen Hierarchie haben ihren Preis. Genauso töricht ist es, eine wichtige Beziehung oder irgendein Lebensziel leichten Herzens aufzugeben, in die man bereits Bedeutendes investiert hat. Große Veränderungen in unserem Leben nähmen wir somit nicht sehr rasch vor. «Schlechte Stimmung» bewahrt uns vor jähen Wechseln, mit denen wir zeitweiligen Schwierigkeiten zu entkommen suchen könnten, doch wenn die Schwierigkeiten anhalten und größer werden und wenn wir unsere Lebensenergie immer stärker vergeuden, dann hilft uns dieses Gefühl, in ein hoffnungsloses Unterfangen verstrickt zu sein, um Alternativen überdenken zu können. Therapeuten wissen seit langem, daß viele Depressionen sich erst lösen, wenn der Betroffene ein lang gehegtes Ziel endlich aufgibt und seine Energien in eine andere Richtung lenkt.

Die Kapazität zu guter und schlechter Stimmung erscheint somit als ein Mechanismus, mit dem sich die Ressourcenverteilung der Gunst der Stunde entsprechend regulieren läßt. Wenn nur wenig Aussicht besteht, daß sich der Einsatz lohnt, dann mag es besser sein, herumzusitzen und keine Energie zu verschwenden. Immobilienmakler, die während eines wirtschaftlichen Abwärtstrends ins Geschäft zu kommen versuchen, machen vermutlich einen Fehler. Studenten, die bei einem Kurs durchfallen, sollten ihn in manchen Fällen vielleicht ganz aufgeben und einen anderen belegen. Landwirte, die ihre Äcker während einer Dürreperiode bebauen, gehen vielleicht bankrott. Wenn wir andererseits aber für kurze Zeit eine einmalige Gelegenheit vor uns haben, dann ist es unter Umständen besser, allen möglichen Risiken zum Trotz eine intensive Anstrengung zu unternehmen, um sich die Chance auf einen großen Gewinn zu sichern. Als aus dem Kofferraum eines gepanzerten Autos eine Million Dollar auf die Straßen Detroits purzelten, profitierten einige Leute sehr von einer solchen kurzen, intensiven Anstrengung.

Es wird nicht mehr lange dauern, bis es vielleicht sehr wichtig wird, über die Funktionen von Traurigkeit besser Bescheid zu wissen. Unsere Fähigkeit, Stimmungen so zu regulieren, wie wir es gerne hätten, nimmt rasch zu. Mit jeder neuen Generation von Psychopharmaka erhöht sich deren Wirksamkeit und Spezifität, während die Nebenwirkungen immer geringer werden. Vor Jahrzehnten schrie man Zeter und Mordio angesichts der erdachten Droge «Soma», die die Menschen in Aldous Huxleys *Schöner Neuer Welt* alle Mühsal erdulden ließ. Heutzutage, da ähnliche Substanzen allmählich zur Realität geworden sind, wird merkwürdig wenig dazu gesagt. Sehen die Menschen nicht, wie rasch dieser Zug bereits fährt? Mit Sicherheit sollten wir versuchen, menschliches Leid zu lindern, aber ist es klug, ganz normale schlechte Stimmung eliminieren zu wollen? Viele Menschen haben intuitiv das Gefühl, daß es falsch ist, Medikamente einzunehmen, um ihre Stimmung künstlich zu verbessern, aber es wird ihnen nicht leicht fallen, Argumente gegen den Einsatz von Medikamenten zu finden, die nicht abhängig machen und obendrein nahezu frei von Nebenwirkungen sind. Der einzige medizinische Grund, der gegen die Einnahme solcher Medikamente spricht, bestünde in deren Wechselwirkung mit einer nützlichen menschlichen Fähigkeit. Bald – sehr bald – wird man stürmisch zu wissen verlangen, ob Trauer nützlich ist oder nicht. Ein evolutionsbiologischer Ansatz kann die Grundlage für die Beantwortung solcher Fragen liefern.

Uns ist sehr wohl klar, daß diese Analyse über Gebühr vereinfachend ist. Menschen werden nicht von irgendeinem inneren Rechner kontrolliert, der sie unumwunden dazu motiviert, ihren Fortpflanzungserfolg zu maximieren. Statt dessen bilden Menschen tiefgehende lebenslange emotionale Bindungen, erleben Gefühle von Liebe und

Haß, die ihr Leben formen. Sie hegen religiöse Überzeugungen, die ihr Verhalten beeinflussen, und haben sehr eigenwillige Ziele und Ambitionen. Sie leben in einem Netz aus freundschaftlichen und familiären Bindungen. Menschliche Reproduktionsressourcen sind nicht dasselbe wie das Nußversteck eines Eichhörnchens, sondern sie sind sich ständig verändernde Stadien ausgeklügelter Sozialsysteme. Diese Komplexität untergräbt unsere vereinfachenden Argumente jedoch nicht; sie betont lediglich, wie dringlich es ist, einem funktionalen Verständnis menschlicher Emotionen den Weg zu ebnen, und hierzu könnte das adaptionistische Programm möglicherweise entscheidend beitragen.

Ein gewisses Maß an schlechter Stimmung ist normal, ein anderer Grad hingegen ist deutlich pathologisch. Die Ursachen solcher pathologischen Zustände sind komplex. Bei manisch-depressiven Störungen beispielsweise spielen genetische Faktoren eine wichtige Rolle. Bei dieser Erkrankung kommt es zu dramatischen Stimmungsschwankungen zwischen tiefster Depression und aggressiver Euphorie. Das Risiko, selbst daran zu erkranken, steigt auf das Fünffache, wenn ein Elternteil darunter leidet, sind beide Eltern davon betroffen, so erhöht sich das Risiko um den Faktor zehn auf eine Wahrscheinlichkeit von beinahe 30 Prozent. Diese Gene sind keinesfalls selten, eine von 200 Personen ist von der manisch-depressiven Erkrankung betroffen. Unsere nächste, inzwischen wohlvertraute Frage lautet: Warum bleiben diese Gene im Genpool erhalten? Die Antwort ist ebenso vertraut: Sie verschaffen ihrem Träger vermutlich irgendeine Form von Vorteil – entweder unter bestimmten Umständen oder in Kombination mit anderen Genen. Eine Untersuchung von Nancy Andreasen, Professorin für Psychiatrie an der University of Iowa, stellte fest, daß 80 Prozent der Fakultätsmitglieder am berühmten Iowa Writer's Workshop unter der einen oder anderen Art von Stimmungsproblemem leiden.[16] Besteht einer der Vorteile von Genen, die Depressionen verursachen, vielleicht in überdurchschnittlicher Kreativität? Die Krankheit richtet einzelne Leben zugrunde, aber die zugrundeliegenden Gene scheinen denjenigen, die an dieser Erkrankung leiden – beziehungsweise anderen, bei denen sie nicht zum Ausbruch der Krankheit, sondern zu anderen, möglicherweise vorteilhaften Wirkungen führen –, nichtsdestotrotz einen Fitneßvorteil zu verleihen.

John Hartung, Evolutionsforscher an der State University of New York, hat die Vermutung geäußert, daß Depressionen besonders häufig bei Menschen vorkommen, deren Fähigkeiten ihre jeweiligen Vorgesetzten bedrohen. Wenn jemand von niederem Sozialstatus seine Fähigkeiten in vollem Maße entfaltet, dann ist damit zurechnen, daß dies zu Angriffen durch den einflußreicheren Vorgesetzten führt. Der beste Schutz hiervor, so Hartung, besteht darin, die eigenen Fähigkeiten sorgsam zu verbergen, wobei man sich in diesem Zusammenhang häufig sogar selbst belügt, damit dies reibungslos funktionieren kann. Damit ließen sich manche ansonsten kaum zu verstehenden Fälle von geringer Selbstachtung bei Erfolgsmenschen erklären. Hartungs Theorie bringt uns also zurück zur Komplexität menschlicher Beziehungen.

Ein weiterer wichtiger Versuch, Stimmungen besser zu verstehen, stammt von einer Forschergruppe, die den Theorien des britischen Psychiaters John Price zur Rolle von Stimmungen in menschlichen Statushierarchien nahesteht.[17] Ihrer Ansicht nach kommt es häufig zu Depressionen, wenn jemand außerstande ist, einen hierarchischen Schlagabtausch zu gewinnen, sich aber dennoch weiter dagegen auflehnt, sich dem Übergeordneten zu unterwerfen. Damit wäre Depression so etwas wie ein unfreiwilliges Signal der Unterlegenheit, das die Wahrscheinlichkeit eines Angriffs durch den Dominanteren verringert. Sie führen Fallstudien an, in denen sie berichten, wie eine freiwillige Unterwerfung eine Depression beenden kann.

Michael Raleigh und Michael McGuire sind bei ihren Forschungen auf einen Mechanismus im Gehirn gestoßen, über den eine Verbindung von Status und Stimmung stattfindet. Bei Untersuchungen an Meerkatzen stellten sie fest, daß das ranghöchste Tier jeder Gruppe (das sogenannte *alpha-Tier*) über einen Serotoninspiegel verfügte, der doppelt so hoch war wie der von anderen Männchen.[18] Verlor eines der alpha-Männchen seine Position, so fiel der Serotoninspiegel sofort ab, und es kauerte rhythmisch schaukelnd in der Ecke, verweigerte die Nahrung und sah haargenau wie ein depressiver Mensch aus. Ein solches Verhalten ließ sich durch die Verabreichung von Antidepressiva verhindern, die den Serotoninspiegel anheben. Erstaunlicher noch: Wenn die Forscher das alpha-Männchen aus der Gruppe entfernten und einem anderen, willkürlich ausgewählten Männchen Serotonin verabreichten, dann wurde dieses in jedem der untersuchten Fälle zum neuen alpha-Tier. Aus diesen Untersuchungen läßt sich vermuten, daß das Serotoninsystem zu einem gewissen Grad dazu dient, Statushierarchien zu vermitteln, und daß Niedergeschlagenheit vielleicht ein ganz normaler Bestandteil hierarchischer Rangkämpfe ist. Sollte dem so sein, dann drängt sich allerdings massiv die Frage auf, was wohl in großen Firmen geschehen wird, wenn mehr und mehr deprimierte Arbeitnehmer Antidepressiva einnehmen.

Noch ein weiterer Ansatz zum Verständnis von Depressionen hat mit der zunehmenden Häufigkeit jenes Zustands zu tun, der entsteht, wenn die Tageslichtmenge im Herbst abnimmt. Die große Zahl von Menschen, die an diesen saisonal bedingten Depressionen leiden, und die starke Assoziation dieses Phänomens mit einem kühlen Klima haben viele Forscher vermuten lassen, daß hier so etwas wie eine Variante oder ein Überbleibsel einer Hibernationsreaktion irgendeines entfernten Vorfahren vorliegen könnte.[19] Daß vor allem Frauen hiervon betroffen sind, legt die Vermutung nahe, daß vielleicht ein Zusammenhang mit der Regulation unserer Fortpflanzung besteht.

Gibt es neuartige Aspekte unserer modernen Umwelt, die Depressionen und Selbstmord wahrscheinlicher machen? Nun ist man zwar in jedem Zeitalter der Ansicht gewesen, daß die Menschen gegenwärtig nicht so glücklich seien, wie sie es in der Vergangenheit waren, aber neueren Forschungen zufolge scheinen wir wirklich geradezu in einer Epidemie von Depressionen zu stecken. Eine Gruppe renommierter Forscher analysierte in neun verschiedenen Studien aus fünf verschiedenen Gegenden der Welt die Daten von 39000 Personen, und man kam zu dem Schluß, daß in allen Ländern junge Menschen mit einer sehr viel größeren Wahrscheinlichkeit in ihrem Leben schon einmal eine Episode schwerster Depression durchgemacht haben als ältere.[20] Die Häufigkeit war überdies größer in Gesellschaften mit einem höheren Grad der wirtschaftlichen Entwicklung. Es bleibt noch viel zu tun, um diesen Befund zu bestätigen, aber er rechtfertigt eine intensive Untersuchung neuartiger Aspekte des modernen Lebens, die an diesem dramatischen Anstieg der Häufigkeit von Depressionen möglicherweise beteiligt sind. Wir wollen in diesem Zusammenhang nur zwei davon erwähnen: die Massenkommunikation und den Zerfall traditioneller Lebensgemeinschaften.

Massenkommunikationsmittel, insbesondere Fernsehen und Kinofilme, vereinen uns alle sehr wirksam zu einer großen kompetitiven Gruppe, obwohl sie dabei gleichzeitig unsere engeren sozialen Netze aufweichen. Wettbewerb findet nicht mehr in einer Gruppe aus fünfzig oder hundert Verwandten und anderen nahestehenden Personen statt, sondern zwischen fünf Milliarden Menschen. Sie mögen der beste Tennisspieler in Ihrem Verein sein, aber Sie sind sicher nicht der beste in der Stadt und mit großer Sicherheit schon gar nicht der beste Ihres Landes oder gar der Welt. Menschen, insbesondere Männer, haben die Tendenz, alles, was sie tun – ob das nun Laufen ist oder Singen, Angeln, Segeln, Verführen oder Vögel beobachten –, in einen Wettstreit zu verwandeln. In unserer urtümlichen Umgebung hatten Sie eine gute Chance, bei irgend etwas der Beste zu sein. Und selbst, wenn das nicht auf Sie zutraf, so hat die Gruppe Ihre Fähigkeiten höchstwahrscheinlich dennoch zu schätzen gewußt. Heute konkurrieren wir alle mit den Besten der Welt.

Beobachtet man all diese erfolgreichen Menschen im Fernsehen, dann entsteht ein gewisser Neid. Neid war vermutlich recht nützlich, um unsere Vorfahren dazu zu bringen, nach Dingen zu streben, die andere zu erreichen imstande waren. Heute können nur die wenigsten unter uns die Ziele erreichen, die der eigene Neid ihnen setzt, und keiner von uns kann sich mit den Phantasiesituationen messen, die ihm im Fernsehen vorgelebt werden. Die wunderbaren, schönen, reichen, freundlichen, liebenden, tapferen, weisen, kreativen, mächtigen, brillanten Helden, die wir auf dem Bildschirm sehen, sind nicht von dieser Welt. Unsere eigenen Ehefrauen und Ehemänner, Väter und Mütter, Söhne und Töchter können im direkten Vergleich unter Umständen sehr schlecht wegkommen. Somit sind wir mit ihnen unzufrieden und mit uns selbst sogar noch unzufriedener. Ausführliche Studien des Psychologen Douglas Kenrick zeigten, daß man bei Menschen die Wertschätzung ihrer Bindung an den gegenwärtigen Partner herabsetzen kann, wenn man ihnen Photos und Geschichten über erstrebenswerte potentielle Partner präsentiert.

Unsere neuen Technologien lösen auch integrierende soziale Gruppierungen auf. Für ein Mitglied unserer sozial lebenden Art besteht die schlimmste Strafe in der sozialen Isolierung, aber viele moderne anonyme Gruppen bieten eigentlich nicht viel mehr als das. Oftmals bestehen sie aus modernen Konkurrenten mit nur sporadischen Freundschaften und ohne den Einschluß von Blutsverwandten. Große Familien zerbrechen an dem Bestreben des einzelnen, seine ökonomischen Ziele zu verwirklichen. Selbst die Kernfamilie, das letzte Überbleibsel, scheint zum Untergang bestimmt: Mehr als die Hälfte aller Ehen enden durch eine Scheidung, und immer mehr Kinder werden von alleinstehenden Frauen zur Welt gebracht.

Wir besitzen ein ursprüngliches Bedürfnis nach einer sicheren Position in einer strukturierten Gruppe. Wenn uns die Familie fehlt, dann wenden wir uns woanders hin, um diesem Bedürfnis gerecht zu werden. Immer mehr Menschen finden ihre soziale Basis in Freundeskreisen, zeitlich begrenzten Programmen wie denen der Anonymen Alkoholiker, Selbsthilfegruppen verschiedenster Art oder in der Psychotherapie. Viele Leute wenden sich Religionen zu, teilweise auch deshalb, weil sie ihnen eine Gruppenzugehörigkeit verleihen. Manche Leute propagieren «familiäre Werte» und hoffen, damit eine gefährdete, aber einst erfolgreiche Lebensweise erhalten zu können. Die meisten von uns wollen von irgendwem geliebt werden, der sich um unser selbst willen für uns interessiert und nicht für den Vorteil, den wir ihm verschaffen können. Für viele verläuft diese Suche bitter und fruchtlos.

5. Fehlende Bindung

Psychoanalytische und verhaltensphysiologische Theorien, die vor den evolutionsbiologischen Ansätzen entwickelt worden waren, erklärten die Mutter-Kind-Bindung als Ergebnis von Füttern und Fürsorge. Der Primatologe Harry Harlow von der University of Wisconsin begann diese Theorien bereits in den frühen fünfziger Jahren mit seinen Untersuchungen an Affen zu erschüttern.[21] Affenjunge wurden von ihren Müttern getrennt und mit zwei Arten von künstlich nachgebildeten Müttern aufgezogen. Im einen Falle handelte es sich dabei um ein Drahtgestell mit einer milchgefüllten Babyflasche, im anderen Fall um eine weich gepolsterte, mit Stoff bezogene Gestalt ohne Fläschchen. Obgleich die Jungen von der Drahtmutter gefüttert wurden, klammerten sie sich an die weiche Form und protestierten, wenn man diese entfernte. Harlow zog daraus den Schluß, daß es besondere, in der Evolution entstandene Mechanismen geben müsse, die die Bindung zwischen Mutter und Säugling erleichtern. Inspiriert von René Spitz und seinen Untersuchungen zum mangelnden Sozialverhalten bei Kindern, die in Waisenhäusern aufwuchsen, begann Harlow als nächstes, Affen in Isolation großzuziehen. Diese Affen legten nie ein normales Verhalten an den Tag. Sie vertrugen sich nicht mit anderen Affen, hatten Probleme, einen Geschlechtspartner zu finden, vernachlässigten später ihre eigenen Jungen und griffen sie sogar an.

Der englische Psychiater John Bowlby besuchte im Jahre 1951 einige Seminare des Biologen Julian Huxley und ließ sich dazu anregen, die Berichte über die Prägungsversuche des Verhaltensforschers und Nobelpreisträgers Konrad Lorenz zu lesen. Während eines ganz genau festgelegten kritischen Lebensabschnitts werden frisch geschlüpfte Gänseküken auf ihre Mutter oder auf irgendein anderes sich bewegendes Objekt von angemessener Größe geprägt. Lorenz' Stiefel waren offenbar von hinreichender Ähnlichkeit, und viele Photos zeigen Konrad Lorenz, gefolgt von einer langen Reihe von Gänseküken. Bowlby begann sich zu fragen, ob die Probleme vieler ratsuchender Eltern sich vielleicht als Folge von Problemen bei der Ausbildung einer frühen Bindung verstehen lassen könnten. Bei näherer Betrachtung stieß er überall auf Probleme der frühen Beziehung. Manche Mütter hatten ihre Kinder nicht gewollt, bei anderen Kindern waren die Mütter zu deprimiert gewesen, um auf Lächeln und Gesten zu reagieren. Viele hatten als Kind gehört, daß ihre Mütter mit Selbstmord gedroht hatten, und wuchsen mit dieser drohenden Angst auf. Die Probleme, die sie früh im Leben kennengelernt hatten, spiegelten sich in den Problemen wider, unter denen sie selbst als Erwachsene zu leiden hatten. Sie waren gegenüber anderen Menschen mißtrauisch, erwarteten Zurückweisung von anderen und hatten stets das Gefühl, daß sie, um nicht verlassen zu werden, andere zufriedenzustellen hätten. Bowlby erkannte scharfsichtig, daß ein Großteil des Klammer- und des Trennungsverhaltens früh vernachlässigter Babys der adaptive Versuch sein könnte, die Mutter an sich zu binden. Statt daß er seine Patienten dafür schalt, «abhängig» zu sein, erkannte er, daß sie nur versuchten, sich vor der gefürchteten Trennung zu schützen.[22]

Die Psychologin Mary Ainsworth und ihre Mitarbeiter unternahmen kontrollierte Studien, die Bowlbys Theorien in der gesamten Psychologie populär machen sollten.[23] Sie schuf eine Versuchssituation, in der Mütter ein Kleinkind in einem fremden Raum verlassen und später zurückkehren mußten, und beobachtete, was geschah. Auf der Grundlage dieses Verhaltens in einer «ungewohnten Situation» klassifizierte sie Babys in solche Kinder, die eine sichere Bindung hatten, andere, deren Bindung problematisch war, und solche, die die Wiedervereinigung mit der Mutter zu meiden suchten. Viele Verhaltensmerkmale im späteren Leben, angefangen vom Spielverhalten in Gruppen bis hin zu verschiedenen Charaktermerkmalen, die sich erst viele Jahre später offenbarten, ließen sich aus der Gruppenzuordnung im Babyalter vorhersagen. Es ist noch viel zu tun, wenn man klären will, welche Beziehungen zwischen Bindungsproblemen der frühen Kindheit und der Psychopathologie im Erwachsenenalter bestehen und welche Rolle genetische Faktoren hierbei spielen.[24] Psychiater sollten nicht vergessen, daß Mütter ihren Kindern nicht nur frühe Erfahrungen vermitteln, sie geben ihnen auch die Hälfte ihrer Gene mit. Im Augenblick haben wir allen Grund zu der Annahme, daß viele Probleme Erwachsener, die mit anderen Menschen nur schwer zurechtkommen, ihren Ursprung in Problemen bei der Ausbildung einer frühen Bindung haben.

6. Kindesmißhandlung

Kindesmißhandlung scheint heutzutage geradezu zu grassieren. Wie kann es dazu kommen? Warum sollten wir unsere eigenen Kinder, die Garanten für unseren eigenen Fortpflanzungserfolg, angreifen? Gibt es Eltern, bei denen eine größere Wahrscheinlichkeit zur Kindesmißhandlung besteht als bei anderen? Die kanadischen Psychologen Martin Daly und Margo Wilson betrachteten das Problem aus evolutionsbiologischer Sicht und fragten sich daher, ob sich die Häufigkeit, mit der es zur Kindesmißhandlung kommt, dazu in Beziehung setzen ließ, ob Eltern und Kinder miteinander blutsverwandt waren oder nicht.[25] Da die Berichterstattung zum Thema Kindesmißhandlung so unzuverlässig ist, betrachteten sie ein Ergebnis, das sich leicht zählen und kaum verbergen läßt: Kindesmord durch die eigenen Eltern. Die Korrelation übertraf ihre kühnsten Spekulationen. Bei Kindern, die mit einem genetisch nicht verwandten Elternteil zusammenleben, besteht ein siebzigmal so hohes Risiko für eine Kindesmißhandlung mit tödlichem Ausgang wie bei Kindern, die mit ihren biologischen Eltern zusammenleben. Der Befund ließ sich nicht durch soziologische Tendenzen erklären, etwa damit, daß Familien mit Stiefeltern im Durchschnitt ärmer oder häufiger von Problemen wie Alkoholismus oder psychischen Störungen betroffen seien. Über Jahrzehnte der Forschung hinweg hat sich kein anderer Risikofaktor auch nur als entfernt so treffsicher bei Voraussagen zur Wahrscheinlichkeit von Kindesmißhandlungen erwiesen. Vielen Forschern, die sich über Jahrzehnte hinweg mit diesem Thema beschäftigt haben, war es nicht in den Sinn gekommen, nach dem Faktor Verwandtschaft zu fragen, für einen Evolutionsbiologen aber liegt dieser Verdacht nahe.

Daly und Wilson waren zu ihren Überlegungen zum Teil durch Tierstudien zum Thema Kindsmord angeregt worden, die die kalifornische Anthropologin Sarah Hrdy zusammen mit anderen durchgeführt hatte.[26] Hrdy berichtete im Jahre 1977, daß männliche Languren regelmäßig versuchten, die Jungen von denjenigen Weibchen zu töten, die sie soeben einem anderen Männchen ausgespannt hatten. Damals wollte ihr niemand glauben. Sie berichtete, daß die Affenmütter zwar versuchten, ihre Jungen zu retten, daß sie dabei aber häufig versagten. War dies der Fall, dann hörte die Milchproduktion auf, sie wurden erneut empfängnisbereit und paarten sich prompt mit den Männchen, die zuvor ihre Jungen getötet hatten. Hrdy wies darauf hin, daß Männchen, die bereits existierende Junge töten, ihren eigenen Fortpflanzungserfolg erhöhten, weil die Weibchen durch die Beendigung der Stillzeit um so rascher wieder trächtig werden und die Nachkommen des neuen Männchens austragen konnten.

Nachfolgende Feldstudien haben Hrdys Befunde bestätigt und auf viele andere Arten ausgedehnt. Wenn Löwenmännchen sich mit einem neuen Weibchen zu paaren beginnen, töten sie dessen Junge. Bei Mäusen reicht oft bereits der Geruch eines fremden Männchens, um eine Fehlgeburt auszulösen – allem Anschein nach eine Anpassung, mit der sich weitere Investitionen in Junge verhindern lassen, bei denen ohnehin eine große Gefahr besteht, daß sie getötet werden. Tiere sind so angelegt, daß sie unausweichlich alles tun, was notwendig ist, um den eigenen Fortpflanzungserfolg zu erhöhen, so grotesk das resultierende Verhalten auch scheinen mag.

Die Tendenz männlicher Lebewesen, die Nachkommen fremder Männchen unter bestimmten Umständen zu töten, ist eine im Laufe der

Evolution entstandene Anpassung. Ist die Kindesmißhandlung beim Menschen dieser in irgendeiner Form verwandt? Wir hatten das für unmöglich gehalten. Nicht, weil Männer in der Regel keine Gruppen von Frauen mit kleinen Kindern übernehmen, sondern deshalb, weil doch so viele Pflegeväter offenbar in der Lage sind, auch für Kinder, die nicht ihre eigenen sind, so hervorragend zu sorgen. Wir hatten angenommen, Kindesmißhandlung sei nicht auf eine natürliche Adaptation zurückzuführen, sondern vielmehr darauf, daß eine natürliche Adaptation versagt, wenn eines der beiden Elternteile zu wenig frühe Kontakte zu einem Kind hatte, um die Ausbildung einer normalen Bindung zu erleichtern. Die Studien des Anthropologen Mark Flinn aus Trinidad aber kommen zu dem Schluß, daß Stiefeltern ihre Stiefkinder dennoch strenger behandeln als ihre natürlichen Kinder – unabhängig von der Dauer des frühen Kontakts zu dem Baby.[27] Zur Ausbildung einer menschlichen Bindung gehört offenbar mehr, als nur gemeinsam verbrachte Zeit. Es wird noch sehr viel mehr wissenschaftlicher Forschung bedürfen, um dieses finstere Kapitel an der Grenze von Biologie und Kultur zu erhellen.

7. Schizophrenie

Die Symptome einer Schizophrenie können, im Gegensatz zu denen von Angst und Depression, kein Bestandteil einer normalen Funktion sein. Wenn man Stimmen hört und fest davon überzeugt ist, daß andere die eigenen Gedanken lesen können, wenn die mangelnde Wahrnehmung eigener Emotionen sich mit bizarren Überzeugungen, sozialem Rückzug und Verfolgungswahn zu einem Symptomenkomplex vereinigen, dann hat das nichts damit zu tun, daß sie normalerweise als Teile eines im Laufe der Evolution gewachsenen Schutzmechanismus fungieren. Wahrscheinlicher ist, daß eine einzelne Schädigung des Gehirns viele Fehlfunktionen nach sich ziehen kann, etwa so, wie ein Herzfehler zu Kurzatmigkeit, geschwollenen Knöcheln und Schmerzen in der Brust führt. Schizophrenie ist eine Störung des kognitiv-emotionalen Wahrnehmungs- und Motivationssystems. Mit anderen Worten: Wir haben derzeit noch keine Ahnung, wie wir die höheren Ebenen von Hirnfunktionen beschreiben sollen.

Weltweit ist etwa ein Prozent der Bevölkerung in verschiedenen Lebensgemeinschaften an Schizophrenie erkrankt.[28] Es scheint nicht so zu sein, daß es sich dabei um eine Zivilisationskrankheit handelt, obwohl man in jüngster Zeit vermutet hat, daß die Krankheit in modernen Gesellschaften einen schwereren Verlauf nimmt. Es gibt überzeugende Hinweise darauf, daß die Anfälligkeit für Schizophrenie von bestimmten Genen abhängt. Verwandte von Schizophreniepatienten bekommen diese Krankheit mit mehrfach erhöhter Wahrscheinlichkeit, auch dann, wenn sie von nicht schizophrenen Eltern aufgezogen wurden. Ist ein eineiiger Zwilling an Schizophrenie erkrankt, so beträgt die Wahrscheinlichkeit, daß der andere ebenfalls schizophren ist, 50 Prozent, bei nicht eineiigen Zwillingen hingegen nur 25 Prozent. Außerdem gibt es Hinweise darauf, daß Schizophrenie, insbesondere bei Männern, den Fortpflanzungserfolg herabsetzt.

Diese Feststellungen lassen wieder einmal unsere Standardfrage aufkommen: Womit läßt sich die große Häufigkeit von Genen begründen, die die Fitneß herabsetzen? Die Selektion gegen schizophrenieverursachende Gene ist so stark, daß sie sehr viel seltener sein müßte, ließe sich ihr Vorhandensein allein durch das Gleichgewicht von Mutation und Selektion erklären. Außerdem legen die relativ gleichbleibenden Schizophrenieraten die Vermutung nahe, daß die verantwortlichen Gene nicht erst vor kurzem entstanden, sondern seit Jahrtausenden erhalten geblieben sind. Es hat also den Anschein, als seien die schizophrenieverursachenden Gene irgendwie in der Lage, einen Vorteil zu verleihen, der die massiven Unkosten ausgleicht, die sie mit sich bringen.

Am nächsten liegt in diesem Zusammenhang wohl wieder einmal die Annahme, daß diese Gene erst in Kombination mit anderen Genen oder unter bestimmten Umweltbedingungen vorteilhaft werden, so wie das Sichelzellen-Gen von Vorteil ist, obwohl man an Sichelzellenanämie stirbt, wenn man zwei dieser Gene trägt. Oder die Gene, die für Schizophrenie prädisponieren, haben noch andere Wirkungen, die den meisten ihrer Träger einen leichten Vorteil verschaffen, obwohl ein Teil von ihnen die Krankheit bekommt. Viele Autoren haben über die möglichen Vorteile spekuliert, die Menschen mit diesen Genen möglicherweise zukommen könnten: Vielleicht erhöhen sie die Kreativität oder schärfen die Fähigkeit einer Person, intuitiv zu erfassen, was in einem anderen vor sich geht. Vielleicht schützen sie auch vor irgendeiner Krankheit. Manche Leute haben vermutet, daß die Tendenz zum Mißtrauen selbst schon zu einem gewissen Grad die Nachteile einer Schizophrenie aufwiegt.[29] Es gibt nur wenig Hinweise auf die Richtigkeit dieser Überlegungen, doch man sollte sie zweifellos verfolgen. Eine gewisse Unterstützung erfahren diese Überlegungen durch das nachweislich hohe Leistungsniveau von Personen, die mit Schizophrenikern verwandt und selbst nicht erkrankt sind. Das gesamte Gebiet steht also noch am Anfang seiner Erforschung.[30]

8. Schlafstörungen

Schlaf erregt, wie so viele andere unserer Körperfunktionen, immer nur dann unsere Aufmerksamkeit, wenn er ausbleibt, und das kann bei verschiedenen Menschen auf höchst unterschiedliche Weise geschehen. Beim Schlaf ist, wie bei so vielen anderen Dingen auch, der richtige Zeitpunkt ein entscheidender Faktor. Die meisten Schlafprobleme haben damit zu tun, daß man unfähig ist, zur richtigen Zeit zu schlafen, beziehungsweise damit, daß man zur falschen Zeit schläft. Mehr als dreißig Prozent der Bevölkerung werden von Schlaflosigkeit geplagt – sie liefert die Grundlage für einen gigantischen Industriezweig, der sich von der Produktion frei verkäuflicher Beruhigungsmittel bis hin zur Einrichtung spezialisierter Kliniken erstreckt. Menschen, die tagsüber müde und schläfrig sind, gehören oftmals zu denen, die bei Nacht schlecht schlafen. Schläfrigkeit ist lästig, wenn man abends noch zu lesen versucht, unangenehm, wenn der Wecker morgens klingelt, und eine ernsthafte Gefahr, wenn man am Steuer sitzt.

Hinzu kommen Träume und ihre Auswüchse, Angst- und Alpträume. Manche Menschen leiden unter einer Art von Koordinationsstörung der verschiedenen Schlafkomponenten und kommen zu sich, während sie noch träumen, wobei sie ihre Gliedmaßen nicht bewegen können – ein wirklich beängstigender Zustand. Menschen mit einer Narkolepsie fallen mitten in ihren täglichen Aktivitäten in einen tiefen Traumschlaf, manchmal geschieht das so rasch, daß sie dabei stürzen und sich verletzen. Und dann gibt es noch Leute mit einer Schlaf-Apnoe, die also mitten im Schlaf aufhören zu atmen, und schließlich an nächtlicher Ruhelosigkeit und Müdigkeit bei Tage, manchmal sogar unter Hirnschäden zu leiden haben. Um diese Probleme besser verstehen zu können, müssen wir mehr über die Ursprünge und Funktionen des normalen Schlafs in Erfahrung bringen.

Ist Schlaf ein Merkmal, das durch natürliche Selektion geformt wurde? Verschiedene Gründe sprechen für diese Annahme. Erstens ist das Merkmal unter Tieren weit, unter Vertebraten vermutlich sogar universell verbreitet. Bei manchen Tieren, die wie die Delphine allem Anschein nach nicht schlafen, schläft in Wirklichkeit die eine Hälfte des Gehirns, während die andere wach bleibt, möglicherweise deshalb, weil Delphine zum Atmen immer wieder zur Oberfläche schwimmen müssen. Zweitens scheinen alle Vertebraten dieselben schlafregulierenden Mechanismen zu teilen, wobei sich die Kontrollzentren für den Traumschlaf grundsätzlich in den evolutionsbiologisch sehr alten Teilen des Gehirns befinden. Drittens teilen Säuger ihr Schlafmuster mit den abwechselnden Phasen von REM-Schlaf (abgeleitet von dem englischen

Begriff *rapid eye movement*) und Stadien erhöhter Gehirnaktivität mit den Vögeln, deren Evolution bereits vor dem Auftreten der Dinosaurier von der unseren getrennt zu verlaufen begann. Viertens legt die hohe Variabilität der Schlafmuster selbst bei nahverwandten Säugetieren die Vermutung nahe, daß jede Schlafform unseres letzten gemeinsamen Vorfahrens sich im Laufe der Evolution rasch den Anforderungen der besonderen ökologischen Nische der jeweiligen Art angepaßt haben muß. Und schließlich: Alle Tiere, denen man den Schlaf entzieht, leiden unter schweren Funktionsstörungen.

Um Schlafstörungen besser zu verstehen, sollten wir uns klarmachen, in welcher Weise die Fähigkeit und das Bedürfnis zu schlafen die Fitneß erhöhen könnten. Einen wichtigen Beitrag zur Beantwortung dieser Frage leistete der britische Biologe Ray Meddis im Jahre 1975.[31] Seiner Ansicht nach werden Schlafzeit und Schlafmenge durch unser produktives Potential zu den verschiedenen Zeiten des Tag-Nachtzyklus bestimmt. Einer der Rezensenten von Meddis' Buch formulierte es so: Unsere Motivation, nachts zu schlafen, rührt von dem Wunsch her, des Nachts der Straße fernzubleiben. Wenn spezielle Gefahren damit verbunden sind, in der Dunkelheit herumzustreifen, und nur wenig positive Leistungen dagegengesetzt werden können, dann sind wir insgesamt besser dran, wenn wir ruhen. Das erklärt zwar, warum Menschen und andere Säuger im Vorteil sind mit einem Zyklus, der Tagaktivität vorsieht, liefert aber kein Argument dafür, daß wir nachts schlafen statt einfach zu ruhen und uns für eventuell sich bietende Gelegenheiten und potentielle Gefahren bereitzuhalten. Es erklärt auch nicht, warum wir so abhängig vom Schlaf geworden sind, daß wir kaum mehr funktionieren können, wenn er uns fehlt.

Hiermit haben wir eine mögliche Sichtweise der evolutionären Ursprünge des Schlafs. Stellen Sie sich vor, daß irgendein entfernter Vorfahre keinen Schlaf benötigte. Wenn die eine Linie seiner Nachkommen an einem bestimmten Abschnitt des Tag-Nacht-Zyklus mit größeren Gefahren zu kämpfen hatte als zu einem anderen (lassen Sie uns der Einfachheit halber annehmen, daß dies nachts der Fall war) und am Tage bessere Chancen hatte, dann hätte ein Individuum, das nachts inaktiv blieb, damit einen Fitneßvorteil. Und im Verlauf der weiteren Entwicklung, während der sich die Art allmählich auf eine reine Tagaktivität hin entwickelte, hätte es seine nächtliche Ruhephase mehr und mehr ausgedehnt und vertieft, bis es schließlich jede Nacht regelmäßig mehrere Stunden inaktiv verbrächte.

Sobald eine solche regelmäßige tägliche Periode der Inaktivität existierte, sollten andere Evolutionsfaktoren wirksam werden. Es ist unwahrscheinlich, daß alle notwendigen zellulären Komponenten in gleichem Maße weitergeführt werden, unabhängig davon, ob ein Tier nun wach ist oder schläft. Wenn irgendein notwendiger Prozeß effizienter abliefe, sobald das Gehirn von seinen normalen Aufgaben entbunden ist, dann würde die Selektion darauf hinwirken, daß dieser Prozeß im Wachzustand bei Tag verzögert und bei Nacht aufgeholt wird, und so die Entstehung jenes Zustands begünstigen, den wir als Schlaf bezeichnen. Auf diese Weise, so Ian Oswald von der University of Edinburgh im Jahre 1969, werden manche Prozesse, die der Funktionserhaltung des Gehirns dienen, mehr und mehr in den Schlafzustand verdrängt werden, so daß wir mehr und mehr vom Schlaf abhängig würden. Während der Schlafperiode muß das schlafende Wesen allerdings relativ sicher sein, denn sonst würde die Selektion rasch gegen den Schlaf wirken. So wie wir von der Vitamin-C-Aufnahme über die Nahrung abhängig geworden sind, weil uns dieses über so lange Zeit hinweg in ausreichender Menge zur Verfügung stand, so mußte auch die regelmäßige Verfügbarkeit einer Periode sicherer Ruhe zuerst gewährleistet sein, bevor sich einige physiologische Funktionen in den Schlaf verlegen ließen. Das würde bedeuten, daß die Suche nach metabolischen Vorgängen, die auf den Schlaf beschränkt sind oder im Schlaf mit erhöhter Aktivität stattfinden, uns Aufschluß darüber geben könnten, warum wir den Schlaf brauchen. Solche Analysen haben in der Tat gezeigt, daß die Proteinsynthese im Gehirn während des traumlosen Schlafs am höchsten ist und daß die Mechanismen zur Synthese bestimmter Neurotransmitter am Tage dem Verbrauch nicht nachkommen und deshalb bei Nacht die Produktion nachholen müssen. Hinzu kommt, daß bei allen Geweben die Zellteilung während des Schlafs am raschesten abläuft.

Sobald der Schlaf als Zeitraum für physiologische Reparaturen etabliert war, hat die natürliche Selektion vermutlich auch andere Funktionen in diese Periode verlegt. Am häufigsten erwähnt werden in diesem Zusammenhang die gedächtnisregulierenden Funktionen. Die Wissenschaftler Allan Hobson und Robert McCarley haben argumentiert, daß der Traumschlaf physiologische Abläufe fördert, durch die Lernprozesse konsolidiert werden.[32] Francis Crick und Graeme Mitchinson haben Hinweise darauf gefunden, daß der Traumschlaf dazu dient, uns von unnötigen Erinnerungen freizumachen – gleichsam wie man von Zeit zu Zeit unnötige Dateien aus dem Computer entfernt.[33] Wir wollen diese Überlegungen nicht im einzelnen erörtern, sondern hierzu nur bemerken, daß sie einander nicht notwendigerweise ausschließen müssen und daß sie auch Oswalds Vorstellung nicht widersprechen, derzufolge Schlaf sich als Zeitraum zur Reparatur von Geweben entwickelt hat. Nichts von alledem widerspricht Meddis' Beobachtung, daß Schlaf die Aktivitätsperioden eines Tiers auf dessen Ökologie abstimmt. Ebenso wie andere Merkmale so hat auch der Schlaf zweifellos viele wichtige Funktionen. Zwar ist jede angenommene Funktion für sich zu überprüfen, doch die Beweise für eine Alternative können nur dann als Argumente gegen eine andere herangezogen werden, wenn die beiden Funktionen sich nicht miteinander vereinbaren lassen. Untersuchungen zu den Schlafmustern vieler verschiedener Tiergruppen unter Berücksichtigung der jeweiligen Lebensweise und ihrer evolutionären Vewandtschaftsbeziehungen untereinander können hier hilfreiche Beweise liefern.

Heutzutage, da wir nur selten von nächtlichen Räubern wie Tigern heimgesucht werden und da künstliche Lichtquellen uns auch bei Nacht produktive Aktivitäten erlauben, wird das Bedürfnis nach regelmäßigem Schlaf gelegentlich recht lästig, insbesondere dann, wenn wir in der Welt umherfliegen und unser Körper darauf besteht, so zu leben, wie es unserer eigentlichen Zeitzone entspricht. Die Suche nach den Funktionen von Schlaf mag uns auch Wissen vermitteln, das es uns möglich macht, ihn unseren gegenwärtigen Bedürfnissen besser anzupassen – oder es uns wenigstens ermöglichen, abends zu lesen, ohne darüber einzuschlafen und anschließend trotz aller Sorgen um die Probleme, die der nächste Tag uns möglicherweise bringen könnte, die Nacht hindurch fest zu schlafen.

9. Träume

Seit Anbeginn der Geschichte und zweifellos auch große Teile der Frühgeschichte hindurch waren Menschen von ihren Träumen fasziniert. In den letzten Jahren hat es viele Theorien über die Funktion des Träumens gegeben, angefangen von Freuds Theorie der Erfüllung verbotener Wünsche während des Traums bis hin zu Francis Cricks Theorie, demzufolge Träume dazu dienen, unsere Erinnerungen auszulöschen und neu zu organisieren. Doch die Debatte hierzu ist so wenig schlüssig, daß einige Experten, unter ihnen auch Allan Hobson von der Harvard University, mit demselben Recht argumentieren können, daß Träume vielleicht überhaupt keine Funktion haben, sondern nur Epiphänomene der Gehirnaktivität sind. Uns scheint das eher unwahrscheinlich, wenn man bedenkt, daß allein der Entzug des Traumschlafs zu schweren psychopathologischen Veränderungen führen kann. Hält man beispielsweise Katzen auf winzigkleinen Inseln in einem Wasserbecken, dann schlafen sie zwar ein, fallen aber bei einem Nachlassen der Muskelspannung, wie sie den Beginn des Traumschlafs begleitet, ins Wasser und wachen auf. Ein solcher Entzug der Traumschlafphasen ließ die bedauernswerten Katzen wild und hypersexuell werden und verkürzte ihr Leben.

Auch ohne die Funktion von Träumen schlüssig nachweisen zu können, kann ein evolutionsbiologischer Ansatz vielleicht dennoch zu ihrem Verständnis beitragen. Donald Symons, Evolutionsanthropologe an der University of California in Santa Barbara, argumentierte unlängst, daß die Reize, die wir im Traum erfahren, aus evolutionsbiologischen Gründen stark eingeschränkt sein müssen.[34] Das Schlafverhalten variiert im Einzelfall massiv, und in Träumen empfinden wir wohl ein hohes Maß an eigenen Handlungen und Sichtweisen, aber übereinstimmend sehr wenig Klänge, Gerüche und mechanische Stimuli. Wir können davon träumen, daß wir Dinge tun, und bewegen uns dabei überhaupt nicht, denn in dem Schlafstadium, das uns Träume erlaubt, werden unsere motorischen Nerven gelähmt. Wir erinnern uns, wie Menschen aus Träumen ausgesehen und was sie zu uns gesagt haben, aber wir erinnern uns nicht so leicht daran, wie ihre Stimmen geklungen haben. Vielleicht erinnern wir uns, daß wir einen traumhaften Wein getrunken haben, aber wir können uns sein Bouquet nicht ins Gedächtnis zurückrufen. Wir träumen, daß uns jemand schlägt, können uns aber nicht erinnern, wie sich das angefühlt hat.

Der Grund für die eingeschränkte Wahrnehmung ist Symonds Ansicht nach darin zu suchen, daß sie in der Steinzeit notwendig war. Wir konnten uns visuelle Halluzinationen leisten, denn geschlossene Augen machten das Sehen nutzlos und es war ohnehin zu dunkel, um effizientes Sehen zu ermöglichen. Ein Alarmruf hingegen, der Geruch eines Tigers oder der erschreckte Zugriff eines Kindes waren wichtige Signale, die die ungeteilte Aufmerksamkeit unserer Hör-, Geruchs- und Berührungssinne voraussetzten. Manche Arten schlafen mit offenen Augen, wir aber schlafen mit offenen Ohren: Wir können nicht zulassen, daß uns unsere Träume von wichtigen Geräuschen ablenken. Symons Theorie erkärt einen Teil der Eigenarten des Träumens (und fordert einige, die man bislang nicht bemerkt hat), und sie steht und fällt damit, wie gut oder schlecht sich ihre Erwartungen mit den tatsächlichen Befunden über die sensorische Zusammensetzung von Träumen werden vereinbaren lassen. Im Augenblick hat es den Anschein, als stimme sie mit den meisten verfügbaren Daten überein.

10. Die Zukunft der Psychiatrie

Die Psychiatrie hat in jüngster Zeit begonnen, der übrigen Medizin nachzueifern, und klare (wenn auch in gewisser Weise willkürliche) diagnostische Kategorien etabliert, verläßliche Methoden zur quantitativen Beurteilung von Symptomen und Standardrichtlinien zur Anlage wissenschaftlicher Experimente und zur Analyse von Daten entworfen.

Die psychiatrische Forschung ist nunmehr eine ebenso quantitative Wissenschaft wie die übrigen medizinischen Disziplinen. Hat all diese scheinbare Exaktheit der Psychiatrie Akzeptanz als ein weiteres, ganz normales medizinisches Fachgebiet neben Neurologie, Kardiologie und Endokrinologie verschafft? Wohl kaum. Die Forschungsergebnisse sind solide, aber sie lassen sich nicht in einer umfassenden Theorie vereinigen. Bei ihren Versuchen, anderen medizinischen Forschungsbestrebungen nachzueifern, indem sie die molekularen Mechanismen von Krankheiten aufzudecken versucht, hat sich die Psychiatrie ironischerweise selbst um genau die Konzepte gebracht, welche die stillschweigende Grundlage aller anderen medizinischen Forschung bilden. Indem die Psychiatrie nach den Fehlern fragt, die Krankheiten entstehen lassen, ohne sich zuvor über die normalen Funktionen eines Mechanismus klargeworden zu sein, spannt sie den Wagen vor das Pferd.

Die Forschung zum Thema Angstneurosen liefert ein gutes Beispiel für die Problematik. Heute unterteilen Psychiater Angstneurosen in neun Untergruppen, und viele Forscher behandeln jede davon als eigene Krankheit und analysieren deren Epidemiologie, Genetik, «Gehirnchemie» und die Reaktion auf verschiedene Therapien. Das Problem hierbei besteht natürlich darin, daß Angst an sich keine Krankheit, sondern ein Schutzmechanismus ist. Um sich klarzumachen, welche Problematik sich hieraus ergibt, stellen Sie sich einmal vor, die Internisten würden Husten genauso untersuchen wie moderne Psychiater Ängste erforschen. Zunächst würden sie den Begriff «Hustensyndrom» prägen und objektive Diagnosekriterien schaffen. Vielleicht besagten diese Kriterien, daß Sie am Hustensyndrom leiden, wenn sie über zwei Tage hinweg häufiger als zweimal pro Stunde husten müßten oder wenn Sie einen Hustenanfall erleiden, der länger als zwei Minuten dauerte. Dann würden die Forscher nach Subtypen des Hustensyndroms suchen, die sie mittels Faktorenanalysen klinischer Daten zur Charakteristik, Genetik, Epidemiologie und zur Reaktion auf verschiedene Therapien festlegten. Vielleicht würden sich verschiedene Subtypen des Hustensyndroms herauskristallisieren, beispielsweise ein leichter Husten in Kombination mit Triefnase und Fieber, Husten im Zusammenhang mit Allergien und Pollenbelastung, Raucherhusten und Husten, der im Normalfall tödlich ausgeht. Als nächstes würden sie die Ursachen all dieser Subtypen des Hustensyndroms erforschen, indem sie neurale Anomalien bei Patienten mit Hustensyndromen untersuchten. Die Beobachtung, daß Husten mit einer erhöhten Aktivität jener Nerven einhergeht, die die Brustmuskeln zur Kontraktion veranlassen, könnte vielleicht in Spekulationen über irgendwelche neurophysiologischen Mechanismen münden, die diese Nerven überaktiv werden lassen. Die Entdeckung eines Hustenkontrollzentrums im Gehirn ließe ein neues

Ideengebäude entstehen, das sich der Frage annimmt, wie Anomalien in diesem Zentrum zur Entstehung von Husten führen könnten. Das Wissen, daß Codein Husten unterbindet, würde den einen oder anderen Forscher zur Untersuchung der Möglichkeit veranlassen, daß Husten möglicherweise durch einen Mangel an körpereigenen codeinähnlichen Substanzen entstehen könnte.

Ein solcher Forschungsablauf entbehrt nicht der Komik, aber wir erkennen seine Lächerlichkeit nur, weil wir wissen, daß Husten nützlich ist. Weil wir wissen, daß Husten einen Schutzmechanismus darstellt, würden wir nach seinen Ursachen nicht auf der Ebene der Muskeln und Nerven suchen, die ihn entstehen lassen, oder gar auf der Ebene der Mechanismen im Gehirn, die ihn regulieren, sondern in den Situationen und Stimuli, die den schützenden Hustenreflex normalerweise auslösen. Während einige seltene Fälle von Husten vielleicht wirklich durch Anomalien der hustenregulierenden Mechanismen zustande kommen, bildet die große Mehrheit eine angepaßte Reaktion zur Entfernung von Fremdmaterial aus den Atemwegen. Erst wenn ein Arzt vergeblich nach einem solchen natürlichen Stimulus gesucht hat, würde er die Möglichkeit in Betracht ziehen, daß vielleicht der hustenregulierende Mechanismus selbst nicht richtig funktioniert.

Viele Psychiater haben sich mit den individuellen Unterschieden bei der Anfälligkeit für Ängste beschäftigt, weil sie damit das ehrenwerte Ziel verfolgten, den vielen Menschen zu helfen, die unter Panik, Anspannung, Angst und Schlaflosigkeit leiden. Dennoch läßt dieser Ansatz beträchtliche Verwirrung entstehen. Was geschähe, wenn sich die Hustenforschung auf jene Leute konzentrierte, die eine lebenslange Tendenz haben, beim geringsten Stimulus zu husten? Man erklärte diesen Personen, daß sie unter dem Hustensyndrom litten. Bald gäbe es großangelegte Bestrebungen, Menschen ausfindig zu machen, die für das Hustensyndrom prädisponiert sind, damit man die Gene aufspüren kann, die für die Anomalien im hustenregulierenden Mechanismus verantwortlich sind. Es besteht kein Zweifel, daß es Menschen gibt, die eine genetische Prädisposition dafür haben, bei geringen Anlässen zu husten, aber die Untersuchungen an diesen Leuten sagte uns herzlich wenig über die Ursache der weitaus meisten Fälle von Husten.

Die Analogie hat ihre Grenzen. Ängste sind sehr, sehr viel komplexer als ein Husten, ihre Funktionen sind sehr viel weniger augenfällig, und sie variieren sehr viel stärker zwischen den Individuen. Wichtiger noch: Die Auslöser von Ängsten sind weit weniger leicht greifbar als die Auslöser eines Hustens. Husten wird ausgelöst durch Fremdmaterial, das in die Atemwege gerät. Ängste hingegen können durch die verschiedensten Dinge zustande kommen, die vom Gehirn auf mysteriöse Weise verarbeitet werden. Die augenfälligsten Auslöser von Ängsten sind Bilder gefährlicher Gegenstände oder Stimuli, die mit Schmerzen oder anderen unangenehmen Reizen in Verbindung stehen. Die meisten krankhaften Ängste aber entstehen durch komplexe Auslöser, die einer subtilen Interpretation bedürfen. Angenommen, Ihr Chef grüßt Sie nicht, Sie werden nicht zu einer Zusammenkunft geladen und ein Freund meidet beim Pausenklatsch den Kontakt mit Ihnen. In diesem Falle wären Sie womöglich zutiefst besorgt. Geschieht all das aber an Ihrem Geburtstag, an dem Sie mit einer Überraschungsparty rechnen können, dann erzeugen dieselben Auslöser bei Ihnen ein völlig anderes Gefühl. Dieses Beispiel tippt die Komplexität der mentalen Systeme zur Regulierung von Ängsten nur an ihrer äußersten Peripherie an. Viele Wünsche und Gefühle dringen nie ins Bewußtsein durch, verursachen aber dennoch Ängste. Die eingangs erwähnte Frau, deren Panikepisoden gleichzeitig mit ihrer Affäre begannen, beharrte darauf, daß beide nichts miteinander zu tun hätten. Doch nur weil manche Angstauslöser nur schwer zu identifizieren sind, heißt das nicht, daß sie nicht vorhanden wären, und ganz bestimmt heißt dies nicht, daß die Ängste, die durch sie verursacht werden, nutzlos oder das Produkt abnormer Hirnfunktionen sind.

Umgekehrt bedeutet die Tatsache, daß manche Ängste normal sind, jedoch auch nicht, daß alle Ängste automatisch nützlich sein müssen. Hinzu kommt, daß für viele Angstneurosen tatsächlich eine genetische Prädisposition besteht. Noch wissen wir nicht, ob wir diese als genetische Fehler oder als normale Variabilität zu interpretieren haben. Mit Sicherheit variieren Art und Gefährlichkeitsgrad verschiedener Bedrohungen von einer Generation zur nächsten ungemein, so daß sich bei den angstregulierenden Mechanismen ein beträchtlicher Grad an Variabilität erhalten sollte.

Wenn die Psychiatrie ihren derzeitigen Kurs beibehält, dann wird das darauf hinauslaufen, daß sie nur jene Krankheiten behandelt, die nachweislich durch Gendefekte zustande kommen, während die Schmerzen und Leiden des täglichen Lebens anderen Klinikern überlassen bleiben. Das wäre eine für Patienten und Psychiater gleichermaßen fatale Entwicklung. Die übrige Medizin befaßt sich mit normalen Defensivreaktionen, warum sollte die Psychiatrie anders verfahren? In dieser und mancher anderen Hinsicht könnte die evolutionsbiologische Sichtweise der Psychiatrie zu einer wirklichen Integration in die übrige Medizin verhelfen. Das intensive Bestreben, die Funktionen von Emotionen und deren normale Regulation zu verstehen, bedeutete der Psychiatrie etwas Ähnliches wie die Physiologie der übrigen Medizin. Sie bildete einen Rahmen, innerhalb dessen die Pathopsychologie gleich der Pathophysiologie untersucht werden könnte, damit wir verstehen lernen, was an unserem Körpersystem unter Umständen nicht stimmt. Es besteht aller Grund zu der Erwartung, daß ein evolutionsbiologischer Ansatz das Studium psychischer Störungen wieder in jenes Grenzgebiet der Medizin rücken könnte, in dem man sich nicht auf ein primitives «medizinisches Modell» emotionaler Störungen stützt, sondern auf denselben darwinistischen Ansatz, der für die übrige Medizin von so großem Nutzen ist.

XV.
Die Evolution der Medizin

«Nichts in der Biologie ergibt einen Sinn, es sei denn, man betrachtet es im Licht der Evolution.»

Theodosius Dobzhansky, 1973[1]

Sie wandern auf einem ausgetretenen Pfad durch die Heide. Plötzlich wird ein früher Sonnenstrahl von einem Gegenstand reflektiert, der etwas weiter drüben an einem alten Pfad liegt. Sie folgen dem Glitzern, fegen ein bißchen Erde beiseite und entdecken eine altmodische goldene Taschenuhr. Vielleicht ist das dieselbe alte Uhr, die man seit zweihundert Jahren immer wieder findet, aber man hat ein paar Details übersehen.[2]

Ihre Perfektion erregt noch immer ungläubiges Staunen. Die Verschlußfuge um das Gehäuse ist nahezu unsichtbar. Das Uhrglas glänzt symmetrisch. Die Kette ist aus fein gearbeiteten, winzigkleinen Goldgliedern gefertigt. Die Zahlen auf dem Zifferblatt sind präzise geätzt und umgeben das Logo der Lifetime Watch Company. Doch noch während Sie das handwerkliche Geschick des Uhrmachers bewundern, enthüllt das Tageslicht einige überraschende Unvollkommenheiten. Das Uhrglas ist an manchen Stellen leicht verformt, und die Kette, so wunderbar und biegsam sie auch sein mag, ist dünn und an manchen Stellen gerissen – der Grund dafür, daß die Uhr sich hier und nicht in einer Westentasche befindet. Eine Kerbe in der Deckelfuge hat die perfekte Form für einen Daumennagel, ist gleichzeitig aber auch so groß, daß Schmutz und Wasser leicht eindringen können. Merkwürdig diese Fehler. Sie öffnen die Rückseite, und das exquisite Uhrwerk veranlaßt Sie erneut zum Staunen. Wie kann jemand so viele vollkommene Zahnrädchen aus rostfreiem Messing fertigen, wie die haarfeine stählerne Uhrfeder und die von winzigen Juwelen umgebene Unruh? Aber als Sie versuchen wollen, die Uhr zu stellen, merken Sie, daß der Knopf so klein ist, daß man ihn kaum greifen kann, und daß ein Dutzend Umdrehungen die Zeiger nur um eine einzige Stunde vorwärts bewegen. Sie schütteln die Uhr. Sie tickt fünf Minuten lang, dann hört sie wieder auf – gebremst von Rostteilchen, die von der Stahlfeder stammen. Was für ein eigenartiges Instrument! In vieler Hinsicht so vollkommen, in anderer mehr als behelfsmäßig. Wie konnte der Schöpfer eines solchen Meisterwerks so viele offenkundige Fehler zulassen? Im Gehäuse finden Sie eine Inschrift aus winzigen Buchstaben. Sie holen Ihr Vergrößerungsglas heraus und lesen:

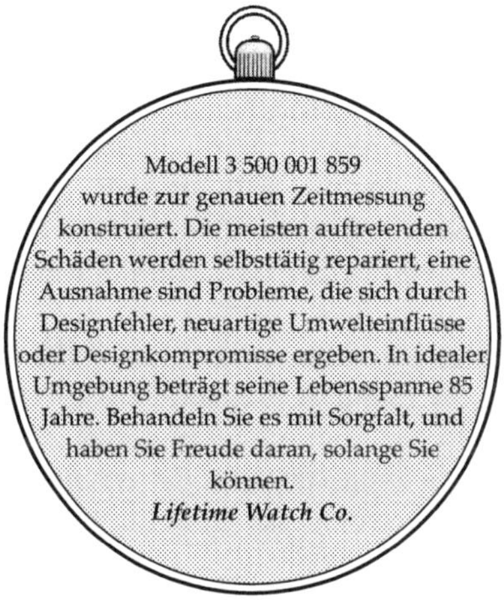

1. Eine Übersicht über Krankheitsursachen

Hiermit begeben wir uns an den Anfang zurück, zu jener Ungereimtheit im Mittelpunkt aller Medizin. Trotz seiner hervorragenden Anlage ist unser Körper mit schweren Mängeln behaftet. Trotz unserer vielfältigen Verteidigungsmechanismen sind wir tausendfach verletzbar. Trotz unserer Fähigkeit zur präzisen und raschen Reparatur entstandener Schäden welkt unser Körper unausweichlich dahin und versagt irgendwann ganz. Vor Darwin konnten die Ärzte über diese scheinbare Inkongruenz nur rätseln, tief im Innern vielleicht von der Hoffnung beseelt, daß unser Körper Teil eines unergründlichen göttlichen Plans sei, oder aber argwöhnend, daß es sich bei ihm um irgendeinen kosmischen Scherz handeln müsse. Seit Darwin wird diese Ungereimtheit oft fälschlicherweise der mutmaßlichen Schwäche oder Willkür der natürlichen Selektion angelastet. Im Licht des modernen Darwinismus erweist sie sich jedoch als fein gewobenes Tuch, in dem jeder Faden seinen Platz hat – auch jede einzelne der vielen verschiedenen Krankheitsursachen.

Warum arbeitet unser Körper nicht verläßlicher? Warum gibt es überhaupt Krankheiten? Wie wir gesehen haben, beschränkt sich die Anzahl der Gründe hierfür auf eine Handvoll. Da sind zunächst einmal die

Gene, die uns für Krankheiten anfällig machen. Manche von ihnen – wenn auch weit weniger als zunächst angenommen – sind durch Mutationen stetig neu gebildete Defekte, die durch die natürliche Selektion jedoch selten erhalten werden. Andere Gene können nicht eliminiert werden, weil sie ihre Nachteile erst in fortgeschrittenen Lebensstadien offenbaren, dann, wenn es bereits zu spät ist, Einfluß auf die Fitneß zu nehmen. Die meisten schädlichen genetischen Effekte jedoch werden von der Selektion aktiv erhalten, denn sie haben verborgene Vorteile, die ihre Unkosten aufwiegen. Manche davon bleiben durch den Heterozygotenvorteil erhalten, andere, weil sie imstande sind, ihre eigene Häufigkeit zu erhöhen – obwohl sie damit ihrem Träger keinen Gefallen tun. Wieder andere sind genetische Launen, die ihrem Träger erst im Zusammenwirken mit neuartigen Umweltfaktoren zum Nachteil gereichen.

Des weiteren können Krankheiten durch die Wirkung von neuartigen Faktoren entstehen, die es zur Zeit unserer Evolution noch nicht in unserer Umwelt gegeben hat. Gibt man ihm genug Zeit, so kann der Körper sich an nahezu alles anpassen, aber die zehntausend Jahre seit dem Beginn der Zivilisation reichen hierzu nicht im entferntesten aus, und dementsprechend haben wir zu leiden. Infektiöse Organismen durchlaufen so rasche Evolutionsvorgänge, daß unsere Verteidigungsstrategien ihnen immer einen Schritt hinterherhinken werden. Drittens: Krankheiten können durch Designkompromisse entstehen, die aufrechte Haltung mit all ihren Rückenproblemen zum Beispiel. Viertens: Wir sind nicht die einzige Art, deren Anpassungen durch die natürliche Selektion geformt und erhalten werden. Sie arbeitet genauso eifrig für jene pathogenen Organismen, die uns aufzufressen versuchen, und für jene, die wir essen wollen. Bei den Konflikten mit diesen Organismen ist es wie im Baseball: Man kann nicht immer gewinnen. Und schließlich entstehen Krankheiten durch unglückselige historische Hinterlassenschaften. Wäre unser Organismus mit der Möglichkeit zum Neuanfang und zu großen Veränderungen geschaffen, dann hätten wir mehr Möglichkeiten, Krankheiten zu verhindern. Aber leider hat jede folgende Generation des menschlichen Körpers gut zu funktionieren, und es gibt keine Chance, zurückzugehen und neu anzufangen.

Der menschliche Körper erweist sich zu gleichen Teilen als zerbrechlich und robust. Wie alle Produkte der organischen Evolution ist er ein Bündel von Kompromissen, von denen jeder einzelne einen Vorteil bietet, dessen Preis aber oftmals in der Anfälligkeit für bestimmte Krankheiten besteht. Diese Anfälligkeit läßt sich auch durch den unentwegten Fortbestand der natürlichen Selektion nicht eliminieren, denn es ist gerade das Wirken der natürlichen Selektion, das sie entstehen läßt.

2. *Forschung*

Das noch junge Gebiet der darwinistischen Medizin wird mit vielen Fragen konfrontiert. Was ist sein langfristiges Ziel? Wie sollen wir dazu übergehen, Krankheiten aus evolutionärer Sicht zu beurteilen? Wie sind Hypothesen zu formulieren und zu überprüfen? Wer wird für diese Art von Forschung bezahlen? Wer wird diese Forschung durchführen und an welchen akademischen oder sonstigen Einrichtungen soll sie stattfinden? Warum hat es so lange gedauert, bis man sich diesem Unterfangen zugewandt hat?

Wir beginnen mit dem langfristigen Ziel. Wie werden medizinische Lehrbücher aussehen, wenn sich die evolutionsbiologische Untersuchung von Krankheiten etabliert hat? Zur Zeit fassen Lehrbücher das, was über eine Krankheit bekannt ist, unter einigen traditionellen Überschriften zusammen: Symptome der Krankheit, Laborbefunde, Differentialdiagnose, Verlauf, Komplikationen, Epidemiologie, Ätiologie, Pathophysiologie, Behandlung und Langzeitfolgen. Bei diesen Beschreibungen fehlt eine Kategorie. Eine umfassende Diskussion eines Krankheitsbildes muß auch eine evolutionäre Betrachtung präsentieren können. Zwar werden in dem einen oder anderen gegenwärtig verwendeten Lehrbuch ein paar Sätze zu den positiven Aspekten des Sichelzellen-Gens oder zum Nutzen von Husten oder Fieber gesagt, aber keines davon befaßt sich systematisch mit den evolutionären Kräften, die auf krankheitsverursachende Gene wirken, mit den neuartigen Aspekten unserer Umwelt, die zur Krankheitsentstehung beitragen, oder mit den Einzelheiten des Parasiten-Wirt-Wettrüstens. Jede Lehrbuchbeschreibung einer Krankheit sollte unserer Ansicht nach einen Abschnitt enthalten, der sich mit ihren evolutionären Gesichtspunkten beschäftigt. Dieser Abschnitt sollte die folgenden Fragen zu beantworten suchen:

1. Welche Aspekte des Krankheitsbildes sind direkte Manifestationen der Krankheit und welche repräsentieren einen Abwehrmechanismus?

2. Falls die Krankheit über eine genetische Komponente verfügt, warum sind die Gene erhalten geblieben?

3. Tragen neuartige Umwelteinflüsse zur Entstehung der Krankheit bei?

4. Falls die Krankheit mit einer Infektion in Zusammenhang zu bringen ist: Welche Aspekte ihres Erscheinungsbildes kommen dem Wirt zugute, welche dem pathogenen Organismus und welche keinem von beiden? Mit welchen Strategien versucht der Krankheitserreger,

unsere Verteidigungsmechanismen zu umgehen, und welche besonderen Verteidigungsmechanismen haben wir gegen diese Strategien?

5. Welche Designkompromisse oder welches historische Erbe läßt uns für diese Erkrankung anfällig werden?

Solche Fragen machen den Bedarf nach wichtigen, bislang völlig vernachlässigten Forschungen unmittelbar deutlich. Bereits eine ganz gewöhnliche Erkältung wirft jede Menge Fragen auf: Worin bestehen die Wirkungen der Einnahme von Aspirin? Welche Wirkungen haben Nasensprays? Um auf die in Kapitel 3 diskutierten Kategorien zurückzugreifen: Ist eine Rhinorrhö (laufende Nase) ein Verteidigungsmechanismus, ein Mittel, mit dem das Virus seine eigene Verbreitung sichert, oder beides? Zum großen Teil müssen diese Projekte erst noch angegangen werden, obgleich ihr Konzept so einfach und ihr praktischer Nutzen für jeden von uns so offensichtlich ist.

Nehmen wir etwas sehr viel Komplizierteres und Chronisches: Den sogenannten plantaren Kalkaneussporn, ein häufig auftretender Knochenauswuchs am Fersenbeinhöcker, der einen stechenden Fersenschmerz verursacht. Die unmittelbare Erklärung für diesen Schmerz ist eine Entzündung, die dort entsteht, wo Ferse und kleine Fußmuskeln zusammentreffen. Die Fußmuskeln «verspannen» Ferse und Mittelfußknochen wie eine Feder und erhalten damit die Fußwölbung. Bei jedem Schritt müssen sie sich dehnen und tragen damit das Körpergewicht mehrere tausend Mal pro Tag. Bei ständiger Überbelastung kommt es zur schmerzhaften Entzündung der Faszien, der Bindegewebshüllen um die kleinen Fußmuskeln, und unter Umständen zur Bildung eines Kalkaneussporns. Warum ist dieses Gewebe so anfällig? Die einfache Antwort, daß die natürliche Selektion nicht in der Lage sei, das Gewebe für seine Aufgabe leistungsfähig genug werden zu lassen, sollte uns inzwischen nicht mehr befriedigen. Etwas einleuchtender wäre die Erklärung, daß wir erst so kurze Zeit auf zwei Beinen laufen und daß die natürliche Selektion einfach noch nicht die Zeit hatte, die Fasern und Muskeln hinreichend zu verstärken. Das Problem bei dieser Erklärung ist, daß diese Störung so häufig auftritt und daß sie den Betreffenden gehunfähig macht. Ebenso wie die Kurzsichtigkeit würde es in natürlicher Umgebung die Fitneß derart drastisch herabsetzen, daß eine starke Selektion dagegen arbeiten müßte. Manche Experten sind der Ansicht, daß es nur bei Personen zu dieser Störung kommt, die beim Gehen die Zehen anheben, eine Bewegung, die die Fußunterseite zusätzlich belastet. Warum aber laufen wir so? Hat das mit unserer modernen Gewohnheit zu tun, Schuhe zu tragen? Aber viele Menschen, die niemals Schuhe getragen haben, laufen ebenfalls so.

Es gibt zwei Hinweise darauf, daß neuartige Umweltbedingungen für diese Entzündung und ihre Folge verantwortlich sein könnten. Erstens: Physiotherapeutische Übungen, durch die diese Muskeln gestreckt und auf lange Sicht verlängert und in ihrer Elastizität gefördert werden, können dem Problem auf effiziente Weise begegnen. Zweitens: Viele von uns tun etwas, was Jäger und Sammler nie getan haben: Wir sitzen den ganzen Tag auf Stühlen. Die meisten Jäger und Sammler sind tagtäglich viele Stunden gelaufen, statt ihre sportliche Betätigung zu einem kurzen Aerobictraining zusammenzudrängen. Wenn sie nicht liefen, verwendeten sie dennoch keine Stühle, sondern sie hockten am Boden, eine Position, die die Muskeln und Gewebe der Fußunterseite ständig streckt. Keine Muskel- und Bindegewebsentzündungen, keine Krankengymnastik für Jäger und Sammler, sondern nur stundenlanges Gehen und Hocken. Diese Hypothese der Entzündungsentstehung, daß übermäßiges Sitzen Muskeln und Bindegewebe verkürzen läßt und daß sich die Erkrankung durch eine kauernde Sitzweise und andere Streckungsbewegungen verhindern ließe, läßt sich mit epidemiologischen Daten und direkten Therapiestudien leicht überprüfen.

Eine andere Frage, die sich der darwinistischen Medizin geradezu aufdrängt, ist die derzeitige Kontroverse darüber, ob es ratsam sei, Antioxidantien wie die Vitamine C und E oder Beta-Karotin einzunehmen. Der Volksmund schreibt diesen Substanzen bereits seit langem die Fähigkeit zu, Herzerkankungen, Krebs und sogar die Auswirkungen des Alterns eindämmen zu können.[3] Kontrollierte Studien unterstützen diese Behauptungen in zunehmendem Maße, wenn auch eine im Jahre 1994 veröffentlichte Studie zu dem Schluß kann, daß Beta-Karotin bei manchen Menschen das Krebsrisiko zu *erhöhen* scheint. Das Thema wird noch immer kontrovers behandelt, und viele Ärzte, die sich mit der Untersuchung dieser Substanzen beschäftigen, empfehlen hier Zurückhaltung, bis ausführlichere Studien Risiken und Vorteile realistischer beurteilen können. Dieser allgemeinen Vorsicht stimmen wir durchaus zu, aber wir hoffen, daß eine evolutionsbiologische Sichtweise den Prozeß beschleunigen kann. Wir hatten bereits früher in diesem Buch darauf hingewiesen, daß die natürliche Selektion offenbar dazu geführt hat, daß einige der körpereigenen Antioxidantien einen relativ hohen Spiegel erreichen konnten, obwohl sie dadurch Krankheiten verursachen. Die Harnsäurekonzentration ist bei langlebigen Spezies erhöht, und beim Menschen ist sie so hoch, daß wir an Gicht erkranken können. Es hat also den Anschein, als habe die natürliche Selektion deswegen die Konzentrationen an Harnsäure, Superoxiddismutase und vielleicht auch Bilirubin und anderen Substanzen beim Menschen so hoch werden lassen, weil deren antioxidative Wirkung in der Lage ist, bei einer Art, deren Lebensspanne sich in den vergangenen paar hundert Jahrtausenden so immens erhöht hat, einige der Effekte des Alterns zu verlangsamen.

Warum verfügt der Körper nicht über Antioxidantienmengen, die bereits nahe am Optimum liegen? Möglich ist, daß unsere Mechanismen gegen Alterungsprozesse sich der erst unlängst erfolgten Verlängerung unserer Lebensspanne noch immer nicht angepaßt haben. Möglich ist auch, daß die Nachteile für die Produktion großer Mengen von Antioxidantien (die vielleicht in einer Verminderung unserer Infektions- oder Toxinresistenz bestehen) diese auf ein Niveau beschränkt haben, die für die normale Lebensdauer in der Steinzeit von dreißig bis vierzig Jahren angemessen war. Daraus ließe sich schließen, daß zusätzliche Antioxidantien, die wir mit unserer Nahrung zu uns nehmen, vielleicht Vorteile haben könnten, die die Kosten hierfür übersteigen. Im Gegensatz zu den vielen Fällen, in denen der evolutionsbiologische Standpunkt eher gegen eine Intervention spricht, hätten wir hier den Fall, daß die aktive Verstärkung vorhandener Strategien einige der Alterungsprozesse herauszögern könnte. Einer der Hauptaspekte solcher Studien sollte in der Suche nach anderen Antioxidantien im Körper sowie in der Bewertung ihrer Vor- und Nachteile bestehen. Es wäre interessant festzustellen, ob Menschen mit einem erhöhten Harnsäurespiegel außer ihrer Gichterkrankung noch einen anderen Preis zu zahlen haben und ob sich bei ihnen weniger Alterungssymptome feststellen lassen als bei anderen Menschen. Wichtig wäre auch, bei unseren Primatenverwandten nach ähnlichen Vor- und Nachteilen zu suchen. Mit solchem Wissen ausgestattet, sollten wir besser in der Lage sein zu entscheiden, wer durch die Einnahme von Antioxidantien profitiert, beziehungsweise welche Nebenwirkungen diese haben könnten.

Dieses Buch enthält Vorschläge für Dutzende von Untersuchungen, viele davon wären unserer Ansicht nach als Thema für eine Doktorabeit sehr geeignet, andere sind anspruchsvoll genug, um ihnen eine wissenschaftliche Karriere zu widmen. Es wird nicht einfach sein, ihnen nachzugehen, denn zur Zeit werden diese Projekte von keiner Regierungsstelle unterstützt. Andere Einrichtungen, die Forschungsmittel bereitstellen, zögern mit ihrer Unterstützung, denn ihre Aufgabe ist es, Untersuchungen zu den unmittelbaren Mechanismen und zur Behandlung bestimmter Krankheiten zu fördern. Hinzu kommt, daß nur wenige Mitglieder solcher Institutionen über die Formulierung und Überprüfung evolutionsbiologischer Hypothesen hinreichend informiert sind und daß manche von ihnen aufgrund fundamentaler Mißverständnisse gegenüber dem wissenschaftlichen Status evolutionsbiologischer Hypothesen höchstwahrscheinlich sehr skeptisch sind. Das derzeitige System der Bereitstellung von Forschungsmitteln stellt sicher, daß bereits einige wenige solcher Skeptiker die Chancen für eine Förderung zunichte machen können.

Läßt man Biochemiker oder Epidemiologen über Anträge zur Überprüfung evolutionsbiologischer Hypothesen entscheiden, so ist das dasselbe, als sollte ein Mineraloge einen Antrag über Untersuchungen zur Kontinentaldrift beurteilen. Die darwinistische Medizin müßte über eigene Bewilligungsausschüsse verfügen, deren Mitglieder die Konzepte und Methoden der Evolutionsbiologie kennen. Realistisch betrachtet, besteht derzeit wenig Aussicht auf größere Förderungsmittel seitens der amtlichen Stellen. Die größte Hoffnung für dieses Gebiet bestünde in der Aussicht auf private Sponsoren und Stiftungen, die Institutionen zur Förderung der Entwicklung der darwinistischen Medizin schaffen könnten. Bereits eine vergleichsweise bescheidene Unterstützung könnte zu einem deutlichen Kurswechsel in der Medizin führen, ähnlich wie die früheren Investitionen in die biochemische und genetische Forschung unser heutiges Leben beeinflußt haben. Wie René Dubos im Jahre 1965 schrieb:

> «In vieler Hinsicht ähnelt die gegenwärtige Situation der Biologie des Gesamtorganismus und insbesondere die der Umweltmedizin der Situation der physikalisch-chemischen Wissenschaften zu Beginn dieses Jahrhunderts. Zu jener Zeit gab es in den Vereinigten Staaten keinen Ort, an dem man sich mit physikalisch-chemischer Biologie beschäftigt hätte, und wer sich für dieses Gebiet interessierte, wurde vom Rest der medizinischen Gemeinschaft als Bürger zweiter Klasse behandelt. Glücklicherweise wurden einige Philanthropen auf die Situation aufmerksam, und sie schufen neue Forschungseinrichtungen, mit denen sie den damaligen Kurs ändern wollten. Das Rockefeller Institut ist sicherlich das typische Beispiel für einen bewußten und erfolgreichen Versuch, der Medizin eine Basis aus physikalisch-chemischem Grundlagenwissen zu verleihen ... Die Medizin des Gesamtorganismus und insbesondere die Umweltmedizin stellen heute jungfräuliche Gebiete dar, die noch weniger weit entwickelt sind, als es die physikalisch-chemische Biologie vor 50 Jahren war. Sie werden unterentwickelt bleiben, wenn nicht systematische Anstrengungen unternommen werden, um ihnen angemessene Aufmerksamkeit und adäquate Mittel zu ihrer Untersuchung zukommen zu lassen.»[4]

3. Warum hat es so lange gedauert?

Warum hat es über hundert Jahre gedauert, bis man begann, Darwins Theorie systematisch auf Krankheiten anzuwenden? Irgendwann werden sich die Wissenschaftshistoriker dieser Frage annehmen, aber aus unserer Perspektive bieten sich mehrere Erklärungen an: Man ist immer davon ausgegangen, daß es schwierig sein müsse, evolutionsbiologische Hypothesen über Krankheiten zu formulieren und zu überprüfen. Manche Fortschritte auf dem Gebiet der Evolutionsbiologie sind erst in jüngster Zeit gemacht worden, und die Medizin ist in vieler Hinsicht ein besonderes Gebiet mit bestimmten Eigenarten.

Biologen haben sich seit langem mit den evolutionären Ursprüngen und Funktionen der Merkmale von Organismen beschäftigt, aber es hat überraschend lange gedauert, bis man realisiert hatte, daß das ein gänzlich anderes Unterfangen ist als die Untersuchung der Strukturen von Organismen und deren Funktionen. Der Harvard-Biologe Ernst Mayr geht in *Die Entwicklung der biologischen Gedankenwelt* der parallelen Entwicklung dieser beiden Bereiche der Biologie nach.[5] Die Medizin hat sich zwar in nächste Nähe zur proximativen Biologie begeben, bei der Beleuchtung evolutionärer Aspekte kommt sie jedoch merkwürdig spät. Zweifellos hat dies zu einem Teil damit zu tun, daß die Fragen und Ziele so ungemein unterschiedlich sind. Man muß schon eine ziemliche Kehrtwendung vornehmen, wenn man, statt danach zu fragen, warum ein Individuum unter einer bestimmten Krankheit leidet, plötzlich fragen soll, welches Merkmal die gesamte Art für diese Krankheit anfällig macht. Bisher schien es ein bißchen verschroben, wenn man sogar noch wissen wollte, wie eine solche Fehlanpassung wie eine Krankheit durch natürliche Selektion geformt werden könnte. Außerdem ist die Medizin eine praktische Wissenschaft, und es ist nicht ohne weiteres einzusehen gewesen, wie eine evolutionsbiologische Erklärung uns helfen kann, eine Krankheit zu verhindern oder zu behandeln. Wir hoffen, daß dieses Buch viele davon überzeugt, daß es sowohl möglich als auch von beträchtlichem praktischem Nutzen ist, wenn man nach evolutionsbiologischen Erklärungen sucht.

Wenn wir nach der Schuld dafür suchen, daß sich die Medizin so überaus zögerlich der wichtigen Überlegungen zur Evolutionsbiologie annimmt, so liegt diese im selben Maße bei den Evolutionsbiologen wie bei den Medizinern. Sie haben unentschuldbar lange gebraucht, bis sie zur Formulierung der wichtigsten Überlegungen gekommen sind. Wieso hat es angesichts der profunden Einsichten, zu denen Darwin, Wallace und einige andere Forscher bereits in der Mitte des neunzehnten Jahrhunderts gelangt waren, bis zur Publikation von Fishers Buch im Jahre 1930 gedauert, bis uns die ersten fruchtbaren Ideen zu der Frage kamen, warum Mädchen und Jungen in etwa gleicher Anzahl geboren werden? Warum hatten wir bis zu Medawars Arbeiten Mitte unseres Jahrhunderts so gut wie keine Vorstellung davon, warum es so etwas wie Altern überhaupt gibt? Warum dauerte es bis zu Hamiltons Publikationen im Jahre 1964, bis klar wurde, daß Verwandtschaftsbeziehungen für die Evolution von Bedeutung sind? Wir glauben, daß die Antworten auf diese und ähnliche Fragen in der allgemeinen Antipathie gegenüber evolutionsbiologischen Vorstellungen, vor allem aber gegenüber einer adaptionistischen Sichtweise beziehungsweise den Überlegungen zum Wirken der natürlichen Selektion zu finden sind (und diese Antipathie hegen sogar manche Biologen). Inzwischen wollen wir lediglich feststellen, daß man Wissenschaftlern im Bereich der Medizin kaum ankreiden kann, sie hätten die Ideen anderer Wissenschaftler ignoriert, wenn diese sie nicht zuvor formuliert haben.

Wissenschaftler aus der medizinischen Forschung sind funktionalen Hypothesen gegenüber unter Umständen auch durch ihre Indoktrination im Hinblick auf die Notwendigkeit zum experimentellen Vorgehen eher skeptisch. In den meisten Fällen hat man sie früh dogmatisch – und fälschlicherweise – gelehrt, daß man in der Wissenschaft nur durch Experimente weiterkommt. So mancher wissenschaftliche Fortschritt aber beginnt mit einer Theorie, und viele Überprüfungen von Hypothesen gründen sich nicht auf Experimente. In der Geologie beispielsweise läßt sich die Erdgeschichte nicht nachspielen, und dennoch kann man in ihr zu soliden Schlußfolgerungen darüber kommen, wie Ebenen und Gebirge zu dem geworden sind, was wir heute sehen können. Geologische Hypothesen lassen sich genau wie evolutionsbiologische Hypothesen dadurch überprüfen, daß man die verfügbaren Beweise analysiert und aus ihnen zu erwartende neue Befunde vorhersagt, die man in den vorhandenen Berichten noch nicht hat finden können.

Und schließlich ist die Medizin, wie andere Wissenschaftszweige auch, besonders skeptisch Ideen gegenüber, die in irgendeiner Weise an kürzlich begangene Fehler erinnern. Die Medizin hat viele Jahre kämpfen müssen, um den *Vitalismus* zu überwinden – die Vorstellung, daß Lebewesen mit einer besonderen «Lebenskraft» ausgestattet seien –, so daß sie alles, was dieser Überlegung auch nur im entferntesten ähnelt, angreifen wird. Ähnlich verhält es sich mit einer naiven, fehlgeleiteten *Teleologie*, die immer wieder zum Vorschein kommt und abzulehnen ist. Viele Leute erinnern sich an ihre ersten Philosophiestunden, in denen sie lernten, daß die Teleologie die Dinge auf der Grundlage ihres Endzustands, eines Ziels oder Zwecks zu erklären sucht, und daß diese Vorgehensweise falsch ist. Die ihnen vermittelte Warnung ist insofern angebracht, als durch sie ein Bewußtsein dafür entsteht, daß künftige Bedingungen nicht imstande sind, die Gegenwart zu beeinflussen. Sie ist unangebracht, wenn sie gleichzeitig einschließt, daß gegenwärtig vorhandene Pläne für die Zukunft die gegenwärtigen Abläufe – und dadurch eben auch zukünftige Bedingungen – nicht beeinflussen können. Gegenwärtig vorhandene Pläne können beispielsweise aus einem Kuchenrezept bestehen oder in der DNA eines Vogeleis. Funktionale Erklärungen in der Biologie beschäftigen sich nicht mit den Einflüssen der Zukunft auf die Gegenwart, sondern mit dem fortgesetzten Zyklus aus

Reproduktion und Selektion.[6] Einem Vogelembryo wachsen im Ei Stummelflügel, weil frühere Organismen, bei denen das nicht der Fall war, keine Nachkommen hinterließen. Aus demselben Grund legen erwachsene Vögel Eier, in denen Embryonen Flügelanlagen entwickeln. In diesem Sinne sind die Flügelanlagen eines Vogels eine Vorbereitung auf seine Zukunft, die allerdings durch Prozesse der Vergangenheit entstanden ist. Evolutionsbiologische Erklärungen zur Funktion eines Merkmals bedeuten nicht, daß bei evolutionären Prozessen irgendeine Form von Bewußtsein, aktiver Planung oder zielgerichtetem Handeln mitschwingt. Die Medizin ist sicher gut beraten, wenn sie vor einem Rückfall in höchst zweifelhafte teleologische Beweisführungen auf der Hut ist, doch sie hat sich damit gleichzeitig darum gebracht, die soliden Fortschritte der etablierten Evolutionswissenschaften voll ausnutzen zu können. Durch ihre Bestrebungen, ja nicht zurückgeworfen zu werden, ist die Medizin paradoxerweise einen Schritt zurückgeblieben.

4. Die medizinische Ausbildung

Auch die medizinische Lehre schlägt sich mit diesen Problemen herum, auch sie versucht, vor bereits begangenen Fehlern auf der Hut zu sein. Die Ursachen für ihre gegenwärtige Verlegenheit finden sich in der Überwindung einer früheren. Zu Beginn dieses Jahrhunderts unternahm Abraham Flexner eine von der Carnegie-Stiftung geförderte ausführliche Untersuchung zur medizinischen Ausbildung in den Vereinigten Staaten. Auf seinen Reisen quer durch das Land berichtete er, daß das System der medizinischen Lehrtätigkeit sehr dem Zufall unterworfen sei: Ärzte, gute ebenso wie schlechte, nahmen Assistenten auf, die auf die eine oder andere Art und Weise irgend etwas über Medizin lernten. Nur gelegentlich hatten Ärzte eine formalwissenschaftliche Ausbildung vorzuweisen, selbst ihr Wissen über die Grundlagen von Anatomie und Physiologie war inkonsistent. Der Flexnerbericht wurde im Jahre 1910 veröffentlicht und bildete die Grundlage für neue Anerkennungsstandards, die verlangten, daß medizinische Hochschulen künftigen Ärzten eine wissenschaftliche Grundausbildung mit auf den Weg zu geben hätten.[7]

In dieser Hinsicht haben die medizinischen Hochschulen Flexners Hoffnung bei weitem übertroffen. Genaugenommen muß man sich fragen, was Flexner wohl sagen würde, könnte er die heutigen Lehrpläne der medizinischen Hochschulen sehen. Heutzutage wird Medizinstudenten nicht nur eine umfangreiche wissenschaftliche Grundlagenausbildung vermittelt, sondern sie werden gleichzeitig mit den allerneusten Neuerungen überschwemmt, die ihnen von Lehrern dargebracht werden, die ihrerseits hochspezialisierte wissenschaftliche Forschung betreiben. Bei den Lehrplanfestlegungen jeder medizinischen Hochschule entbrennen heftige Kämpfe um Zeit und Verstand der Studenten. Die Mikrobiologen hätten gerne längere Laborzeiten, die Anatomen ebenfalls. Die Pathologen sind der Ansicht, daß sie unmöglich ihren gesamten Stoff in lächerliche vierzig Vorlesungsstunden hineinpressen können. Die Pharmakologen drohen damit, daß sie weiterhin dreißig Prozent eines Jahrgang durchfallen lassen werden, und zwar solange, bis man ihnen ausreichend Zeit gibt, *alle* neuen Medikamente zu besprechen. Die Epidemiologen und Biochemiker, die Physiologen, Psychiater und Neurowissenschaftler, sie alle wollen mehr Zeit, und ganz gewiß müssen die Studenten auch über die neuesten Fortschritte der Genetik informiert werden. Außerdem müssen sie soviel Statistik und wissenschaftliche Methodik lernen, daß sie die Literatur lesen können. Und irgendwie müssen sie, bevor sie ihre Arbeit in den Kliniken aufnehmen, auch gelernt haben, wie man mit Patienten redet und wie man jemanden untersucht, wie man einen Krankenbericht schreibt, Blut abnimmt, Kulturen anlegt, eine Lumbalpunktur durchführt und einen Abstrich macht, wie man den Augeninnendruck bestimmt, Urin und Blut analysiert, und, und, und ... Wissensmenge und Aufgabenfülle sprengen jeden Rahmen, und doch muß all das in den ersten zwei bis drei Jahren der Ausbildung erledigt sein.

Wie das alles möglich ist? Es ist unmöglich. Warum erwarten wir Unmögliches? Das hat zum einen vielleicht damit zu tun, daß wir naiverweise von unserem Arzt erwarten, daß er alles weiß. Ein zweiter Grund ist der, daß niemand verantwortlich ist. Wenn ein Ausschuß über die Stundenpläne entscheidet und jede einzelne Grundlagenwissenschaft mehr Zeit haben will, dann besteht die Lösung in einer Erhöhung der Stundenzahl. Dreißig Wochenstunden und mehr sind keine Ausnahme. Danach gehen die Studenten nach Hause und lernen aus ihren Aufzeichnungen und Lehrbüchern.

Man könnte versucht sein anzunehmen, daß die Klagen der Studenten zu Reformen führen müßten, aber Jahrzehnte freundlicher Beschwerden haben kaum etwas geändert. Eine gewisse Veränderung wurde schließlich durch die Technologie bewirkt, Technologie in Gestalt von Kopiergeräten. Statt daß alle Studenten zu den Vorlesungen gehen, wird inzwischen eine Person angeheuert, die die Vorlesungen mitschreibt, alle anderen bekommen Kopien. Es hat sich als die bessere Überlebensstrategie erwiesen, daheim zu bleiben und nach den Aufzeichnungen zu lernen. Wenn von einer Klasse von zweihundert Studenten ständig nur zehn anwesend sind, gehen die Professoren an die Decke, und schon kommt es zur Lehrplanreform. Unter der Leitung gestrenger Dekane werden neue Anstrengungen unternommen, die Stundenzahlen zu kürzen, die Stoffmenge zu beschneiden und neue Wege zu ihrer Vermittlung zu beschreiten. Wenn diese Bestrebungen glückten, wäre das prachtvoll.

Solche Bestrebungen schaffen möglicherweise sogar Raum für die darwinistische Medizin, nur gibt es keine Lehrstühle für Evolutionsmedizin, die die Aufnahme ihres Stoffes in die Lehrpläne vertreten könnten, und nur wenige der Fakultätsmitglieder, die über dieses Gebiet Bescheid wissen, sind bereit, es zu lehren. Es wird Zeit und mehr Einfluß durch die Hochschulleitung kosten, um in den Medizinlehrplänen Platz für eine Einführung in die Grundlagenwissenschaft der Evolutionsforschung und deren Anwendbarkeit auf die Medizin zu schaffen. Wenn die Evolution als Wissensgebiet einmal etabliert ist, wird sie den Studenten nicht nur eine neue Sichtweise von Krankheiten vermitteln, sondern auch ein integratives Gerüst, in das sich eine Million andernfalls völlig zusammenhangloser Fakten einordnen lassen werden. Die darwinistische Medizin könnte dem chaotischen Unternehmen namens «medizinische Ausbildung» eine gewisse Kohärenz verleihen.

5. Klinische Konsequenzen

Die Umsetzung einer evolutionsbiologischen Betrachtungsweise in die klinische Praxis wird in vielen Bereichen zunächst künftige Forschungsergebnisse abwarten müssen, einige Aspekte aber könnten sich unmittelbar niederschlagen, und zwar in der Art und Weise, wie Arzt und Patient Krankheiten betrachten. Lauschen wir zunächst einem prädarwinistischen und danach einem postdarwinistischen Gespräch zwischen Arzt und Patient, in dem es um Gicht geht:

«Das Stechen in meinem großen Zeh ist also Gicht, Herr Doktor? Wie entsteht Gicht?»

«Gicht entsteht durch Harnsäurekristalle in Ihrer Gelenkflüssigkeit. Ich nehme an, Sie können sich nur allzu gut vorstellen, wie ein paar spitze Kristalle Gelenkschmerzen verursachen können?»

«Und warum habe ich das und Sie nicht?»

«Manche Leute haben einen hohen Harnsäurespiegel, das hat vermutlich mit dem Zusammenwirken aus genetischer Veranlagung und Ernährung zu tun.»

«Warum ist der Körper nicht besser organisiert? Man sollte doch annehmen, daß es irgendein System gibt, mit dem sich der Harnsäurespiegel niedrig halten läßt.»

«Naja, wir können nicht erwarten, daß unser Körper vollkommen ist, oder?»

An diesem Punkt verläßt unser prädarwinistischer Arzt die Wissenschaft und umgeht die Fragen des Patienten im weiteren, wobei der unausgeprochene Eindruck entsteht, daß man solche «Warum»-Fragen nicht ernst zu nehmen brauche. Höchstwahrscheinlich kennt er oder sie den Unterschied zwischen unmittelbaren und evolutionären Ursachen nicht, von der Bedeutung und Berechtigung evolutionsbiologischer Erklärungen für eine Krankheit ganz zu schweigen.

Der darwinistische Arzt gibt eine andere Antwort, eine, die dem näher kommt, was der Patient will und worauf er Anspruch hat.

«Das ist eine gute Frage. Es hat sich herausgestellt, daß der Harnsäurespiegel beim Menschen sehr viel höher ist als der bei anderen Primaten und daß eine Beziehung besteht zwischen dem Harnsäurespiegel einer Art und deren Lebenserwartung. Je langlebiger eine Art ist, um so höher ist ihr Harnsäurespiegel. Allem Anschein nach schützt Harnsäure unsere Zellen vor Schäden, wie sie durch Oxidationen entstehen können – übrigens eine der Ursachen für Alterungsprozesse. Die natürliche Selektion hat also vermutlich bei unseren Vorfahren für einen höheren Harnsäurespiegel entschieden, weil diese höheren Konzentrationen in einer so langlebigen Art wie der unseren besonders vorteilhaft sind, obwohl das bedeutet, daß manche Menschen an Gicht erkranken.»

«Ein hoher Harnsäurespiegel verhindert also das Altern?»

«Das scheint mehr oder minder so zu sein. Bislang gibt es allerdings noch keine Beweise dafür, daß Menschen mit einem hohen Harnsäurespiegel besonders lange leben, auf jeden Fall werden Sie auch nicht wollen, daß Ihr Zeh weiterhin so schmerzt. Also werden wir Ihren Harnsäurespiegel auf ein normales Maß reduzieren, um die Gicht unter Kontrolle zu bringen.»

«Das klingt vernünftig, Doktor.»

Das ist kein Einzelfall. Eine darwinistische Sichtweise kann bei der Behandlung vieler medizinischer Störungen bereits jetzt von Nutzen sein. Nehmen wir die Streptokokkenangina:

«Tja, Sie haben eine Streptokokkenangina, das heißt, Sie müssen eine Woche lang Penicillin nehmen», erklärt der darwinistische Arzt.

«Dann geht es mir rasch besser, oder?» fragt der Patient heiser.

«Ja bestimmt, außerdem wird es dadurch unwahrscheinlicher, daß Sie Folgekrankheiten wie rheumatisches Fieber bekommen, denn das kann passieren, wenn Ihr Körper eine Immunantwort gegen die Bakterien in Gang setzen muß.»

«Warum ist mein Körper nicht schlauer? Warum produziert er Substanzen, die mein Herz angreifen?»

«Die Streptokokken haben sich seit Millionen von Jahren mit uns zusammen entwickelt, und sie haben einen Trick gefunden, die Erkennungszeichen menschlicher Zellen nachzuahmen. Wenn wir also Antikörper gegen Streptokokken aktivieren, dann werden diese Antikörper auch unseren eigenen Körper angreifen. Wir befinden uns in einer Art Evolutionswettlauf mit den Streptokokken, aber wir können diesen Wettlauf nicht gewinnen, weil die Streptokokken eine sehr viel raschere Evolution durchlaufen als wir. Bei ihnen entsteht ungefähr jede Stunde eine neue Generation, wir brauchen dafür zwanzig Jahre. Gott sei Dank können wir ihnen noch immer mit Antibiotika beikommen, obgleich das möglicherweise nicht ewig so sein wird. Sie tun sich und dem Rest der Welt deshalb einen Gefallen, wenn Sie Ihr Antibiotikum zu Ende nehmen, auch wenn es Ihnen besser geht, denn sonst verschaffen Sie Varianten, die eine kurzzeitige Einwirkung von Antibiotika verkraften, einen unfairen Evolutionsschub, und diese antibiotikaresistenten Organismen machen jedem von uns das Leben schwer.»

«Jetzt verstehe ich, warum ich die ganze Flasche nehmen muß.»

Oder nehmen wir einen Herzinfarktpatienten:

«Also Herr Doktor, wenn doch mein hoher Cholesterinspiegel genetisch bedingt ist, was nützt es mir dann, wenn ich meine Ernährung umstelle?»

«Ja wissen Sie, diese Gene waren in der Umgebung, in der wir uns die meiste Zeit unserer Evolution über befunden haben, nicht schädlich. Wenn Sie jeden Tag sechs oder acht Stunden herumlaufen mußten, um genug Nahrung zu beschaffen, und wenn der größte Teil dieser Nahrung aus komplexen Stärkeverbindungen und dem mageren Fleisch wilder Tiere bestand, dann bekamen Sie keine Herzerkrankungen.»

«Warum habe ich dann aber ausgerechnet auf die Sachen Appetit, die ich Ihrer Ansicht nach nicht essen sollte? Keine Kartoffelchips, keine Eiscreme, keinen Käse, kein Steak? Ihr Ärzte wollt am liebsten alles verbieten, was gut schmeckt.»

«Ich fürchte, wir sind irgendwie so gebaut worden, daß wir auf bestimmte Dinge aus sind, die für uns lebensnotwendig sind, die es aber in der afrikanischen Savanne kaum gab. Wenn unsere Vorfahren auf eine Salz-, Zucker- oder Fettquelle stießen, dann war es in der Regel das beste, wenn sie so viel davon aßen, wie es irgend ging. Heute, da wir uns jede Menge Salz, Zucker und Fett problemlos aus dem Supermarktregal beschaffen können, essen die meisten von uns mehr als doppelt so viel Fett wie unsere Vorfahren und ein Vielfaches mehr an Zucker und Salz. Sie haben schon recht – es ist so etwas wie ein gemeiner Scherz –, wir streben nach genau den Dingen, die uns nicht gut tun. Eine gesunde Ernährung fällt uns in unserer modernen Umgebung nicht mehr von selbst zu. Wir müssen unser Gehirn und unsere Willenskraft einsetzen, um unsere primitiven Bedürfnisse zu überwinden.»

«Es gefällt mir noch immer nicht, daß ich auf meine Lieblingsspeisen verzichten soll, aber wenigstens verstehe ich den Grund dafür jetzt besser.»

Es gibt hundert andere Beispiele: Ratschläge an Patienten mit Durchfall oder Erkältungen, eine Erklärung von Alterungsprozessen, die mögliche Bedeutung der morgendlichen Übelkeit bei Schwangeren, der mögliche Nutzen von Allergien. Die meisten Krankheiten harren noch ihrer Erforschung vom evolutionsbiologischen Standpunkt aus, doch die darwinistische Medizin kann schon jetzt in der Praxis von Nutzen sein.

Eine Warnung ist hier dennoch angebracht. Ärzte und Patienten sind wie alle anderen Menschen auch nicht davor gefeit, Theorien zu weit zu treiben. Wir haben aufgehört zu zählen, wie viele Reporter uns am Telefon gefragt haben: «Sie sind also der Ansicht, man sollte bei Fieber kein Aspirin nehmen, ja?» Nein! Die praktischen Prinzipien der Medizin müssen aus der klinischen Forschung erwachsen und nicht aus der Theorie. Es ist ein Fehler, Aspirin zu vermeiden, nur weil wir wissen, daß Fieber nützlich sein kann, und es ist ein Fehler, die unangenehmen Symptome mancher Fälle von Übelkeit in der Schwangerschaft, manche Allergien und Angstneurosen nicht zu behandeln. Jede Störung muß für sich allein untersucht, jeder Fall für sich abgewogen werden. Ein evolutionsbiologischer Ansatz legt lediglich nahe, daß manche Therapien unnötig oder schädlich sind und daß wir untersuchen sollten, ob die Vorteile ihren Preis wert sind.

6. Konsequenzen für die Gesundheitspolitik

Wir wollen hier wiederholen, was wir bereits anfangs gesagt haben: Aus biologischen Fakten lassen sich keine moralischen Prinzipien ableiten. So kann zum Beispiel das Wissen darum, daß Alter und Tod unausweichlich sind, keine direkten Konsequenzen für die Frage haben, welcher Anteil der verfügbaren Mittel im Gesundheitswesen für die sehr alten Menschen ausgegeben werden soll. Die Fakten können uns jedoch dabei helfen, diejenigen Ziele zu erreichen, die anzustreben wir uns entschlossen haben. Die derzeitigen Krisen bei der Verteilung von Fördermitteln und bei der Organisation der medizinischen Versorgung haben in den Vereinigten Staaten verschiedene Ursachen: unter anderem neue Strukturen der Mittelbereitstellung, neue Technologien, ökonomische Veränderungen und veränderte soziale Werte, die sich zunehmend gegen die klaffenden Qualitätsunterschiede in der medizinischen Versorgung wenden. In einem derart komplexen System wird keine allgemeine Politik jedem recht sein, und es mag unter dem mächtigen Einfluß politischer Interessen auch unmöglich sein, die bestmöglichen Maßnahmen zu ergreifen.[8]

Wir geben hier nicht vor, Lösungen anzubieten, aber uns fällt auf, daß die vielen Teilnehmer an dieser Debatte sich nicht einmal darüber einig sind, was Krankheit überhaupt ist. Sie wissen, daß Krankheit nichts Gutes ist, aber darüber, woher sie kommt und in welchem Ausmaß man sie verhindern oder lindern kann, gehen die Ansichten weit auseinander. Die einen machen fehlerhafte Gene dafür verantwortlich, andere betonen, wieviel Krankheiten durch menschliche Schwächen entstehen, allen voran mangelhafte Ernährung und Drogenmißbrauch. Einem maßgeblichen neueren Artikel zufolge wären in den Vereinigten Staaten 70 Prozent aller Krankheits- und frühzeitigen Todesfälle vermeidbar. Der Artikel macht sich sehr dafür stark, in die Vorsorge zu investieren, denn diese zahle sich in verringerten Kosten für die medizinische Versorgung aus.[9] Was für eine furchtbare Ironie und welch schauderhafte Aussichten, daß ein edles und praktisches Ansinnen zur Verbesserung der menschlichen Gesundheit als Maßnahme zur Einsparung von Geld verschleiert werden muß! Im Licht der Geschichte erscheint dieser Ansatz jedoch verständlich. Wieder und wieder haben Kommissionen aus Ärzten und Wissenschaftlern Vorbeugung statt Behandlung gefordert. Die Präventivmedizin bietet hier inzwischen ein gewisses Maß an Hilfe, vor allem was die Fragen der Gesundheitspolitik angeht, doch die Menschen erhalten von ihren Ärzten noch immer nicht den angemessenen Rat, wie sie gesund bleiben können. Neue Wege zur Organisation der medizinischen Versorgung werden vielleicht letztlich einen Anreiz dafür schaffen, auf der Grundlage der Prinzipien der Evolutionsmedizin beträchtliche klinische Ressourcen zur Gesundheitserhaltung zur Verfügung zu stellen.

7. Persönliche und philosophische Konsequenzen

Weniges ist uns wichtiger als unsere Gesundheit. «Wie geht's?» fragen wir, wenn wir einander begegnen, wobei diese gewohnheitsmäßige Frage oft dem Ernst ihres Inhalts nur unvollkommen gerecht wird. «Immerhin bin ich gesund», sagt jemand, dem sonst nichts geblieben ist. Gesundheit ist von vitalem Interesse. Versagt sie, so spielt kaum etwas anderes mehr eine Rolle. Wir alle sind bestrebt, die Ursachen von Krankheiten zu verstehen, um unsere Gesundheit zu verbessern und zu erhalten.

Lange bevor sie über effiziente Therapien verfügten, verbreiteten Ärzte Prognosen, Hoffnungen und Erklärungen. Wenn etwas Furchtbares geschieht – und eine schwere Krankheit ist stets etwas Furchtbares –, dann fragen Menschen: «Warum?». In einer polytheistischen Welt war die Sache einfach, ein Gott hatte die Krankheit verursacht, ein anderer würde sie heilen. Seit die Menschen versucht haben, sich mit einem einzigen Gott zu begnügen, ist es schwerer geworden, Krankheit und Böses zu erklären. Generationen von Theologen haben sich mit dem Problem der Theodizee herumgeschlagen – wie kann ein guter Gott braven Menschen so viele schlimme Dinge angedeihen lassen?

Die darwinistische Medizin kann keinen Ersatz für diese Erklärungen anbieten. Sie kann nicht mit einem Universum dienen, in dem alle Ereignisse Teil eines göttlichen Plans sind, und noch weniger mit einem, in dem die Krankheit des einzelnen dessen Sünde reflektiert. Sie kann uns lediglich zeigen, warum wir so sind, wie wir sind, und warum wir für bestimmte Krankheiten anfällig sind. Eine darwinistische Sichtweise medizinischer Probleme läßt Krankheiten zu gleichen Teilen bedeutungsvoller und weniger bedeutsam erscheinen. Krankheiten entstehen nicht durch zufällige oder böswillige Kräfte, sie entstehen letztlich durch natürliche Selektion. Paradoxerweise verleihen uns dieselben Eigenschaften, die uns für eine Krankheit anfällig machen, oft zugleich auch einen Vorteil. Die Fähigkeit zu leiden, ist eine nützliche Verteidigung. Autoimmunkrankheiten sind der Preis für unsere bemerkenswerten Fähigkeiten beim Angriff auf Eindringlinge. Krebs ist der Preis, den Gewebe zahlen, die die Fähigkeit zur Reparatur von Schäden besitzen. Die Menopause schützt möglicherweise die Interessen unserer bereits in vorhandene Kinder investierten Gene. Selbst Altern und Tod haben nichts Zufälliges, sondern sind Kompromisse, zu denen die natürliche Selektion gelangte, als sie unsere Körper unerbittlich im Hinblick auf eine optimale Weitergabe unserer Gene formte. Manch einer mag angesichts solcher paradoxen Vorteile eine gewissen Befriedigung verspüren, vielleicht sogar ein tiefere Bedeutung erkennen – zumindest die Art von Bedeutung, von der Dobshanzky sprach. Denn: Nichts in der Medizin ergibt einen Sinn, es sei denn, man betrachtet es im Lichte der Evolution.

Anmerkungen

I. Mysterium Krankheit

1 Eine ausführliche Diskussion zur proximativen und ultimativen Beweisführung findet sich bei Ernst Mayr, *The Growth of Biological Thought* (Cambridge, Mass.: Belknap Press, 1982, deutsche Ausgabe: *Die Entwicklung der biologischen Gedankenwelt. Eine neue Philosophie der Biologie*, Piper, München, 1991) oder in Mayrs kurzem Artikel «How to Carry Out the Adaptionist Program», *American Naturalist, 121*:324–334 (1983). Die Problematik des Auffindens und Nachweises von Adaptationen wird auf den Seiten 38–45 von George Williams Buch *Natural Selection* (New York: Oxford University Press, 1992) behandelt. Terminologische Überlegungen finden sich bei Paul W. Sherman in *Animal Behavior, 36*:616–619 (1988).

2 Die Inschrift auf der Statue am Lake Saranac wird auf Seite 410 von *Man Adapting* (New Haven: Yale University Press, 1980) von René Dubos zitiert.

3 Eine historische Darstellung soziologischer Erwägungen zum Darwinismus und der Verwendung darwinistischer Begriffe in der politischen Praxis findet sich bei Carl N. Degler, *In Search of Human Nature: The Decline and Revival of Darwinism in American Social Thought* (New York: Oxford University Press, 1991).

II. Evolution durch natürliche Selektion

1 Aristoteles: *Über die Glieder der Geschöpfe*. Aus: *Die Lehrschriften*; herausgegeben, übersetzt und in ihrer Entstehung ediert von Paul Gohlke, Paderborn 1959, S. 44.

2 Zwei kürzlich erschienene Bücher bieten hervorragende Darstellungen zum modernen Konzept evolutionärer Anpassungen: Helena Cronin, *The Ant and the Peacock* (New York, Cambridge University Press, 1991), und Matt Ridley, *The Red Queen* (London, New York: Viking-Penguin, 1993, deutsche Ausgabe: *Eros und Evolution*, Droemer Knaur, München, 1995). Cronins Abhandlung ist eher historisch orientiert und liefert zahlreiche Zitate von Darwin, Wallace und anderen. Beide Bücher liefern eine für professionelle Biologen und Laien gleichermaßen interessante Lektüre.

3 Die Birkenspannerpopulation, die mit zunehmender Verdunklung der Baumstämme in ihrem Lebensraum rasch eine dunklere Flügelfarbe annahm, wird in vielen Büchern zur Evolutionsbiologie besprochen, u. a. auch in D. J. Futuyma, *Evolutionary Biology*, 2. Auflage (Sunderland, Mass.: Sinauer, 1986, deutsche Ausgabe: *Evolutionsbiologie*, Birkhäuser, Basel, Bonn, Berlin, 1990, S. 105, 178 und 192)

4 Beispiele dafür, daß das Streben nach vermehrter Reproduktivität unter Umständen eine erhöhte Sterblichkeit oder andere Kosten mit sich bringt, wird u. a. besprochen in S. C. Stearn, *The Evolution of Life Histories* (New York: Oxford Univ. Press, 1992), Seite 28–29 und Seite 188–193.

5 W. D. Hamiltons klassischer Artikel findet sich im *Journal of Theoretical Biology*, 7:1–52 (1964). Jedes moderne Buch zur Evolution oder zur Verhaltensforschung diskutiert Hamiltons Arbeit. Richard Dawkins neu erschienenes Buch *The Selfish Gene* (deutsche Ausgabe: *Das egoistische Gen*, rororo science, Rowohlt, Reinbek, 1996) bietet eine excellente Einführung in diese Überlegungen. Die klassischen Arbeiten zur Reziprozität stammen von R. Trivers, erschienen im *Quarterly Review of Biology*, 46:35–57 (1971), und von R. M. Axelrod, *The Evolution of Cooperation* (New York: Basic Books, 1984). Diese Arbeiten werden in modernen Abhandlungen über tierisches Verhalten regelmäßig zitiert, unter anderem in John Alcock, *Animal Behavior: An Evolutionary Approach*, 4. Auflage (Sunderland, Mass.: Sinauer, 1989; deutsche Ausgabe: *Das Verhalten der Tiere aus evolutionsbiologischer Sicht*, Gustav Fischer, Stuttgart, 1996).

6 Siehe E. O. Wilson, *Sociobiology* (Cambridge, Mass.: Harvard Univ. Press, 1978), und Richard Alexander, *Darwinism and Human Affairs* (Seattle: University of Washington Press, 1979) und *The Biology of Moral Systems* (New York: Aldine de Gruyter, 1987).

7 Die Idee vom Zurückspulen des Lebensfilms stammt von Stephen Jay Gould, *Wonderful Life: The Burgess Shale and the Nature of History* (New York: Norton, 1989; in Deutsch erschienen unter *Zufall Mensch. Das Wunder des Lebens als Spiel der Natur*. Hanser, 1991).

8 Die klassischen Arbeiten zur Flügellänge bei Vögeln, die bei einem Sturm getötet wurden, werden in vielen neueren Büchern zitiert, unter anderem in John Maynard Smith, *Evolutionary Genetics* (New York: Oxford University Press, 1989), in dem auch das Thema der Selektion zugunsten mittlerer Werte (stabilisierende Selektion) genauer beleuchtet wird. Mehr zum Thema Optimierung findet sich in einem Artikel von G. A. Parker und John Maynard Smith, erschienen in *Nature*, 348: 27–33 (1990), und in der Aufsatzsammlung *The Latest on the Best: Essays on Evolution and Optimality*, herausgegeben von John Dupré (Cambridge, Mass.: MIT Press, 1987).

9 Der Begriff *adaptionistisches Programm* wurde von S. J. Gould und R. Lewontin eigentlich in eher diskriminierender Absicht geprägt und findet seine erste offizielle Erwähnung in ihrem vielzitierten Artikel «The Spandrels of San Marco and the Panglossian Paradigm: A Critique of the Adaptionist Programme», *Proceedings of the Royal Society of London, B205*: 581–598 (1979).

10 Gary Belovskys Arbeit wird beschrieben in *American Naturalist, 111*:209–222 (1984).

11 Einige gut durchdachte Überlegungen zum Problem der Gelegegrößen und eine Einführung in neuere Arbeiten finden sich in einem Artikel von Jin Yosimura und William Shield, erschienen im Bulletin of *Mathematical Biology*, 54:445–464 (1992).

12 Darwin und seine Anhänger haben sich offenbar nur selten in Singlebars oder Tanzcafés herumgetrieben, denn der offenkundige Vorteil, den das Geschlecht genießt, das sich gerade in der Minderheit befindet, ist ihnen entgangen und wurde erst von R. A. Fisher in seinem im Jahre 1930 erschienenen Buch *The Genetical Theory of Natural Selection* bemerkt (New York: Dover, 1958, Nachdruck), Seite 159.

13 Ausgesprochen aktuelle Arbeiten zur evolutionsbiologischen Betrachtung von Krankheiten finden sich in *Human Adaptation*, herausgegeben von G. A. S. Harrison (1993), und *The Anthropology of Diesease* von C. Mascie-Taylor (beide: Oxford: Oxford Univ. Press, 1994).

III. Symptome von Infektionskrankheiten

1 Ein moderneres Verständnis des Beitrags, den Fieber zur Bekämpfung von Infektionskrankheiten zu leisten imstande ist, wird von M. J. Kluger diskutiert in *Fever: Basic Measurement and Management*, herausgegeben von P. A. MacKowiac (New York: Raven Press, 1990). Einen älteren, aber noch immer aktuellen Überblick gibt zudem *Fever, Its Biology, Evolution, and Function* vom selben Autor (Princeton, N. J.: Princeton University Press, 1979). Die Daten zur Wirkung von Acetaminophen (Paracetamol) bei Windpocken stammen aus einem Artikel von T. F. Doran und seinen Mitarbeitern, erschienen im *Journal of Pediatrics*, 114: 1045–1048 (1989).

2 Die Experimente zur Fiebersenkung und zum Verlauf einer Erkältung werden diskutiert von N. M. Graham und seinen Mitarbeitern im *Journal of Infectious Disease*, 162:1277–1282 (1990).

3 Das Zitat von Seite 43 stammt von Joan Stephenson aus *Family Practice News*, 23:1, 16 (1993).

4 Der Entzug von Eisen als Verteidigungsmaßnahme gegen bakterielle Krankheitserreger wird diskutiert von E. D. Weinberg in *Physiological Reviews*, 64:65–102 (1984).

5 Über die Behandlung von Malaria mit Eisenchelat-Bildnern berichten V. Gordeuk et al. in *The New England Journal of Medicine*, 327:1473–1477 (1992).

6 Einen umfassenden Überblick zu den Fortschritten bei der zusammenhängenden Betrachtung von Evolutionsbiologie und Mikrobiologie bietet *Parasite-Host-Associations: Coexistence or Conflict*, herausgegeben von C. A. Toft et al. (New York: Oxford University Press, 1991). Einen noch immer aktuellen Überblick zur Wirts-Parasiten-Coevolution gibt P. W. Price, *Evolutionary Biology of Parasites* (Princeton, N. J.: Princeton University Press, 1980).

7 Verhaltensphysiologische Verteidigungsreaktionen gegen Parasiten diskutiert B. L. Hart in *Neuroscience and Biobehavioral Reviews*, 14:273–294 (1990).

8 Die Funktion des Schmerzes und die verkürzte Lebensdauer von Menschen ohne Schmerzempfinden wird von Ronald Melzack in *The Puzzle of Pain* beschrieben (New York: Basic Books, 1973).

9 Zur biologischen Wirksamkeit von Speichel siehe: D. J. Smith und M. A. Taubman in *Critical Reviews of Oral Biology and Medicine*, 4:335–341 (1993).

10 Über die biologische Wirkung von Tränen berichtet S. Hassoun in *Allergie et Immunologie*, 25:98–100 (1993).

11 Ein wichtiger Artikel zum Thema Nasensprays stammt von R. Dockhorn und seinen Mitarbeitern, erschienen im *Journal of Allergy and Clinical Immunology*, 90:1076–1082 (1992).

12 Wichtige Arbeiten zur Psychologie von Nahrungsmittelaversionen und ähnlichen Schutzmechanismen, siehe M. P. Seligman, *Psychological Review*, 77: 406–418 (1970), sowie John Garcia und F. R. Ervin, *Communications in Behavioral Biology*, (A)1:389–415 (1968).

13 Zum Thema Durchfall siehe: H. L. DuPont und R. B. Hornick, *Journal of the American Medical Association*, 226:1525–1528 (1973).

14 Profets Theorie ist publiziert im *Quarterly Review of Biology*, 168:335–386 (1993). Strassman trug ihre Arbeit 1994 vor der Human Behavior and Evolution Society vor.

15 Eine gute allgemeine Einführung in die Immunologie liefert Kapitel 16 aus *Life: The Science of Biology*, 3. Auflage, herausgegeben von W. K. Purves, G. H. Orians und H. C. Heller (Sunderland, Mass.: Sinauer, 1992).

16 Viele dramatische Beispiele zu den verheerenden Folgen parasitischer Erkrankungen finden sich, teilweise bebildert, in Michael Katz et al., *Parasitic Diseases*, 2. Auflage (New York: Springer, 1989).

17 Ein Anstieg der Hämoglobinkonzentration als Kompensation für eine herabgesetzte Lungenfunktion wird beschrieben auf den Seiten 307 und 418 von A. J. Vander et al., *Human Physiology: The Mechanisms of Body Function*, 5. Auflage (New York: Mc Graw Hill, 1990).

18 Eine gut lesbare und kompetente Einführung in die von pathogenen Organismen verwendeten Täuschungsstrategien liefert Ursula Goodenough im *American Scientist, 79*:344–355 (1991). Spezielle Antimalaria-Strategien behandeln D. J. Roberts et al. in *Nature, 357*:689–692 (1992).

19 Eine Fülle von Materialien über Autoimmunkrankheiten bietet *The Autoimmune Diseases*, Band 2, herausgegeben von N. R. Rose und I. R. Mackay (San Diego: Academic, 1992). Siehe hier insbesondere das Einführungskapitel von Rose und Mackay.

20 Die Beziehung zwischen Sydenham-Chorea und der Entstehung von Zwangsneurosen behandelt Judith Rapaport auf den Seiten 83–89 im *Scientific American* vom März 1989.

21 Reaktionen und Überreaktionen auf Bakterientoxine, siehe: E. K. LeGrand im *Journal of the American Vetinary Medical Association, 197*:454–456 (1990).

22 Die beste evolutionsbiologische Betrachtung zu AIDS findet sich in Paul Ewald, *Evolution of Infectious Disease* (New York: Oxford University Press, 1993). Siehe auch: B. R. Levin in *AIDS, the Modern Plague*, herausgegeben von P. A. Distler et al. (Blacksburg, Va.: Presidential Symposium, Virginia Polytechnic Institute and State University, 1993), Seite 101–111.

23 Änderungen der Wirtszellstruktur durch Viren siehe: Shmuel Wolf et al. in *Science, 246*:377–379 (1989). Die Sterilisation von Pflanzen durch Pilzbefall behandelt Keith Clay in *Trends in Ecology and Evolution, 6*:162–166 (1991).

24 Verhaltensmanipulationen durch das Tollwutvirus beschreibt G. M. Baer in *Natural History of Rabies* (New York: Academic, 1973).

25 Einen allgemeinen Überblick über die Manipulation von Wirtsverhalten durch Parasiten gibt A. P. Dobson im *Quarterly Review of Biology, 63*:139–165 (1988). Zahlreiche medizinisch relevante Beispiele zu diesem Thema diskutiert Heven in *The Host-Invader Interplay*, herausgegeben von H. Van den Bossche (Amsterdam: Elsevier / North Holland, 1980).

26 Der in unserem Vorwort erwähnte Artikel von Ewald trägt den Titel «Evolutionary Biology and the Treatment of Signs and Symptoms of Infectious Disease», *Journal of Theoretical Biology, 86*:169–176. Er lieferte die Grundlage für Tabelle 3.1. Zu den evolutionsbiologischen Ansätzen in der Medizin gab es in jüngster Zeit unter anderem zwei Konferenzen: die Tagung der American Association for the Advancement of Science, Februar 1993 in Boston, und eine Tagung der London School of Economics, abgehalten im Juni 1993.

IV. Ein Wettrüsten ohne Ende

1 Die klassische Arbeit zum biologischen Wettrüsten bildet ein Artikel von Richard Dawkins und J. L. Krebbs in den *Proceedings of the Royal Society of London, B105*:489–511. Das Wettrennen zwischen Alice und der Roten Königin findet sich im Kapitel 2 von Lewis Carroll, *Through the Looking Glas and What Alice Found There* (deutsche Ausgabe: *Alice hinter den Spiegeln*, übersetzt von Christian Enzensberger, Insel Verlag, Frankfurt am Main 1963.

2 Den Bericht über den Tod von Präsident Coolidges Sohn und seine emotionalen und politischen Konsequenzen entnahmen wir einem Artikel von R. S. Robins und M. Dorn in *Politics and the Life Sciences, 12:*3–17 (1993).

3 Eine hervorragende populärwissenschaftliche Darstellung zu Kraft und Wirken der natürlichen Selektion bietet Richard Dawkins, *The Blind Watchmaker* (New York: W. W. Norton, deutsche Ausgabe: *Der blinde Uhrmacher*, Kindler, München 1987).

4 Zu den verheerenden Wirkungen, die eingeschleppte Krankheiten auf die einheimische Bevölkerung haben können, siehe R. M. Anderson und R. M. May, *Infectious Diseases of Humans* (New York: Oxford Univ. Press, 1991), und F. L. Black, *Science*, 258:1739–1740 (1992).

5 Die Feststellung des Surgeon General stammt aus dem Jahre 1969 und findet sich bei B. R. Bloom und C. J. L. Murray in *Science*, 257:1055–1064 (1992).

6 Das Zitat stammt aus einem Artikel von L. M. Cohen in *Science*, 257:1050–1055 (1992).

7 Die Tuberkulosedaten stammen hauptsächlich aus dem bereits zitierten Artikel von Bloom und Murray.

8 Gute aktuelle Übersichten über den Stand der Forschung zur Antibiotikaresistenz bei Bakterien: J. P. W. Young und B. R. Levin in *Genes in Ecology*, herausgegeben von R. J. Berry et al. (Boston: Blackwell Scientific, 1991), und S. B. Levy, *The Antibiotic Paradox: How Miracle Drugs Are Destroying the Miracle* (New York: Plenum, 1992), sowie Rick Weiss, *Science*, *255:* 148–150 (1991).

9 Der Antibiotikaeinsatz in der Viehzucht wird diskutiert von S. B. Levy im *New England Journal of Medicine*, *232:*335–337, (1990).

10 H. C. Neu berichtet über seine Arbeiten in *Science*, *257:*1064–1073 (1992).

11 Ridley und Low, *The Atlantic*, *272(3):*76–86 (September 1993).

12 Drei Beispiele kompetenter Aussagen zur unausweichlichen Reduktion von Virulenz im Laufe der Evolution finden sich bei den einleitenden Zitaten zu Beginn des ersten Kapitels von Paul Ewalds bereits zititertem *Evolution of Infectious Diseases*. Eines davon ist die Feststellung des großen Populationsgenetikers Theodosius Dobzhansky, daß Parasitismus «eine im evolutionären Sinne unstabile Form der Beziehung darstellt, welche ... die Neigung hat, verdrängt und durch Kooperation und gegenseitigen Nutzen ersetzt zu werden», *Genetics and the Origin of Species*, 3. Auflage (New York: Columbia University Press, 1951, S. 285).

13 Die genetische Vielfalt von HIV innerhalb eines Wirts diskutieren verschiedene Autoren in *Science*, *254:*941, 963–939 (1991).

14 Die genetische Vielfalt einer Leberegelpopulation innerhalb eines Wirts dokumentieren M. Mulvey et al. in *Evolution*, *45:*1628–1640(1991).

15 Zu den Daten über Parasiteninfektionen bei Feigenwespen siehe: E. A. Herre, *Science*, *259:*1442–1445 (1993).

16 Es gibt eine Fülle von Literatur zu den verschiedenen Auswirkungen der Selektion innerhalb einer Population beziehungsweise zwischen verschiedenen Populationen. Die Selektion an Parasiten innerhalb eines Wirts, beziehungsweise zwischen verschiedenen Wirten, wird im Rahmen eines Modells von R. L. Anderson und R. L. May in ihrem bereits zitierten Buch dargestellt. J. J. Bull und I. J. Molineux konnten den erwarteten Virulenzansteig bei einem Virus, dessen Fitness von der des Wirts entkoppelt war, experimentell nachweisen. Sie berichten darüber in *Evolution*, *46:*882–895 (1992). Weitere wichtige Arbeiten in diesem Zusammenhang sind R. B. Johnson, *Journal of Theoretical Biology*, *122:*19–24 (1986), und S. A. Frank, *Proceedings of the Royal Society of London*, *B259:*195–197 (1992).

17 Unsere Lieblingsdarstellung des Schicksals von Ignaz Semmelweis ist der Klassiker von William Sinclair aus dem Jahre 1909: *Semmelweis, His Life and His Doctrine* (Manchester: The University Press).
18 Eine gute Einführung in die Mimikry gibt ein Artikel von J. R. G. Turner in *The Biology of Butterflies*, herausgegeben von R. I. Vane-Wright und P. R. Acery (London and Orlando: Academic, 1984). Arbeiten zur molekularen Mimikry finden sich in der bereits zitierten Literatur über Autoimmunkrankheiten.
19 Ein großer Teil unserer Informationen über die Auswirkungen neuartiger Umwelteinflüsse auf Infektionen stammen aus einem Artikel von R. M. Krause in *Science, 257*:1073–1078 (1992).
20 Genaue Daten über das Ebola-Virus finden sich bei P. H. Sureau, *Reviews of Infectious Diseases, 11(4)*:790s-793s (1989).

V. Verletzungen

1 Das Zitat zu Beginn des Kapitels stammt aus Kapitel 3 der *Abenteuer des Huckleberry Finn* von Mark Twain.
2 Zu den klassischen Arbeiten von John Garcia und F. R. Ervin siehe Anmerkung 12, Kapitel 3.
3 Über die Arbeiten zur Konditionierung von Affen im Hinblick auf die Furcht vor Schlangen siehe Susan Mineka und ihre Mitarbeiter in *Animal Learning and Behavior, 8*:653–663 (1980).
4 Zur Reparatur mechanischer Schäden, siehe: P. L. McNeil im *American Scientist, 79*:222–235, und Natalie Angier in *The New York Times* vom 9. November 1993, S. C1, C14.
5 Viele der speziellen Aspekte der Heilung von Brandwunden werden besprochen in *Burn Care and Rehabilitation: Principle and Practice*, herausgegeben von R. L. Richard und M. J. Staley (Philadelphia: F.A. Davies, 1994). Siehe insbesondere Kapitel 5 von D. G. Greenhalgh und M. J. Staley.
6 Die Geschichte über die Forellenzuchten sowie eine allgemeine Diskussion zur Enstehung von Schäden durch Sonnenlicht finden sich in Alfred Perlmutter, *Science, 133*:1081–1082 (1961).
7 Die Auswirkungen der UV-B-Strahlung auf Langerhanszellen diskutieren Vermeer et al. im *Journal of Investigative Dermatology, 97*:729–734 (1991).
8 Wechselwirkungen zwischen den Langerhanszellen und dem Nervensystem behandeln J. Hosoi et al. in *Nature, 363*:159–163 (1993).
9 Eine epidemiologische Untersuchung zum Anstieg der Melanomhäufigkeit präsentieren J. M. Elwood et al. im *International Journal of Epidemiology, 19*:801–810 (1990). Eine weniger technische Diskussion mit stärkerer Betonung der immunologischen Aspekte der Melanomentstehung liefert David Concal im *New Scientist, 134*:23–28 (1991).
10 Sonnenschutzlotionen als mögliche Urheber übermäßiger UV-A-Belastung diskutieren P. M. Farr und B. L. Diffey in *The Lancet, 1(8635)*:429–431 (1989).
11 Über die Vorteile von Sonnenschutzlotionen berichten S. C. Thompson et al. in *The New England Journal of Medicine, 329*:1147–1151 (1993).
12 Sonnenlichtbedingte Augenschäden behandelt L. S. Semes in *Optometry Clinics, 1(2)*:28–34 (1991).
13 Eine gute Einführung in die Literatur und den gegenwärtigen Stand der Diskussion zur Evolution von Regenerationsfähigkeit liefert die Arbeit von R. J. Gross im *Journal of Theoretical Biology, 159*:241–260.

VI. Toxine: alt und neu, allgegenwärtig

1 Für die Art von Schädigung, die der Whiskey in Don Birnhams Magen anrichtet, sind die in Anmerkung 4 von Kapitel 5 angegebenen Referenzen von McNeill und Angier ebenfalls relevant.
2 Eine gute Einführung in die Arbeiten von Bruce Ames et al. bietet eine Entgegnung von Ames und L. S. Gold auf Kritik an ihren früheren Arbeiten (*Science*, *251*:607–608, 1991).
3 Timothy Johns, *With Bitter Herbs Though Shalt Eat It* (Tucson, University of Arizona Press, 1990), gibt eine Übersicht über zahlreiche Aspekte menschlicher Ökologie im Zusammenhang mit Pflanzentoxinen. Er bietet darüber hinaus eine faszinierend detaillierte Darstellung des menschlichen Umgangs mit Kartoffeln und deren Toxinen sowie der Verwendung von Pflanzentoxinen in der Medizin. Eine eher technische Darstellung hierzu liefert *Toxic Plants*, herausgegeben von A. D. Kinghorn (New York: Columbia University Press, 1979).
4 Ein früher, aber unübertroffener Überblick über die chemischen Defensivmechanismen von Arthropoden stammt von Thomas Eisner und findet sich auf den Seiten 157–217 von *Chemical Ecology*, herausgegeben von Ernst Sondheimer und J. B. Simeone (New York: Academic).
5 Die erste ernsthafte Diskussion zum Thema Kompromisse zwischen chemischen Defensivstrategien und anderen Werten, wie beispielsweise einer raschen Fortbewegung, führten G.H. Orians und D. H. Janzen im *American Naturalist*, *108*:581–592 (1974).
6 Unsere Interpretation der Toxine im Nektar gründet sich auf den Artikel von D. F. Rhoades und J. C. Bergdahl im *American Naturalist*, *117*:798–803 (1981).
7 Eine dramatische Darstellung pflanzlicher Defensivstrategien mit vielen Einzelheiten zur elektrischen Signalübermittlung und zur raschen Adaptation gibt Paul Simons in *The Action Plant* (Boston: Blackwell, 1992). Hier findet sich unter anderem auch eine Diskussion zur Rolle aspirinähnlicher Hormone bei Pflanzen.
8 Eine dramatische Darstellung zu den Konsequenzen von Pilztoxinen für den Menschen, siehe: Mary Matossian, *Poisons of the Past: Molds, Epidemics, and History* (New Haven: Yale University Press, 1989)
9 Mit welcher Häufigkeit die PTC-Wahrnehmung in den peruanischen Anden verbreitet ist, berichten R. M. Barruto et al. in *Human Biology*, *47*:193–199 (1975).
10 Die Untersuchung zu Oxalat-Nierensteinen stammt von G. C. Curhan et al., und wurde veröffentlicht im *New England Journal of Medicine*, *328*:833–838 (1993). Bei unserer Diskussion zum Thema Nierensteine beziehen wir uns darüber hinaus auch auf S. B. Eaton und D. A. Nelson: «Calcium in Evolutionary Perspective», im *American Journal of Clinical Nutrition*, *54*:281s-287s.
11 Einen umfassenden Überblick über die Evolution chemischer und anderer Verteidigungsmechanismen gibt J. H. Janzen auf Seite 145–164 in *Physiological Ecology: An Evolutionary Approach to Resource Use*, herausgegeben von C. R. Townsend und Peter Calow (Oxford:Blackwell, 1981).
12 Die Maisaufbereitung beschreiben S. H. Katz et al. in *Science*, *184*:765–773 (1973).
13 Die Information zum Tanningehalt von Eicheln und zur Entgiftung des Aronstabs durch Kochen, siehe Timothy Johns, oben, Anm. 3, Seite 63–65.
14 Zur Toxizität krankheitsresistenter Kartoffeln siehe ebenda, Seite 106–159.

15 Zur bakteriellen Antibiotikaresistenz bei Patienten mit Amalgamfüllungen siehe A. O. Summers et al. in *Antimicrobial Agents and Chemotherapy, 37:* 825–834 (1993).

16 Beispiele für unrealistische Argumente zum Thema Umwelttoxine finden sich in *Biosphere Politics* (New York: Crown, 1991) und anderen Arbeiten von Jeremy Rifkin.

17 Die Theorie zur antiteratogenen Wirkung der morgendlichen Übelkeit bei Schwangeren stammt von Margie Profet und ist dargelegt in *The Adapted Mind,* herausgegeben von J. H. Barkow et al. (New York: Oxford University Press, 1992), Seite 327–365.

18 Die zögernde Haltung der Zulassungsbehörden bei der Betrachtung speziell der fetalen Empfindlichkeit diskutiert Ann Gibbons in *Science, 254:*25 (1991).

VII. Gene und Krankheiten: Fehler, Launen, Kompromisse

1 Eine allgemeine Abhandlung zur medizinischen Genetik liefert ein Buch von T. D. Gelehrter und F. S. Collins: *Principles of Medical Genetics* (Baltimore: Williams and Williams, 1990). Eine Reihe von Artikeln, die sich mit dem fortschreitenden Verständnis genetisch bedingter Erkrankungen und mit den Fortschritten auf dem Gebiet der Gentherapie auseinandersetzen, wurde 1992 und 1993 in *Science 256:*773–813, *258:*744–745, *260:*926–932 publiziert. Eine lebendige Darstellung persönlicher Betrachtungen zu den Entwicklungen auf dem Gebiet der modernen medizinischen Genetik, verbunden mit weisen Kommentaren zu deren Konsequenzen liefert das empfehlenswerte Buch *Physician to the Genome* von James Neel (New York: Wiley, 1994). Eine weitere, sehr durchdachte Abhandlung zur Ethik der genetischen Beratung findet man in *Genetic Disorders and the Fetus,* herausgegeben von Aubrey Milunski (Baltimore: Johns Hopkins University Press, 1992), siehe hier insbesondere das Kapitel von J. C. Fletcher und D. C. Wertz.

2 Die Selektion gegen nachteilige Gene, die Häufigkeit, mit der die Selektion diese eliminieren kann, die erwartete Häufigkeit dieser Gene in einer im Gleichgewicht befindlichen Population und alle damit zusammenhängenden Werte lassen sich mathematisch berechnen und zueinander in Beziehung setzen. Erklärt wird dieses in jedem Lehrbuch der Populationsgenetik, beispielsweise in *Evolutionary Genetics* von J. Maynard Smith (New York: Oxford Univ. Press, 1989). Unsere Darstellung in diesem Kapitel ist eine starke Vereinfachung der Verhältnisse.

3 Das von P. S. Harper herausgegebene Buch *Huntington's Disease* gibt eine Zusammenfassung zu Geschichte und Epidemiologie dieser Krankheit (London: Saunders, 1991).

4 Es ist sicher nahezu unmöglich, ein Lehrbuch zu finden, das sich nicht mit dem Sichelzellen-Gen beschäftigt. Unsere Lieblingsdarstellung ist die von Jared Diamond in *Natural History* vom Juni 1988, S. 10–13.

5 Lesenswerte Beispiele aus der umfangreichen Literatur über die genetischen Aspekte von Krankheit und Gesundheit sind der Artikel von Teresa Costa et al. im *American Journal of Human Genetics, 21:*321–342 (1985), und eine Serie von fünf Artikeln über die anthropologischen Aspekte genetisch bedingter Erkrankungen im *American Journal of Physical Anthropology, 62(1)* (1983).

6 Unsere Informationen zum G-6-PDH-Mangel sind einem Artikel von Ernst Beutler in *The New England Journal of Medicine, 324:*169–174 (1991)entnommen.

7 Das Zitat von F. S. Collins entstammt seinem Artikel in *Science, 774* (1992).

8 Einen Überblick über die Komplexität der Genetik von Mukoviszidose gibt Gina Kolata in der *New York Times* vom 16. November 1993, S. C1 und C3, evolutionsbiologische Fragen in diesem Zusammenhang erörtert Natalie Angier in der *New York Times* vom 1. Juni 1994, S. B9.

9 Beiträge zur Untersuchung des Tay-Sachs-Syndroms siehe: B. Syropoulos und Jared Diamond in *Nature, 331*:666 (1989), S. J. O'Brien in *Current Biology, 1*:209–211 (1991), und N. C. Myrianthopulos und Michael Melnick in «Tay-Sachs Disease: Screening and Prevention» in *Palm Springs International Conference on Tay-Sachs Disease*, herausgegeben von M. M. Kaback (New York: Liss, 177).

10 Unsere Informationen zum fragilen-X-Syndrom entnahmen wir einem Artikel von F. Vogel in *Human Genetics, 86*:25–32 (1990).

11 Jared Diamond hat eine ganze Reihe von fundierten Artikeln zu den verborgenen Vorteilen krankheitserregender Gene verfaßt. Drei davon finden sich in *Discover* vom November 1989, S. 72–78, und in *Natural History* vom Juni 1988, S. 10–13 sowie vom Februar 1990, S. 26–30.

12 Einen Zusammenhang zwischen dem Gen für Phenylketonurie und der Häufigkeit für Fehlgeburten diskutieren L. I. Woolf et al. in den *Annals of Human Genetics, 38*:461–469 (1975).

13 Richard Dawkins, *The Selfish Gene* (New York: Oxford Univ. Press, 1989, deutsche Ausgabe: *Das egoistische Gen*, rororo science, Rowohlt, Reinbek, 1996).

14 Zu den Auswirkungen des T-Locus bei Mäusen auf deren Fitneß, siehe P. Franks und Sarah Lenington in *Behavioral Ecology and Sociobiology, 18*:395–404 (1986).

15 Allgemeinere Abhandlungen zum intragenomischen Konflikt (dem Streben einzelner Gene, bevorzugt in die nächste Generation zu gelangen) geben der klassische Artikel von Leda Cosmides et al. im *Journal of Theoretical Biology, 89*:83–129 (1981) und der Artikel von David Haig und Alan Grafen im *Journal of Theoretical Biology, 153*:531–558 (1991). Klinische Aspekte von Mitochondrien DNA (außerhalb des Kerns, im Zytoplasma befindlicher Erbinformation) beleuchtet Angus Clarke im *Journal of Medical Genetics, 27*:451–456, (1990).

16 Familiäre und umweltbedingte Faktoren bei der Entstehung von Herzfunktionsstörungen siehe M. P. Stern in *Genetic Epidemiology of Coronary Heart Disease: Past, Present and Future*, herausgegeben von M. P. Stern (New York: Liss, 1984), Seite 93–104.

17 Wie sehr Piggy von seiner Brille abhängig ist und welche tragischen Folgen ihre Beschädigung beziehungsweise der boshafte Diebstahl für ihn haben, siehe Kapitel 10 und 11 von *Herr der Fliegen* von William Golding. Das Zitat ist Kapitel 11 entnommen.

18 Das plötzliche Auftreten von Kurzsichtigkeit bei den Kindern urbanisierter Inuit dokumentieren F. A. Young et al. im *American Journal of Ophthalmology, 46*:696–685 (1969).

19 Allgemeinere Diskussionen zu Entstehung und Ätiologie der Kurzsichtigkeit geben folgende Artikel wieder: Elio Raviola und T. N. Wiesel im *New England Journal of Medicine, 312*:1609–1615; B. J. Curtin, *The Myopias* (Philadelphia: Harper & Row, 1988); G. R. Bock und Kate Widdows in *Myopia and the Control of Eye Growth* (Chichester, New York: Wiley, 1990). Eine kurze Zusammenfassung der jüngsten Forschung präsentiert Jane E. Brody in *The New York Times* vom 1. Juni 1994, S. C10.

20 Informationen zur Genetik des Alkoholismus liefern Artikel von M. A. Schik-

kit im *Journal of the American Medical Association* (1985), von J. S. Searles im *Journal of Abnormal Pschychology, 97*:153–167 (1988), und von M. Mullen im *British Journal of Addictions, 84*:1433–1440 (1989).

21 Das Zitat von Melvin Konner entnahmen wir seinem Buch *The Tangled Wing: Biological Constraints on the Human Spirit* (New York: Harper Colophon, 1983), S. 89–90.

22 Das Zitat von Richard Dawkins entstammt seinem Buch *The Selfish Gene* (s. o. Anm. 13).

VIII. Altern als Jungbrunnen

1 Die irische Ballade findet sich auf Seite 103 von *Irish Ballads* (Dublin: Walton's, 1985).

2 Einen allgemein verständlichen Überblick über die Evolution von Alterungsprozessen bekommt man aus einigen Artikeln in *Natural History* vom Februar 1992, und aus einem Artikel von R. Sapolsky und Caleb Finch in der März-April-Ausgabe von *The Sciences*, 1991, Seite 30–38. Exzellente technische Arbeiten aus jüngster Zeit siehe: M. R. Rose in *Theoretical Population Biology, 28*:342–358 (1984), und in seinem Buch *Evolutionary Biology of Aging* (New York: Oxford Univ. Press, 1991), sowie Caleb Finch, *Longevity, Senescence, and the Genome* (Chicago: Univ. of Chicago Press, 1991).

3 Die Sterberaten in den Vereinigten Staaten entnahmen wir *Vital Statistics in the United States, 1989* (Washington, D.C.: U. S. National Center for Health Statistics, 1992). Einen ausführlichen Überblick über die demographischen Aspekte des Alterns geben J. F. Fries und L. M. Crapo in *Vitability and Aging* (San Francisco: Freeman, 1981).

4 Abbildung 3 entwarfen wir mit freundlicher Erlaubnis der Autoren nach Abbildung 3.2 in *Vitability and Aging*.

5 Die Geschichte von den beiden Leuten, die vor einem Tiger fliehen, entnahmen wir Helena Cronins Buch *The Ant and the Peacock* (New York: Cambridge Univ. Press, 1992).

6 Die Zeilen über den Einspänner stammen aus «The Deacons Masterpiece», Seite 158–160 in *The Complete Poetical Works of Oliver Wendell Holmes* (Boston: Hugh Mifflin, 1908). Die scheinbare Koordination von Alterungsprozessen behandeln B. L. Strehler und A. S. Mildvan in *Science, 132*:14–21 (1960).

7 Abbildung 4 ist mit freundlicher Erlaubnis der Autoren Abbildung 9.2 in *Vitability and Aging* nachempfunden.

8 Das Zitat entstammt dem Vortrag *Über die Dauer des Lebens* von August Weismann, gehalten in der 54. Versammlung deutscher Naturforscher und Ärzte, in Salzburg am 21. September 1881, erschienen in: Aufsätze über die Vererbung und andere biologische Fragen (Gustav Fischer, Jena, 1892).

9 Der Artikel von G. C. Williams findet sich in *Evolution, 11*: 398–411 (1957).

10 Haldanes Gedanken zum Thema Altern entstammen *New Paths in Genetics* (New York: Harper, 1942). Das Zitat von P. B. Medawar steht auf Seite 38 in seinem Artikel «Old Age and Natural Death», der in seinem Buch *The Uniqueness of the Individual* (London: Methuen, 1957) auf Seite 17–43 nochmals veröffentlicht wurde. Weiteres zum Thema Altern siehe Medawars *An Unsolved Problem in Biology* (London: M. K. Lewis, 1952). Die klassische theoretische Diskussion zu diesem Thema liefert W. D. Hamilton im *Journal of Theoretical Biology, 12*:12–45 (1968).

11 Wichtige neuere Stellungnahmen zur Evolution der Menopause gibt ein Artikel von A. R. Rogers wieder: *Evolutionary Ecology, 7*:406–420. Siehe auch Kim Hill und A. M. Hurtado, *Human Nature, 2*:313–350 (1991), sowie S. N. Austad in *Experimental Gerontology, 29*: 255–263 (1994).
12 Alex Comfort, *The Biology of Senescence*, 3. Auflage (New York: Elsevier, 1979).
13 R. Albin, *Ethology and Sociobiology, 9*:371–382 (1988).
14 Eine zusammenfassende Darstellung der Hämochromatose gibt J. F. Desforges in *The New England Journal of Medicine, 328*:1616–1620 (1993).
15 Neuere Erkenntnisse zur Alzheimerschen Krankheit siehe W. Strittmatter et al. in *Proceedings of the National Academy of Sciences (U. S. A.), 90*:1977–1981 (1993).
16 S. I. Rapoport in *Medical Hypotheses, 29*:147–150.
17 Die Arbeiten von R. R. Sokal und anderen zur Rolle pleiotroper Gene bei Alterungsprozessen faßt M. R. Rose in seinem Buch *Evolutionary Biology of Aging* (s. o. Anm. 2) S. 50–56 und 179–180 zusammen.
18 Einen Überblick über Arbeiten zur Ernährungseinschränkung geben J. P. Phelan und S. N. Austad in *Growth, Development and Aging, 53(1–2)*:4–6 (1989).
19 Zur vorteilhaften Rolle von Antioxidantien und zu deren Wirkungsmechanismus, siehe: R. G. Gutler im *American Journal of Clinical Nutrition, 53*:373s-379s (1991).
20 Das Zitat über Gicht findet sich in dem Lehrbuch von Lubert Stryer: *Biochemistry*, 3. Auflage (deutsche Ausgabe: *Biochemie*, Spektrum Akademischer Verlag, Heidelberg, 1990), S. 648.
21 Seine Gründe für die Annahme, daß Alterungsprozesse bei verschiedenen Arten unter Umständen sehr unterschiedlich ablaufen können, legt S. N. Austad dar in *Aging, 5*:259–267 (1994).
22 Seine Arbeiten über Oppossums beschreibt S. N. Austad im *Journal of Zoology, 229*:695–708 (1994).
23 E. T.Whittakers Diskussion zum Postulat der Unfähigkeit findet sich auf S. 58–60 in einem Buch *From Euclid to Eddington. A Study of Conceptions of the External World* (New York: Dover, 1958).

IX. Evolutionäres Erbe

1 Einen fundierten und leicht zugänglichen Überblick über die menschliche Evolution bieten Roger Lewin in *In the Age of Mankind: A Smithsonian Book of Human Evolution* (Washington D. C.: Smithsonian Books, 1988), und Jared Diamonds Buch *The Rise and Fall of the Third Chimpanzee* (New York: Harper Collins, 1992, deutsche Ausgabe *Der dritte Schimpanse*, S. Fischer, 1994). Eine fesselnde Biographie einer neuzeitlichen Jäger-und Sammler-Frau liefert Marjorie Shostack in *Nisa: The Life and Word of a !Kung Woman* (New York: Vantage Books, 1983).
2 Das Zitat von Charles Darwin steht auf Seite 191 der Erstausgabe von *The Origin of Species* (London: John Murray, 1859, beziehungsweise auf Seite 252 in *Die Entstehung der Arten* in der Übersetzung von Carl W. Neumann, Reclam, Stuttgart, 1963).
3 Eine etwas dramatischere Darstellung der unglückseligen Auswirkungen menschlicher Sprachadaptationen auf das Verkehrsproblem im Kehlkopf bietet Kapitel 10 von Elaine Morgans Buch *The Scars of Evolution* (London:

Penguin, 1990). Detailliertere technische Informationen finden sich in *Speech Physiology, Speech Perception and Acoustic Phonetics* von Philip Lieberman und Sheila E. Blumenstein (Cambridge, England: Cambridge Univ. Press, 1988).

4 Von der Ideologie, die George Estabrooks Buch *Man the Mechanical Misfit* (New York: Macmillan, 1941) durchdringt, möchten wir uns hiermit distanzieren. Er listet zwar eine ganze Reihe von Designfehlern des menschlichen Körpers auf, seine Hauptaussage besteht jedoch in dem Zwiespalt zwischen dem Design und der Verwendung dieser Anlagen in modernen Zeiten. Es trägt zudem eugenische Züge.

5 «Steinzeitler auf der Überholspur» ist der Titel eines Artikels von S. B. Eaton et al. in *The American Journal of Medicine, 84*:739–749 (1988).

6 Luigi Cavalli-Sforza et al. schätzen die derzeitige Population auf etwa das Tausendfache der Steinzeitpopulation: *Science, 259*:639–646 (1993).

7 Dem Kindsmord beim Menschen und verwandten Phänomenen bei anderen Arten wird in jüngster Zeit besondere Aufmerksamkeit zuteil. Siehe *Infanticide: Comparative and Evolutionary Perspectives*, herausgegeben von G. Hausfater und S. S. Hrdy (New York: Aldine, 1984).

8 Detailliertere Darstellungen der Symptome parasitärer Erkrankungen durch Protozoen und Würmer, siehe Teil XV (S. 1714–1778) in *The Cecil Textbook of Medicine*, herausgegeben von John Wyngaarden und L. H. Smith (Philadelphia: Saunders, 1982). Viele der unliebsamen Auswirkungen von Parasiten sind – teilweise illustriert – beschrieben in Michael Katz et al., *Parasitic Diseases*, 2. Auflage (New York: Springer, 1989). Das Zitat von Richard Alexander steht auf Seite 17 von *Darwinism and Human Affairs* (Seattle: University of Washington Press, 1979).

9 Daß seit etwa 15 000 Jahren Hunde als Haustiere gehalten werden, vermuten Vitaly Shevoroshkin und John Woodward in ihrem Artikel in *Ways of Knowing. The Reality Club 3*, herausgegeben von John Brockman (New York: Prentice Hall, 1991), S. 173–197.

10 Das Zitat zu den Höhlenmalereien entnahmen wir Melvin Konners Buch *The Tangled Wing: Biological Constraints on Human Spirit* (New York: Harper Colophon, 1983).

X. Zivilisationskrankheiten

1 Mehr zu den Ursprüngen von Landwirtschaft und Ackerbau, siehe Kapitel 10 und 14 von Jared Diamonds Buch *The Rise and Fall of the Third Chimpanzee* (s. o. Kap. 9, Anm. 1).

2 Die Verwendung von Wildpflanzen zur Behandlung von Skorbut diskutiert Ingolfur Davidsson in *Natturufraedingurinn, 42*: 140–144 (1972).

3 Mangelernährung und andere Gesundheitsprobleme, die sich an den 1500 Jahre alten Skeletten amerikanischer Indianer feststellen lassen, dokumentieren J. Lallo et al. in *Early Native Americans*, herausgegeben von D. L. Browman (The Hague and New York: Moulton, 1980), S. 213–238.

4 Die Idee des supranormalen Stimulus wird in vielen Lehrbüchern diskutiert, unter anderem in John Alcock, *Animal Behavior: An Evolutionary Approach*, 4. Auflage (Sunderland, Mass.: Sinauer, 1989; deutsche Ausgabe: *Das Verhalten der Tiere aus evolutionsbiologischer Sicht*, Gustav Fischer, Stuttgart, 1996), S. 27–29.

5 Zur Rolle einer fettreichen Ernährung bei der Entstehung moderner medizinischer Probleme siehe H. B. Eatons Artikel in *Lipids, 27:*814–820 (1992), und in *Western Diseases, Their Emergence and Prevention*, herausgegeben von H. C. Trowell und D. P. Burkitt (Cambridge, Mass.: Harvard Univ. Press, 1981), sowie H. B. Eaton et al., *The Paleolithic Prescription* (New York: Harper and Row, 1988).

6 Eine überzeugende Darstellung zu der eminent wichtigen Rolle von Umweltfaktoren und der relativen Bedeutungslosigkeit der Medizin im Zusammenhang mit weit verbreiteten Erkrankungen, siehe Thomas McKeowns *The Role of Medicine: Dream, Mirage, or Nemesis?* (Princeton, N. J.: Princeton Univ. Press, 1979).

7 Die Diskussion zum «sparsamen» Genotyp orientiert sich an J. V. Neels Artikel im *Sorono Symposium, 47:*281–293 (1982).

8 Die Auswirkungen periodischer Diätversuche diskutiert ein Artikel von J. O. Hill et al. im *International Journal of Obesity, 12:*547.555 (1988).

9 Die Befunde zu künstlichen Süßstoffen präsentieren D. Stellman und L. Garfinkel in *Preventive Medicine, 15:*195–202 (1986).

10 Beweise dafür, daß eine gelegentliche Ernährungseinschränkung langfristige Wirkungen auf den Stoffwechsel haben kann, stellen G. L. Blackburn et al. im *American Journal of Clinical Nutrition, 49:*1105–1109 (1989) vor.

11 Unsere Schlußfolgerungen und Empfehlungen zu Ernährung und Gewichtskontrolle fassen eine detallierte Diskussion zusammen, die im Rahmen einer Artikelserie in der *New York Times* vom 22. bis zum 25. November 1992 publiziert wurde.

12 Die Karieshäufigkeit im prähistorischen Georgia diskutieren C. S. Larsen et al. in *Advances in Dental Anthropology*, herausgegeben von M. A. Kelley und C. S. Larsen (New York: Wiley-Liss, 1991).

13 Als Beispiel für die Verwendung psychotroper Drogen bei Stammesgemeinschaften siehe Napoleon Changnon zur Verwendung von *ebene* bei den venezolanischen Yanonamo. *Yanonamo: The Last Days of Eden* (New York: Harcourt Brace Jovanovich, 1992).

14 Zur Erblichkeit einer Anfälligkeit für den Drogenmißbrauch siehe C. R. Cloninger in *Archives of General Psychiatry, 38:*961–968 (1981), M. A. Schuckit im *Journal of the American Medical Association, 254:*2614–2617 (1985), und J. S. Searles im *Journal of Abnormal Psychiatry, 97:*153–157 (1988). Des weiteren siehe R. M. Nesse in *Ethology and Sociobiology* (im Druck).

15 Alan Weder und Nicholas Schork haben ihre Theorie in *Hypertension, 24:*145–156 (1994) veröffentlicht.

16 Zusammenhänge zwischen der Hautfarbe und der Entstehung von Rachitis diskutiert W. M. S. Russell in *Ecology of Disease, 2:*95–106 (1983).

17 Den raschen Verlust von Hautpigmenten bei der Evolution von Höhlenbewohnern diskutieren R. W. Mitchell und seine Mitarbeiter in «Mexican Eyeless Fishes, Genus *Astyanax:* Environment, Distribution and Evolution», *Special Publications. The Museum. Texas Tech University, 12:*1–89 (1977).

18 Die Beweise für die Bedeutung eingeschleppter Krankheiten beim Untergang der Neuwelt-Völker faßt F. L. Black in *Science, 258:*1739–1740 zusammen. Siehe hierzu auch R. M. Anderson und R. M. May, *Infectious Diseases of Humans* (New York: Oxford Univ. Press, 1991).

XI. Allergien

1 Eine gute Einführung zum Thema Pollenallergien gibt ein Buch von N. Mygind: *Essential Allergy* (Oxford: Blackwell, 1986). Eine detailliertere Darstellung findet sich in *Allergic Diseases: Diagnosis and Management*, herausgegeben von R. Patterson (Philadelphia: J. B. Lippincott, 1993). Ein brauchbares Buch über Pollen ist *Pollen and Allergy* von R. B. Knox (Baltimore: University Park Press, 1978).

2 Einzelheiten zum IgE-System, siehe O. L. Frick in *Basic and Clinical Immunology*, 6. Auflage, herausgegeben von D. P. Stites, J. D. Stobo und J. V. Wells (Norwich, Conn.: Appleby and Lange, 1987), S. 197–227, sowie C. R. Zeiss und J. J. Prusansky in *Allergic Diseases: Diagnosis and Managment*, herausgegeben von R. Patterson (Philadelphia: J. B. Lippincott, 1993), S. 33–46.

3 Eine detaillierte Diskussion zum Thema «Rauchdetektor-Prinzip» führen Amos Bouskila und T. D. Blumenstein im *American Naturalist, 139*:161–176 (1992).

4 Das Zitat aus der *New York Times* stammt vom 28. März 1993, Sektion 6, S. 52.

5 Das zitierte Immunologielehrbuch ist E. S. Golub, *Immunologie: A Synthesis* (Sunderland, Mass.: Sinauer, 1987).

6 Einen historischen Abriß der Überlegungen zur Funktion der Lorenzinischen Ampullen gibt der wunderbare Artikel «The Sense of Discovery and Vice Versa», von K. S. Thomson im *American Scientist, 71*:522–525 (1983). Einen Überblick über neuere Arbeiten geben H. Wissing et al. in *Progress in Brain Research, 74*:99–107 (1988).

7 Zur Diskussion eines möglichen Zusammenhangs von IgE-System und Wurminfektionen siehe A. Capron und J.-P. Dessaint in *Chemical Immunology, 49*:236–244 (1990), sowie K. Q. Nguyen und O. G. Rodman im *International Journal of Dermatology, 32*:291–297 (1984).

8 Der Artikel von Margie Profet ist erschienen im *Quarterly Review of Biology, 66*:23–62 (1991).

9 Mehr Informationen zum augenfälligen Anstieg der Allergiehäufigkeit siehe L. Gamlin in der Juniausgabe des *New Scientist* von 1990, und Ronald Finn in *Lancet, 340*:1453–1455 (1992).

10 Zur Genetik der Atopie, siehe J. M. Hopkins im *Journal of the Royal College of Physicians (London), 24*:159–160 (1990).

11 Zu den genetischen Defekten bei Entgiftungsenzymen gibt M. F. W. Festing einen Überblick in *Critical Reviews in Toxicology, 18*:1–26. Leider beschäftigt sich der größte Teil der Arbeiten mit der Entgiftung von Medikamenten und nicht mit Toxinen, denen wir routinemäßig begegnen.

12 Die Studie zur Allergieprävention wurde unternommen von S. H. Austad et al. und ist publiziert in *Lancet, 339*:1493–1497 (1992).

13 Zum Ansteigen der Allergiehäufigkeit siehe oben, Anm. 9. Eine gute Beschreibung der Vielfalt und Komplexität des Immunsystems liefert S. Ohno in *Chemical Immunology, 49*:21–34(1990).

XII. Krebs

1 Unsere Betrachtungsweise der Krebsthematik folgt derjenigen von Leo Buss: *The Evolution of Individuality* (Princeton, N. J.:Princeton Univ. Press, 1987). Liles' Artikel findet sich in *MBL Science, 3*:9–13 (1988).

2 Unsere Darstellung der zellulären, hormonellen und immunologischen Mechanismen zur Krebskontrolle ist eine stark vereinfachte Wiedergabe des Inhalts zweier Artikelserien in *Science, 254:*1131–1173 (1991) und *259:*616–638 (1993).

3 Die Daten zum p53-Gen entnahmen wir Elizabeth Culotta und D.E.Koshland, *Science, 262:*1958–1961 (1993).

4 Viele unserer Feststellungen zu den genetischen Faktoren bei der Krebsentstehung werden gestützt durch Kapitel 5 von D. M. Prescott und A.S.Flexner, *Cancer. The Misguided Cell*, 2. Auflage (Sunderland, Mass.: Sinauer, 1986).

5 Cosmides und Tooby stellten ihre Beobachtungen im Jahre 1994 auf der Konferenz der *Human Behavior and Evolution Society* vor.

6 Zum Thema Sonne als Karzinogen und zu deren Auswirkungen auf das Immunsystem empfehlen wir einen gut lesbaren Artikel von David Conca im *New Scientist, 134 (1821):*23–28 (1992).

7 Unsere Diskussion über weibliche Krebserkrankungen ist eine Zusammenfassung der Darstellung von W. B. Eaton et al. im *Quarterly Review of Biology, 69:*353–367 (1994).

8 Zu einer Verminderung des Risikos für Krebserkankungen der Gebärmutter und der Eierstöcke durch die Einnahme oraler Verhütungsmittel, siehe B. E. Henderson et al. in *Science*, 259:633–638 (1993).

XIII. Sexualität und Fortpflanzung

1 Die gegenwärtige Debatte zur Entstehung von Sexualität wird sehr gut dargestellt in Matt Ridleys Buch *The Red Queen* (New York: Macmillan, 1993; deutsche Ausgabe: *Eros und Evolution*, Droemer Knaur, München, 1995). Eine mehr technisch orientierte Darstellung geben R. E. Michod und B. R. Levin (Hrsg.) in *The Evolution of Sex* (Sunderland, Mass.: Sinauer, 1988).

2 Zu den Wurzeln, auf die sich die gegenwärtige Debatte gründet, siehe G. C. Williams, *Sex and Evolution* (Princton, N. J.: Princeton Univ. Press, 1975) und J. Maynard Smith, *The Evolution of Sex* (New York: Cambridge Univ. Press, 1978).

3 Zur Parasitentheorie der Sexualität siehe W. D. Hamilton, R. Axelrod und R. Tanese in *Proceedings of the National Academy of Sciences, 87:*3566–3573 (1990). Einen neueren Überblick gibt S. Sarkar in *Bioscience, 42(6):*448–454 (1992).

4 Zur Evolution von genetischer Vielfalt gibt es einen Übersichtsartikel von Wayne K. Potts und Edward K. Wakeland in *Trends in Ecology and Evolution, 5:*181–187 (1990).

5 Eine Diskussion darüber, warum es zu großen Ei- und kleinen Spermienzellen gekommen ist, findet sich auf Seite 151–155 von J. Maynard Smith, *The Evolution of Sex* (s. o. Anm. 2).

6 Ebenda findet sich auf den Seiten 130–139 auch eine Diskussion zu der Frage, warum manche Organismen als Hermaphroditen und andere in Gestalt zweier Geschlechter leben. Eine detailliertere Darstellung hierzu siehe E. L. Charnov, *The Theory of Sex Allocation* (Princeton N.J.: Princeton Univ. Press, 1982).

7 Die gegenwärtige Kontroverse zur Theorie der sexuellen Selektion, bei der es um geschlechtsspezifische Unterschiede bei den Reproduktionsadaptationen von männlichem und weiblichem Geschlecht geht, wird diskutiert in *Sexual Selection: Testing the Alternatives*, herausgegeben von J. W. Bradbury und M. B. Anderson (New York: Wiley Interscience, 1987). Die historische Entwicklung

dieser Theorie und ihrer gegenwärtigen Form sind in hervorragender Weise dargestellt in Helena Cronins Buch *The Ant and the Peacock* (New York: Cambridge Univ. Press, 19919).

8 Welche Probleme sich aus einem weibchenlastigen Geschlechterverhältnis ergeben können, diskutiert P. Secord in *Personality and Social Psychology Bulletin, 9(4)*:525–543 (1983).

9 Die Anwendung der Theorie der sexuellen Selektion auf geschlechtsspezifische Unterschiede beim Menschen wird in verschiedenen, wirklich gut lesbaren Büchern dargestellt, unter anderem in: David Buss, *The Evolution of Desire* (New York: Basic Books, 1994); Donald Symons, *The Evolution of Human Sexuality* (New York: Oxford Univ. Press, 1979), und Sarah B. Hrdy, *The Woman That Never Evolved* (Cambridge, Mass.: Harvard Univ. Press, 1981); eine maßgebliche, dabei aber klar und unterhaltsam geschriebene Übersicht über menschliches und tierisches Sexualverhalten geben Martin Daly and Margo Wilson in *Sex, Evolution and Behavior* (Boston: Willard Grant Pres, 1983). Dieselben Autoren sind auch mit einem kurzen, aktualisierten Kapitel unter der Überschrift: «The Man Who Mistook His Wife For A Chattel» (S. 289–322) in *The Adapted Mind*, Herausgeber J. Barkow, L. Cosmides und J. Tooby, (New York: Oxford Univ Press, 1992) vertreten. Eine Reihe sehr detaillierter Artikel findet sich in L. Betzig, M. B. Mulder und P. Turke (Herausgeber), *Human Reproductive Behavior: A Darwinian Perspective* (Cambridge: Cambridge Univ. Press, 1988).

10 Einen umfassenden Bericht über Harems und männlichen Despotismus bietet Laura Betzigs *Despotism and Differential Reproduction: A Darwinian View of History* (New York: Aldine, 1986).

11 Das Zitat von David Buss entnahmen wir S. 249 seines Kapitels «Mate Preference Mechanisms» aus *The Adapted Mind* (s. oben, Anm. 9).

12 Die Ergebnisse von David Buss finden sich in *Behavioral and Brain Sciences, 12*: 1–49 (1989). Siehe hierzu auch Bruce J. Ellis, «The Evolution of Sexual Attraction: Evaluative Mechanisms in Women» in *The Adapted Mind* (s. oben, Anm. 9).

13 Die Vorstellung, daß sich die Stabilität einer Beziehung durch Streit testen läßt, entwickelte Amotz Zahavi in «The Testing of a Bond», *Animal Behaviour, 25*:246–247 (1976).

14 Die Informationen über den Orgasmus bei Primaten entnahmen wir Donald Symons Buch *The Evolution of Human Sexuality* (New York: Oxford Univ. Press, 1979).

15 Zur verborgen ablaufenden Ovulation beim Menschen siehe Beverly Strassmann in *Ethiology and Sociobiology*, 2:31–40 (1981), Paul W. Turke in *Ethiology and Sociobiology, 5*:33–44 (1984), und Nancy Burley in *The American Naturalist, 114*: 835–358 (1979).

16 Die Daten zur Hodengröße entstammen einem von R. V. Short verfaßten Kapitel in *Reproductive Biology of the Great Apes*, herausgegeben von C. E. Graham (New York: Academic, 1984). Siehe hierzu auch A. H. Harcourt et al. in *Nature, 293*:55–57 (1981).

17 Zur Spermienkonkurrenztheorie siehe R. R. Baker und M. A. Bellis «Human Sperm Competition: Ejaculate Adjustment by Males and the Function of Masturbation», *Animal Behaviour, 46*:861–885 (1993), und R. R. Baker und M. A. Bellis «Human Sperm Competition: Ejaculation Manipulation by Females and a Function for the Female Orgasm», *Animal Behaviour, 46*:887–909 (1993). Die Ergebnisse der Arbeiten von Baker and Bellis zur Spermienzahl finden sich in «Number of Sperm in Human Ejaculates Varies as Predicted by Sperm

Competition Theory», *Animal Behaviour, 37*:867–869 (1989). Eine Übersicht über Arbeiten zur Spermienkonkurrenztheorie geben M. Gomendio und E. R. S. Roldan in «Mechanisms of Sperm Competition: Linking Physiology and Behavioral Ecology», *Trends in Ecology and Evolution, 8(3)*:95–100 (1993).

18 Studien zur Eifersucht siehe Martin Daly et al., «Male Sexual Jealousy», *Ethiology and Sociobiology*, 3:11–27 (1982), sowie Martin Daly und Margo Wilson, *Homicide* (New York: Aldine, 1989). In diesem Buch finden sich ausführliche Daten und eine detaillierte Diskussion zu Morden, die mit dem Motiv Eifersucht begangen werden.

19 David Haig, *Quarterly Review of Biology, 68*:495–532 (1993). Sexuell antagonistische Gene, siehe W. R. Rice in *Science, 256*:1436–1439 (1992).

20 Der klassische Artikel zum Eltern-Kind-Konflikt stammt von R. L. Trivers im *American Zoologist, 14*:249–264 (1974). Eine gute Beschreibung findet sich zudem in seinem Buch *Social Evolution* (Menlo Park, Calif.: Benjamin/Cummings, 1985). Einen neueren Überblick und weitere Referenzen geben D. W. Mock und L. S. Forbes in *Trends in Ecology and Evolution, 7(12)*:409–413 (1992).

21 Zur Problematik der menschlichen Geburt, siehe Wenda Trevathan, *Human Birth: An Evolutionary Perspective* (Hawthorne, N. Y.: Aldine de Gruyter, 1987). Sie präsentierte ihre Arbeiten zudem auf der Konferenz der American Academy of Sciences in Boston vom Februar 1993.

22 Zur Rolle des Oxytocins bei der Ausbildung der Mutterbindung bei Schafen, siehe E. B. Keverne et al. in *Science, 219*:81–83 (2983).

23 Unsere Informationen zu Mozarts familiären Tragödien entnahmen wir Volkmar Braunbehrens *Mozart in Wien* (Piper Schott, München 1989).

24 Zur Behandlung von Gelbsucht bei Neugeborenen siehe John Brett und Susan Niermeyer in *Medical Anthropology Quarterly, 4*:149–161 (1990).

25 Zur Schädigung des Farbensehens und anderen Beeinträchtigungen durch die Langzeitbehandlung von Säuglingen mit hellem Licht siehe I. Abramov et al. im *Journal of the American Optometry Association, 56*:614–619 (1985).

26 R. G. Barr «The Early Crying Paradox: A Modest Proposal», *Human Nature, 1(4)*:355–389 (1990).

27 Zum plötzlichen Kindstod, siehe James J. McKenna «An Anthropological Perspective on the Sudden Infant Death Syndrome (SIDS): The Role of Parental Breathing Cues and Speech Breathing Adaptations», *Medical Anthropology, 10*:9–54 (1986).

28 Zum Eltern-Kind-Konflikt siehe R. L. Trivers, Anm. 20, sowie Martin Daly und Margo Wilson, *Sex, Evolution and Behavior*, 2. Auflage (Boston: Willard Grant Press, 1983).

XIV. Sind psychische Störungen Krankheiten?

Sämtliche zitierten Fälle unterliegen der ärztlichen Schweigepflicht.

1 Der Übersichtsartikel zum Kurswechsel in der Psychiatrie stammt von Robert Michaels und Peter M. Marzuk und findet sich im *New England Journal of Medicine, 329*:552–560, sowie 628–638 (1993).

2 *The Moral Animal* von Robert Wright bietet eine hervorragende Einführung in die Evolutionspsychologie. Weitere gute Übersichten zum Thema Psychologie und Evolution finden sich in Brant Wenegrat, *Sociobiological Psychiatry: A New Conceptual Framework* (Lexington, Mass.: Lexington Books, 1990),sowie *Evolutionary Psychiatry* von Michael McGuire und Alfonso Troisi. Eine her-

vorragende Einführung in tierisches Verhalten bietet John Alcock, *Animal Behavior: An Evolutionary Approach*, 4. Auflage (Sunderland, Mass.: Sinauer, 1989; deutsche Ausgabe: *Das Verhalten der Tiere aus evolutionsbiologischer Sicht*, Gustav Fischer, Stuttgart, 1996). Eine exzellente Einführung in die Soziobiologie geben Richard Alexanders Buch *Darwinism and Human Affairs* (Seattle: University of Washington Press, 1979), Richard Dawkins, *The Selfish Gene*, (deutsche Ausgabe: *Das egoistische Gen*, rororo science, Rowohlt, Reinbek, 1996), E. O. Wilson, *Sociobiology* (Cambridge, Mass.: Harvard Univ. Press, 1975), sowie E. O. Wilson *On Human Nature* (Cambridge, Mass.: Harvard Univ. Press, 1978), und schließlich *Social Evolution* (Menlo Park, Calif.: Benjamin/Cummings, 1985). Neueres zum Thema Evolutionspsychologie, siehe *The Adapted Mind* (Kap. 9, Anm. 9).

3 Übersichtsartikel zur evolutionsbiologischenn Betrachtungsweise von Emotionen: siehe R. M. Nesse «Evolutionary Explanations of Emotions», *Human Nature, 1*:261.289 (1990), R. Plutchik und H. Kellerman, *Theories of Emotion*, Band 1 (Orlando, Fla.: Academic, 1980).

4 Paul Ekman, «An Argument for Basic Emotions», *Cognition and Emotion, 6*:169–200 (1992).

5 Robert L. Trivers, *Sociobiology and Human Politics*, herausgegeben von E. White (Toronto: Lexington, 1981).

6 John Tooby und Leda Cosmides in *Ethology and Sociobiology, 11*:375–424 (1990), sowie R. Thornhill und N. W. Thornhill in *Sociobiology and the Social Sciences*, herausgegeben von R. Bell (Lubbock, Tex.: Texas Tech Univ. Press, 1989).

7 E. O. Wilson, *Sociobiology* (Cambridge, Mass.: Harvard Univ. Press, 1975).

8 Eine neuere Abhandlung zum Kompromiß zwischen Angst und Risiken siehe A. Bouskila und D. T. Blumstein im *American Naturalist, 139*:161–176 (1992).

9 Der Klassiker von Walter B. Cannon trägt den Titel *Bodily Changes in Pain Hunger, Fear, and Rage. Researches into the Function of Emotional Excitement* (New York: Harper and Row, 1929). Siehe auch I. M. Marks, *Fears, Phobias and Rituals* (New York: Giulford, 1988), und Susan Mineka et al. im *Journal of Abnormal Psychology, 93*:355–372 (1984).

10 D. H. Barlow, *Anxiety and Its disorders* (New York: Guilford, 1988) und Susan Mineka et al. im *Journal of Abnormal Psychology, 93*:355–372 (1984).

11 Zu den furchtsamen Guppys siehe A.L. Dugatkin in *Behavioral Ecology, 3*:124–127 (1992).

12 Einen Überblick über die Signalerkennungstheorie vermitteln D. M. Green und J. A. Swets, *Signal Detection Theory and Psycho-physics* (New York: Wiley, 1966).

13 R. H. Frank, *Passions Within Reason: The Strategic Role of the Emotions* (New York: Norton, 1988).

14 Zur zunehmenden Häufigkeit von Depressionen gibt es eine Dokumentation der Arbeitsgruppe Cross-National Collaborative: «The Changing Rate of Major Depression. Cross National Comparisons», *Journal of the American Medical Association, 268*:3098–3105 (1992).

15 Allgemeines zum Thema Depression siehe P. C. Whybrow et al., *Mood Disorders: Toward a New Psychobiology* (New York: Plenum, 1984), Emmy Gut, *Productive and Unproductive Depression* (New York: Basic Books, 1989), Paul Gilbert, *Human Nature and Suffering* (Hove, England: Erlbaum, 1989), sowie R. E. Thayer, *The Biopsychology of Mood and Arousal* (New York: Oxford Univ. Press, 1989).

16 Die Zahlen über Schriftsteller stammen aus einem Artikel von N. C. Andreasen in *The American Journal of Psychiatry, 144:* 1288–1292 (1987).
17 John Price, *Lancet, 2:*243–246 (1967). Siehe auch Russell R. Gardner, Jr. in *The Archives of General Psychiatry, 39:*1436–1441, sowie J. S. Price und Leon Sloman in *Ethology and Sociobiology, 8:*85s-89s (197).
18 Die Daten über Serotonin bei Meerkatzen finden sich in M. J. Raleigh et al. in *Brain Research, 559:*181–190 (1991).
19 Informationen zu saisonalen Gemütserkrankungen siehe N. E. Rosenthal und M. C. Blehar, *Seasonal Affective Disorder and Phototherapy* (New York: Guilford, 1989), D. A. Oren und N. E. Rosenthal im *Handbook of Affective Disorders,* herausgegeben von E. S. Paykel (New York: Churchill Livingstone, 1992), sowie David Schlager, J. E. Schwarzt und E. J. Bromet im *British Journal of Psychiatry, 163:* 322–326 (1992).
20 Die hier genannte große Studie findet sich ebenda, S.214.
21 Die Untersuchungen an jungen Affen stammen von H. F. Harlow, *Learning to Love* (New York: Aronson, 1974).
22 Eine Zusammenfassung von John Bowlbys Arbeit findet sich in *The American Handbook of Psychiatry,* Band 6, herausgegeben von D. D. Hamburg und H. K. H. Brodie (1969).
23 Zur Ausbildung einer Mutter-Kind Bindung siehe Robert Karens Übersichtsartikel «Becoming Attached» in *The Atlantic* vom Februar 1990, S. 35–70, sowie M. D. Ainsworth et al., *Patterns of Attachment: A Psychological Study of the Strange Situation* (Hillsdale, N. J.: Erlbaum, 1978).
24 Ein gut lesbare Zusammenfassung genetischer Aspekte, die die Ausbildung der Mutter-Kind-Bindung beeinflussen können, gibt *Galens Prophecy* (New York: Basic Books, 1994).
25 Zum Thema Kindesmißbrauch siehe Matin Daly und Margo Wilson, *Homicide* (New York: Aldine, 1989), «Abuse and Neglect of Children in Evolutionary Perspective» von denselben Autoren in *Natural Selection and Social Behavior: Recent Research and Theory,* herausgegeben von R. D. Alexander und D. W. Tinkle (New York: Aldine, 1987).
26 Sarah B. Hrdy, «Infanticide as a Primate Reproductive Strategy», *American Scientist, 65:* 40–49 (197).
27 R. J. Gelles und J. B. Lancaster, Herausgeber, *Child Abuse and Neglect* (New York: Aldine, 1987), Mark Flinn in *Ethology and Sociobiology, 9:*335–369 (1988).
28 Zum Thema Schizophrenie siehe: J. L. Karlsson in *Hereditas, 107:*59–64 (1987), sowie J. S. Allen und V. M. Sarich in *Perspectives in Biology and Medicine, 32:*132–153 (1988).
29 Daß Mißtrauen von Vorteil sein könnte, wird von L. F. Jarvik und S. B. Cadwick diskutiert, in einem Kapitel von *Psychopathology,* herausgegeben von M. Hammer, K. Salzinger und S. Sutton (New York, Wiley, 1972).
30 Eine interessante und gut zu testende Hypothese zur Schizophrenie und deren möglichen Zusammenhang zum Schlafrhythmus schlägt Jay Feierman in einem Artikel in *Medical Hypotheses, 9:*455–479 (1982) vor.
31 Ray Meddis Überlegungen finden sich hauptsächlich in seinem Buch *The Sleep Instinct* (London: Routledge and Kegan Paul, 1977). Eine kürzere Darstellung gibt er in *Animal Behaviour, 23:*676–691 (1975). Einen allgemeinen Überblick zum Thema Schlaf bei Säugetieren geben M. Elgar, M. D. Pagel und P. H. Harvey in *Animal Behaviour, 40:*991–995 (1990). Allgemeines zum Thema Schlaf und Schlafforschung,siehe Alexander Borbély, *Secrets of Sleep* (New York: Basic Books 1986), und Jacob Empson, *Sleep and Dreaming* (London: Faber and Faber, 1989).

32 Zur Physiologie des Träumens und der möglichen Irrelevanz psychologischer Funktionen siehe J. A. Hobson, *The Dreaming Brain* (New York: Basic Books, 1988), sowie Ian Oswald, «Human Brain Proteins, Drugs and Dreams», *Nature*, 223:893–897 (1969).
33 Francis Crick and Graeme Mitchinson, «The Function of Dream Sleep», *Nature*, 304:111–114 (1983).
34 Senso-motorische Beschränkungen während des Traumschlafs diskutiert Donald Symons in «The Stuff That Dreams Aren't Made Of: Why Wake-State and Dream-State Sensory Experiences Differ», *Cognition*, 47:181–217 (1993).

XV. Die Evolution der Medizin

1 Das Zitat zu Beginn des Artikels stammt von dem bedeutenden Genetiker Theodosius Dobzhansky und findet sich in *American Biology Teacher*, 35:125–129 (1973).
2 Dem einen oder anderen Leser kommt die Taschenuhr-Metapher vielleicht bekannt vor: Sie entstammt Richard Dawkins Buch *Der blinde Uhrmacher* (Kindler, München, 1987), einer wunderbaren Einführung in die Evolutionswissenschaft. Er selbst weitete hier eine häufig zitierte Idee aus William Paleys 1802 erschienenem Meisterwerk *Natural Theology* aus. Paleys erklärtes Ziel war eine kreationistische Beweisführung, doch seine zahllosen Beispiele von besonders eindrucksvollen Anlagen dienten anderen, unter anderem Charles Darwin, als schlagende Beweise für die Macht der natürlichen Selektion. Besonders interessant ist Paleys Versuch, extrem komplexe Anlagen und Muster damit zu erklären, daß in solchen Fällen Gott dem Menschen seine göttliche Anwesenheit durch «Erfindungen» von unnötiger Komplexität kündet, beziehungsweise damit, daß er seine Schöpfung in die engen Grenzen festgelegter Gesetze zwingt. Paley gibt eine gute Darstellung zum Nutzen des Schmerzes, kommt dann aber in seinen weiteren Ausführungen zu dem Schluß, daß Krankheit, Tod und alle Unwägbarkeiten des Lebens Teil des göttlichen Plans und notwendige Teile einer vollkommenen Welt sein müssen. Diese Denkungsart inspirierte Voltaire zu Figuren wie dem Dr. Panglosse aus *Candide* und zum Spott über alle Optimisten.
3 Zur Rolle von Antioxidantien im Alterungsprozeß siehe Richard G. Cutler, «Antioxidants and Aging», *American Journal of Clinical Nutrition*, 53:373s-379s (1991). Eine kurze Übersicht über neuere Daten zu Vitamin E geben C. H. Hennekens, J. E. Buring und R. Peto in «Antioxidant Vitamins – Benefits Not Yet Proved», *New England Journal of Medicine*, 330:1080–1081 (1994).
4 Das Zitat entnahmen wir René Dubos *Man Adapting* (New Haven, Conn.: Yale Univ. Press, 1982), S. 445–446.
5 Der vollständige Titel von Ernst Mayrs Werk lautet Ernst Mayr, *The Growth of Biological Thought* (Cambridge, Mass.: Belknap Press, 1982, deutsche Ausgabe: *Eine neue Philosophie der Biologie*, Piper, München, 1991.)
6 Es gibt verschiedene gute Bücher zur Logik der Fragestellung hinsichtlich von Funktionen, und wir empfehlen sie denjenigen Lesern, die noch immer den Verdacht hegen, daß evolutionsbiologische Argumentationsweisen einer gewissen Legitimation entbehren. Es ist mehr als traurig, daß ein schlichtes Mißverständnis die Entfaltung eines ganzen Wissenschaftsgebiets bremsen kann. Siehe hierzu auch John Maymard Smith, *Did Darwin Get It Right?* (New York Chapman and Hall, 1989), Ernst Mayr, «Teleological and Teleonomic, A New Analysis», *Boston Studies in the Philosophy of Science*, 14:91–117 (1974),

John Alcock, *Animal Behaviour: An Evolutionary Approach*, 4. Auflage (Sunderland, Mass.: Sinauer, 1989), Michael Ruse, *The Darwinian Paradigm* (London: Routledge, 1989), George Williams, *Natural Selection* (New York: Oxford Univ. Press, 1992), und ders., *Adaption and Natural Selection: A Critique of Some Current Evolutionary Thought* (Princetown: Princetown Univ. Press, 1966).

7 Der Titel des Flexner Reports lautet: *Medical Education in the United States and Canada*, The Carnegie Foundation for the Advancement of Teaching, Bulletin, No 4 (1919).

8 Eine fundierte Stellungnahme zu den Problemen der modernen Medizin gibt Melvin Konner in *The Trouble With Medicine* (London: BBC Books, 1993).

9 Der Artikel, der sich für präventive Medizin stark macht, stammt von James F. Fries und seinen Mitarbeitern, «Reducing Health Care Costs by Reducing the Need for Medical Services», *The New England Journal of Medicine, 329:*321–325 (1993).

Abbildungsverzeichnis

Großen Dank für die Erteilung der Abdruckerlaubnis schulden wir:
Lawrence M. Crapo und James F. Fries für zwei Abbildungen aus ihrem Buch *Vitality and Aging*, W. H. Freeman & Company, 1981.
George C. Simpson, Colin S. Pittendrigh und Lewis H. Tiffany für die Abbildungen 12.1 aus ihrem Buch *Life: An Introduction to Biology*, Hartcourt Brace & Company 1957.

Register